序

コンタクトレンズの歴史を振り返ると，円錐角膜や角膜外傷後など眼鏡では矯正できない眼の視力補正用具としてハードコンタクトレンズが開発された．ある程度快適に装用できるようなハードコンタクトレンズが完成すると，普通の屈折異常の眼にも処方されるようになり，さらに装用感の向上を求めてソフトコンタクトレンズが開発され，普及してきた．この間に，人の平均寿命は長くなり，加齢に伴って衰えてきた調節力を補助するために遠近両用コンタクトレンズの開発も進んできた．また，コンタクトレンズの処方に用いられる屈折関連の検査装置は，屈折値を他覚的に検査する手動のレフラクトメータと角膜曲率半径を計測するオフサルモメータから，最新の IT 技術を駆使したオートレフラクトメータとオートケラトメータに進化してきた．

コンタクトレンズが登場した頃は精密な屈折値や角膜曲率半径を取得することができなかったので，まずはフィッティング用テストレンズを装用したうえで追加屈折値を測定し，コンタクトレンズの度数を決定するという方法で処方するしかなかった．もちろん，当時のコンタクトレンズは高価な矯正用具だったので，処方するためのテストレンズは多くは準備されていなかった．ハードコンタクトレンズであればベースカーブは 6.40〜8.30 mm 程度の範囲を 0.05 mm 間隔で準備されていたが，度数は −3.00 D のみであり，ソフトコンタクトレンズであればベースカーブは 3〜4 種類で，度数はせいぜい −3.00 D と −6.00 D の 2 種類くらいであった．このようにテストレンズが少なかった時代には，患者さんの屈折値よりも弱い度数のテストレンズを装用したうえで追加矯正屈折値を求め，使用できるテストレンズよりも矯正度数が低いことが予測される場合には，テストレンズを装用した後で十分に雲霧を行い，慎重に追加矯正屈折値を求めて処方するように推奨されていた．そのため，眼鏡は処方できないけれどコンタクトレンズは処方できるという施設も多く出てきた．

使い捨て SCL が登場してから，処方できるほぼすべての度数がテストレンズとして使用できるようになった現在でも，テストレンズを装用して

から度数を調整する処方手技が続けられている．そして，テストレンズに用いる度数の選択は処方者に委ねられている．オートレフラクトメータの精度が上がったことから，コンタクトレンズ用に頂点間距離補正されたオートレフ値のままのテストレンズを使用し，"遠くがよく見える"というだけで安易に処方されたように思われる症例に遭遇することが多い．たいていは，近視過矯正で眼精疲労の原因になっている．処方できるすべての度数がテストレンズとして使用できる今だからこそ，患者さんの屈折値を適切に矯正できる度数を検眼レンズで求めて，その度数をコンタクトレンズに置き換えてテストレンズを装用すれば，処方に要する時間もテストレンズも無駄にしなくてすむ．

産業革命によって手元の作業から近方視作業へと視距離が変わってきており，特に携帯情報端末は画面の高解像度化に伴って，表示される文字が小さくなった．すると必然，近づけて見る必要が生じてきた．特にスマートフォンの平均視距離は 17 cm と報告されている．たとえば正視眼が 17 cm の距離でピントを合わせるのに必要な調節力は 5.90 D であり，瞳孔間距離が 62 mm で眼位異常のない眼が両眼視するのに必要な輻湊角は左右眼それぞれ約 33 ⊿ である．PC 画面を 75 cm の距離で見ている場合にはそれぞれ 1.30 D，約 5 ⊿ であることを考えると，スマートフォンの使用では調節と輻湊の両方に大きな負担がかかっていることがわかる．もはや左右の眼それぞれを遠くがよく見えるように矯正しただけでは，快適な視生活を提供できない．

また，眼鏡とコンタクトレンズでは矯正の役割が異なる．そのため，眼鏡とコンタクトレンズを使い分けるときの度数バランスも快適な矯正における重要な要素である．コンタクトレンズだけを処方して，眼鏡はほかの施設で処方してもらうのでは，患者さんに本当に快適な矯正を提供できないばかりか，かえって不快を提供することにもなりかねない．特に乱視用レンズや遠近両用レンズでは，コンタクトレンズと眼鏡の相性の良し悪しが視機能へ大きく影響する．たとえばコンタクトレンズで乱視を完全に矯正した場合，同じように眼鏡で乱視を完全矯正しても，横目で見たときに眼鏡ではコマ収差が加わるのでとても不快な見え方になる．また，累進屈折力レンズ眼鏡は見るときに視線を通すレンズの位置を自分でコントロールすることによって遠くから近くまで鮮明に見ることができるが，遠近両

用コンタクトレンズではどんなに調整しても遠くから近くまで鮮明に見えるようにはできない．眼鏡とコンタクトレンズそれぞれの見え方のバランスが整えばどちらの矯正も快適に使用できるが，バランスが悪ければどちらの矯正も不快である．

筆者は以前から屈折矯正の仕事は，眼鏡やコンタクトレンズを使用した"屈折のデザイナー"だと感じている．また，コンタクトレンズを用いた屈折矯正は使用できる製品の規格範囲が限られているので，患者さんの眼と製品の相性を判断しマッチングさせる"仲人"のような仕事と考えている．マッチングだからこそ患者教育とコミュニケーションの工夫が重要であり，本書では技術的な知識だけでなく患者さんとの対話術のヒントも提供した．

かつて，個人ごとに異なる屈折と調節・輻湊に配慮したわかりやすい矯正用具処方に関する書籍が少ないことを嘆いていたときに，三輪書店の久瀬幸代氏が出版の提案をしてくれて『眼鏡・コンタクトレンズ処方ハンドブック』と『眼鏡・コンタクトレンズ処方ハンドブック2』を世に出すことができた．本書も久瀬幸代氏の企画と編集力に支えられて，ライフワークとして取り組んできた眼精疲労の治療における屈折矯正のスキルを，筆者の集大成としてまとめ上げることができた．筆者は，先輩たちの業績を参照しつつ，患者さんや矯正用具の製作販売に携わる方々から教わった屈折矯正の知識や技術を臨床に応用してきた．本書はソフトコンタクトレンズの処方をテーマにしているが，筆者がこれまでに臨床で培った屈折矯正の技術と知見のすべてをわかりやすく解説している．特に，これからの人類の眼の健康を守る眼科医や視能訓練士，屈折矯正に携わる人たちに，患者さんにとって満足度が高い矯正とは「遠くがよく見えること」ではなく，「見えることを意識しないで快適な視生活を営めること」だと認識してもらいたい．眼の不調が原因で体調不良まで発展する屈折矯正の怖さとそれを回避，回復させることができる矯正用具処方の魅力を必ず後進に伝えられる一冊になっていると信じている．

患者さんの幸せのために，本書が少しでも役に立てば至上の喜びである．

2025年4月吉日

梶 田 雅 義

CONTENTS

4 遠近両用コンタクトレンズ デザインを理解する

Chapter 2

快適さが得られる矯正度数の 最適解

1 快適な自覚的矯正度数

2　快適な自覚的乱視矯正度数

3　両眼で快適な自覚的矯正度数

Chapter 3

コンタクトレンズ処方の最適解

1　眼とまぶたの形状で選ぶ最適なコンタクトレンズ

2 まぶたの形と硬さによる コンタクトレンズ処方の難易度

3 コンタクトレンズの処方スキーム と装用指導

4 コンタクトレンズでの乱視矯正とハードレンズの処方

5 遠近両用コンタクトレンズ処方のコツと使い方指導

Chapter ④

臨床症例で学ぶ最適解

単焦点ソフトコンタクトレンズ（球面）

単焦点ソフトコンタクトレンズ（乱視用）

遠近両用ソフトコンタクトレンズ

遠近両用ソフトコンタクトレンズ（乱視用）

その他

Chapter 1

最適解を導くための
前提知識

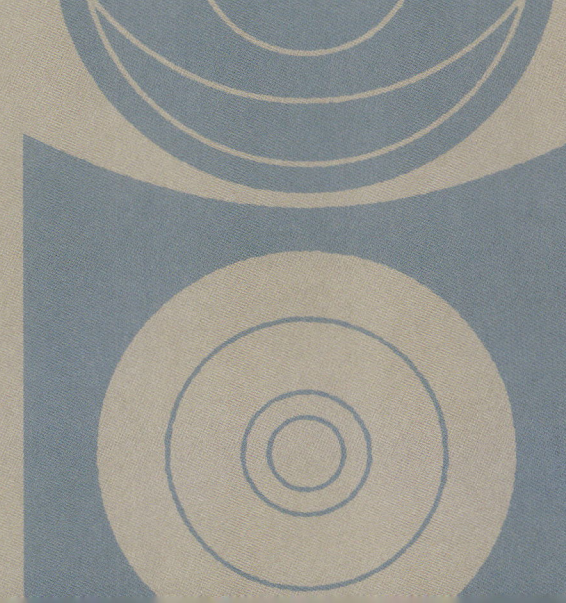

1 視覚の生理と視機能

1. デジタルカメラと眼球の違い

構造と像の認識

　眼球の構造はデジタルカメラとよく似ているといわれます．一般的なデジタルカメラは，前方からの光を集めるレンズがあり，暗箱の中にある撮像素子で像を記録しています．眼球も同じように角膜と水晶体がレンズの役割をして集光し，網膜で像を電気信号に変えて脳へ送り，大脳で像を認識しています．ここでデジタルカメラと眼球が大きく異なるのは，デジタルカメラの暗箱の内部を占めるのは空気，あるいは均一な媒体ですが，眼球は水晶体を作り上げるときに使用した血管の残骸などが硝子体腔に浮遊しており，均一な媒体ではないということです．

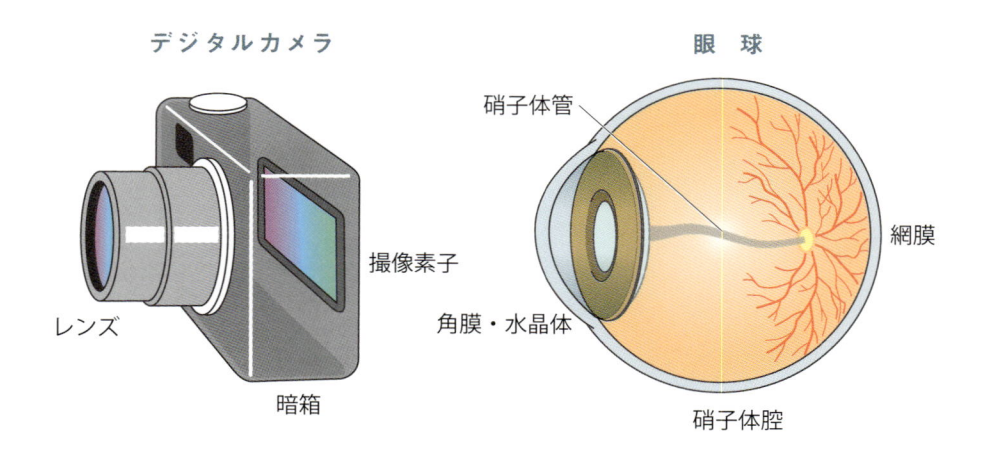

デジタルカメラ　　　　　　　眼球

撮像素子　レンズ　暗箱　硝子体管　角膜・水晶体　硝子体腔　網膜

　さらに大きく異なるのは，デジタルカメラの撮像素子の前には光を遮る物は何もなく透明な薄い板ガラスがあるだけですが，眼球では視細胞が脈絡膜の前に

ある色素上皮に突き刺さった状態で存在し，網膜神経線維が光を遮る形で視細胞の前に位置しているということです．この構造を"反転網膜"といいます．

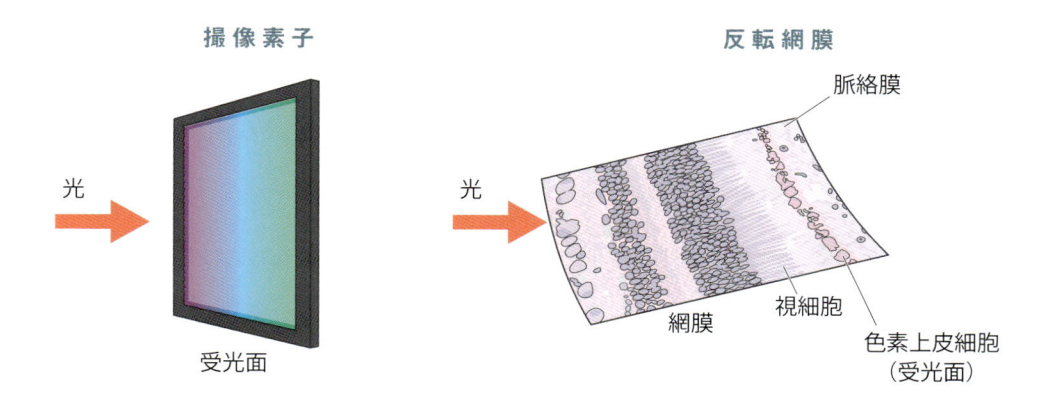

撮像素子

光

受光面

反転網膜

脈絡膜

網膜

視細胞

色素上皮細胞
（受光面）

Chapter 1 最適解を導くための前提知識

Chapter 2 快適さが得られる矯正度数の最適解

Chapter 3 コンタクトレンズ処方の最適解

Chapter 4 臨床症例で学ぶ最適解

　網膜の視細胞は，視細胞自身や水平細胞，双極細胞，ミュラー細胞，アマクリン細胞，神経節細胞を通り抜けてきた光を受けています．このことから，デジタルカメラと比較して網膜は，それほど鮮明な映像を受けているわけではないことがわかります．

受像感度の違い

　また，デジタルカメラは画面の全面に均一に撮像素子が分布しています．もし，撮像素子の分布にばらつきがあり部分的に受像感度が異なれば，画面全体に鮮明な画像が作成できません．しかし眼球の網膜は，視感度の高いところは網膜の中心窩のごくわずかな部分だけです．最高感度の部分から2〜3°離れたところでは，感度は極端に低下しています．そして，網膜の中心窩から15°くらい離れた視神経乳頭に位置するところには視細胞はなく，視感度が全くない状態です．

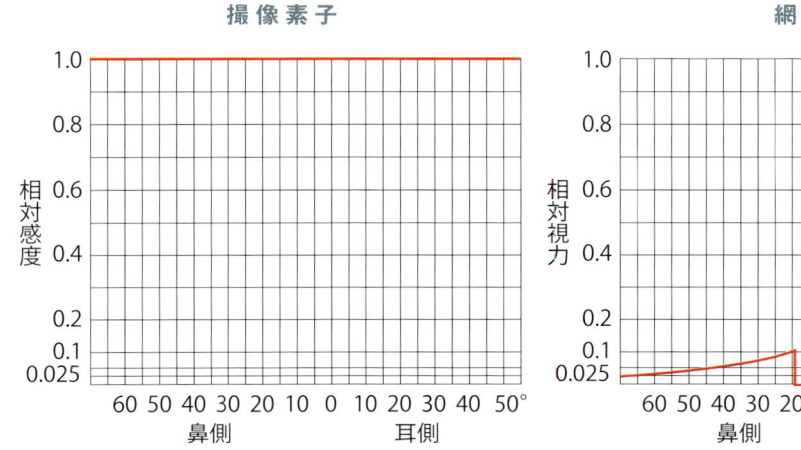

撮像素子

相対感度

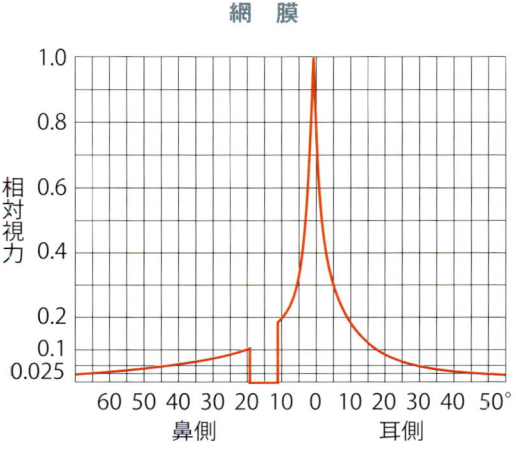

網　膜

相対視力

2. 視機能のしくみ

網膜の視感度分布

ここで，網膜の視感度（反転網膜）について詳しくみていきましょう．

● 錐体細胞はカラーセンサー，杆体細胞はモノクロセンサー

網膜の中心窩付近には，視細胞のうち色を認識できる錐体細胞がびっしりとつまっています．1つの視細胞に対して1つの神経節細胞が接続していて，これが視神経を介して大脳皮質の一次視覚野に到達します．しかし，網膜の中心窩から離れたところでは明暗を感知する杆体細胞の割合が多くなり，周辺部網膜では杆体細胞20個に対して錐体細胞1個くらいの割合で分布しているといわれています．そして，複数の視細胞が1つの神経節細胞を介して大脳皮質の一次視覚野に接続しています．周辺部網膜の視感度が低いのは，この視細胞と神経節細胞の構造の差によるものなのです．

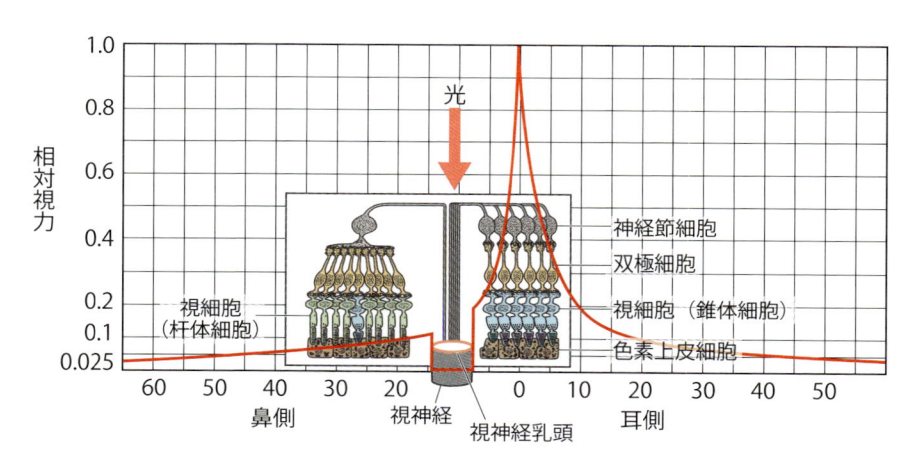

周辺部網膜では錐体細胞1個に対して杆体細胞20個くらいの割合になり，複数の視細胞が1つの神経節細胞に引き継がれる．中心窩付近は錐体細胞が非常に高密度で存在し，1視細胞は1神経節細胞に信号が引き継がれる．

たとえば視力表で視力1.0のランドルト環の切れ目を注視したら，切れ目が切れているのはわかりますが，切れ目の反対側の輪が切れているか否かはその視線の方向のままではわかりません．新聞に用いられる文字の大きさで試してみるとよく実感できますが，画数の多い文字の偏を注視したときに，旁は明確には見えていません．そのくらい，網膜上で視感度が高い面積は狭いのです．

網膜の感度が良い場所

さて，筆者はあるときこのような写真に出会いました．

　最初はとても見たくない写真だと感じましたが，ふと，"この画像って「網膜の感度」に似ている"と思いついたのです．その瞬間に真ん中の「類」の文字だけをじっと見つめ，キョロキョロと視線を動かさないでずっと見ていたら，この写真の違和感が軽減していきました．それどころか，「類」を中心としたかなり広い範囲の文字のぼけが気にならなくなってきたのです．

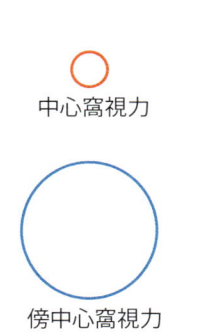

中心窩視力

傍中心窩視力

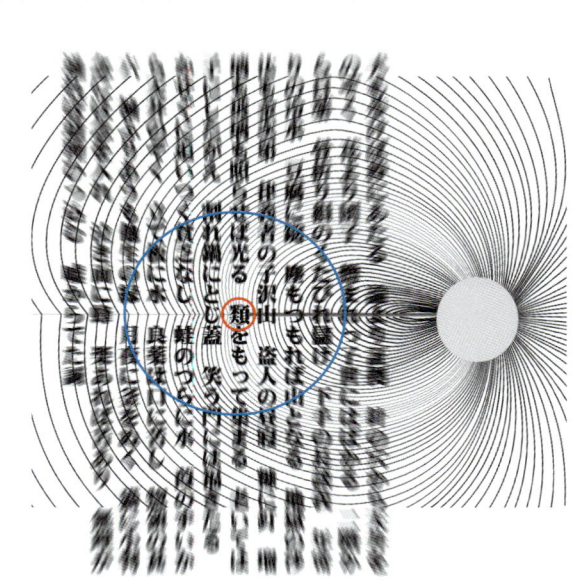

Chapter
1
最適解を導くための
前提知識

Chapter
2
快適さが得られる
矯正度数の最適解

Chapter
3
コンタクトレンズ
処方の最適解

Chapter
4
臨床症例で学ぶ
最適解

つまり，網膜の感度が良い場所は中心窩のほんの狭い範囲（中心窩視力）で，その周りには慣れることによって視感度が上がってくる範囲（傍中心窩視力）があるのです.

たとえば，私たちが本を読むときに中心窩視力だけで読んでいれば，1つの文字を注視するとその隣あるいはその次の文字はぼけて認識できません．しかし傍中心窩視力を使用できれば，広範囲の文章を一度に認識できるということです．これは速読で使用している機能です.

そして患者を診療していると，まさにこの傍中心窩視力を利用できる人が遠近両用ソフトコンタクトレンズを快適に使用できていることがわかってきました．つまり，"見えると思って見たらよく見えている"という現象です．眼の機能と見え方の関係がいかにすばらしいかを理解できたら，この機能を患者にも紹介してみようと思えてきませんか.

3. 屈折矯正で提供すべき見え方

さて，ここまでの内容を整理してみます．私たちが左側のような景色を見ているとしましょう.

<table>
<tr><td>撮 像 素 子</td><td>網 膜</td></tr>
</table>

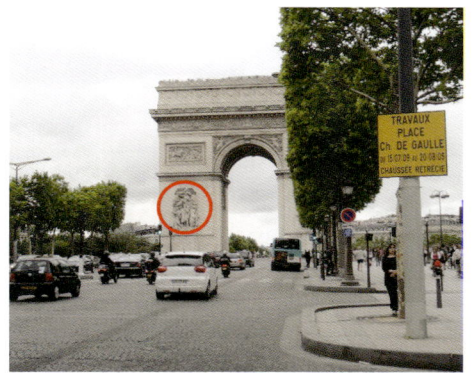 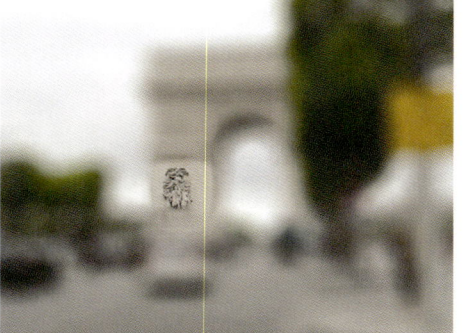

鼻側　　　　　　　　耳側　　　　鼻側　　　　　　　　耳側

左側の赤い○の真ん中を注視したときに，網膜の視感度を考えると右側のように注視範囲のわずかな部分は鮮明な映像を受けていますが，その周辺はかなりぼけた映像として見ています．それだけではなく，神経節細胞の線維が網膜の前を走って視神経乳頭に向かいますので，次ページの右側のように映像は遮られているとイメージできるでしょう.

撮像素子	網膜
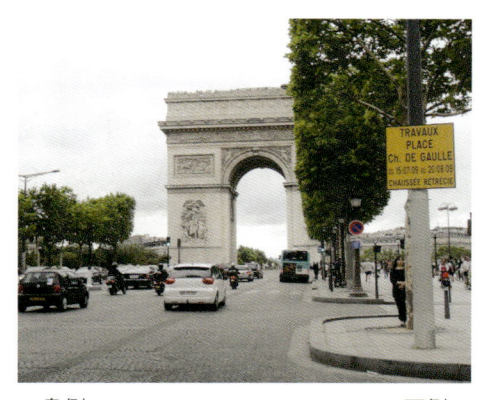	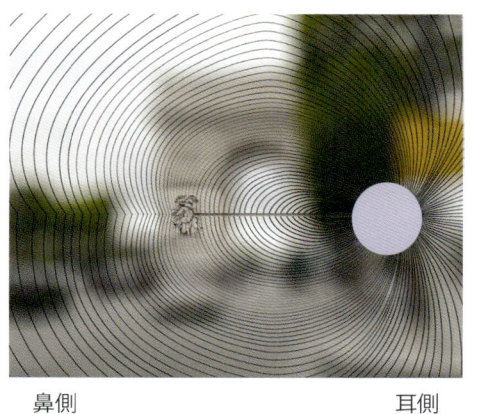
鼻側　　　　　　　　　　耳側	鼻側　　　　　　　　　　耳側

視細胞の前に網膜神経線維がある.
🔵はマリオット盲点.

　それに加えて，網膜の前には網膜血管が分布していますので，網膜の映像はさらに遮られていることがイメージできます.

撮像素子	網膜
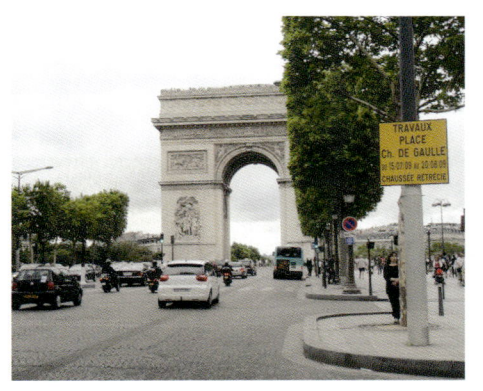	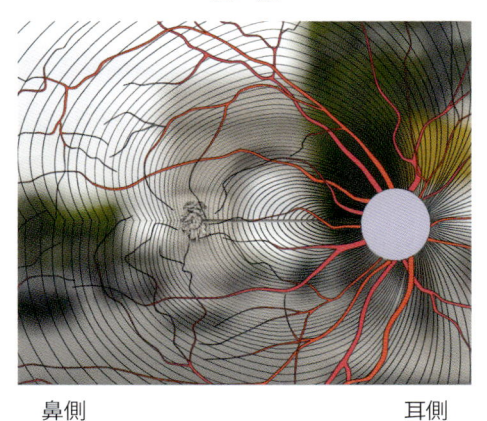
鼻側　　　　　　　　　　耳側	鼻側　　　　　　　　　　耳側

さらに網膜血管も走行している.

　普段，私たちが物を見るときには，網膜の神経節細胞線維や血管の存在を認識していません. 確かに神経節細胞の線維は見えませんが，網膜血管であれば見ることができます. 網膜血管を一番見やすいのは，真っ白な壁を見ていて，一度まぶたを閉じます. そして，勢いよくまぶたを開けた瞬間に血管が壁に浮かび上がって見えます. 朝，寝起きに試すのが一番わかりやすいでしょう. まだ気がついていない人は，試してみてください.

さて，網膜はそれほど鮮明な映像を大脳に届けていませんが，大脳では視線を動かして見た映像を組み合わせているのです．映像を組み立てて，4K や 8K の違いがわかるほどすばらしく解像度の高い映像が認識できるようにしています．

撮像素子　　　　　　　　　　　　大脳の処理像

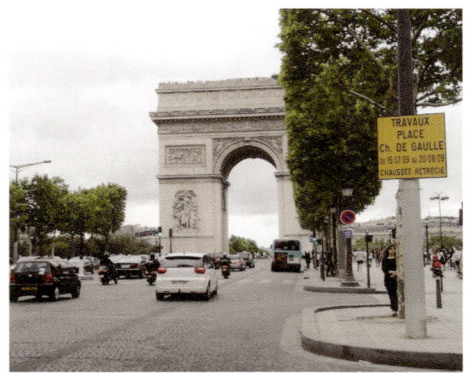 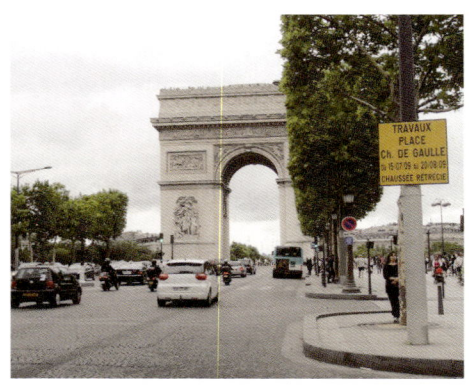

鼻側　　　　　　　　　　耳側　　　　　鼻側　　　　　　　　　　耳側

ここまで解説した眼球の構造と視機能のしくみをまとめると，次の 3 点になります．

①網膜はそれほど鮮明な像は見ていない

②しかし，私たちは網膜像を大脳で処理することにより，解像度の高い映像を認識できている

③屈折矯正では網膜像の質を上げるよりも，大脳で処理しやすい網膜像を提供することのほうが大切

筆者はこの 3 点に気づいてから，眼鏡やコンタクトレンズの処方がとても楽になりました．少しでも患者が見やすいという矯正を提供できれば，「見えやすい」と言ってもらえることがわかったからです．反対に見えにくいと思われたら，どのような矯正を提供しても "快適" には見えてくれないということです．見え方には患者の心理状態が大きく関与しているのです．

脳の情報処理 （逆さメガネ/逆転メガネ）

　皆さんは，"逆さメガネ"をご存じでしょうか．掛けて見ると，眼で見た景色がすべて逆さに見えるメガネです．最初は世の中が反転して見えます．自分の足が上にあり，下には天井が見え，とても現実とは思えず気分が悪くなります．しかし，時間の経過とともに像が正立して（上方には天井があり，下方には床があるように）見えてきて，掛け始めて2週間もすると普通に生活ができるようになります．その感覚は身体を動かすほど早く習得でき，バイクの運転やバレーボールなどのレジャーも難なくできるようになります．一度逆さメガネに慣れた後に普通の眼鏡に戻すと，一瞬とても嫌な感覚が生じるのですが，こちらの慣れは1週間もかからなかったとのことです[1]．

　これは，私たちは眼から入った情報をそのままではなく，生活するうえで矛盾なく行動できるように脳で処理をして認識していることを示す実験です．この実験から学べることは，"どんなに合わない眼鏡でも掛け外ししないでしっかり掛け続ければ，2週間もすると全く問題なく使用できるようになる"ということです．動かないときにだけ新しい眼鏡を掛けたり外したりしていれば，何年経っても使用できるようにはなりません．筆者が新しい眼鏡を処方するときには，「とにかく2週間使用し続けてみてください．それでも馴染まなければ度数の調整を考えましょう」と話しています．

　新しい矯正用具，特に累進屈折力レンズ眼鏡や遠近両用コンタクトレンズを処方したときには，「これまでとは見え方が異なりますので，新しい見え方を嫌がらないで受け入れてみてください．必ず快適に使用できるようになります」と伝えています．眼鏡を掛けて見える世界が現実の世界だと脳が認識するようになれば，掛けられない眼鏡はないということです．

文献
1)　Stratton GM：Upright Vision and the Retinal Image. Psychological Review 4（2）：182-187, 1897.

　　Stratton は逆さメガネを使った有名な実験を行いました．彼はこのメガネを数日間掛け続け，視野を上下逆さまにして，その新しい視覚入力に対する知覚の適応を観察しました．メガネを外した後，視覚が通常の状態に戻るまでにしばらく時間がかかりました．Stratton はこの実験結果を，「Upright Vision and the Retinal Image」や「Vision Without Inversion of the Retinal Image」といった論文で『Psychological Review』誌に発表しました．

2 オートレフラクトメータを理解する

1. オートレフラクトメータの信頼性

　快適な見え方が得られる矯正度数を求めるときに一番大切なことは，オートレフラクトメータを正しく理解しているか否かです．「オートレフラクトメータは簡単な操作で患者の屈折値を計測してくれるすばらしい装置」と思っている医療者もいれば，「正しい測定値が得られないのでオートレフラクトメータの値を信用してはいけない」という医療者もいます．では，どのように考えてオートレフラクトメータを利用すればよいのでしょうか．

　筆者自身は，オートレフラクトメータは誤った測定値を記録していないと信じています．確かに，測定中に視野が暗くなることによって起こる夜間近視，装置をのぞき込むことによる器械近視，測定中に起こる精神的な緊張による調節が値に加わっています．だから誤った値が記録されているかというと，そうではありません．"調節も含めた値が記録されている"と理解していれば，何ら問題はないのです．

　それよりも注意すべきところは，網膜の構造による測定結果の違いです．

網膜の構造が屈折値に及ぼす影響

　測定する網膜面が球面であれば，オートレフラクトメータはかなり正確な値を記録できるはずです．しかしながら，たいていの網膜は黄斑部にくぼみがありますので，周辺部の平均的な網膜位置から戻る光を利用するか，黄斑部から戻る光を利用するかで，屈折の値は変わります．さらに中心窩に強いくぼみがある場合には，周辺部網膜，黄斑部，中心窩から戻る光のどれを利用するかで得られる屈折値は変わってしまいます．

Chapter
1
──────
最
適
解
を
導
く
た
め
の
前
提
知
識

Chapter
2
──────
快
適
さ
が
得
ら
れ
る
矯
正
度
数
の
最
適
解

Chapter
3
──────
コ
ン
タ
ク
ト
レ
ン
ズ
処
方
の
最
適
解

Chapter
4
──────
臨
床
症
例
で
学
ぶ
最
適
解

後極部が球面ならば

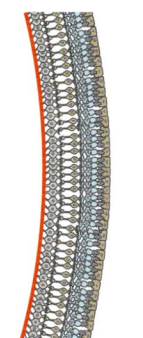

黄斑部にくぼみがあれば

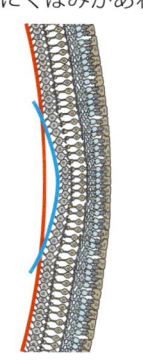

中心窩のくぼみが強ければ

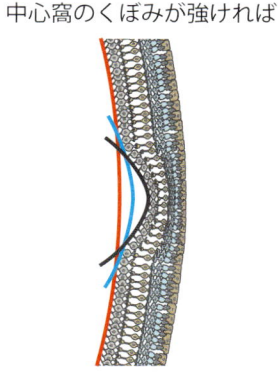

安定した屈折値が
計測できる

黄斑部（—）とその周辺部
（—）で屈折値が異なる

中心窩（—），黄斑部（—）とその
周辺部（—）で屈折値が異なる

さらに後極部網膜が傾いていたらどうでしょう．網膜のどこからの反射光をとらえるかで屈折値は異なりますし，もちろん乱視度数も変わってきます．

網膜面に傾きがあれば

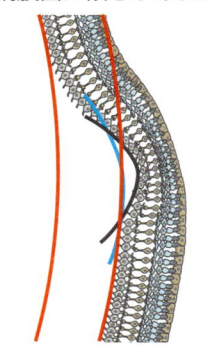

オートレフラクトメータはどこかの面で
平均化して屈折値を計算するしかない

快適な屈折矯正度数は他覚的に測定できない

　しかしどんなに計測が困難な眼であっても，オートレフラクトメータは球面度数と円柱度数で回答しなければなりません．オートレフラクトメータは精一杯の仕事をしているのです．その結果が患者の自覚的な屈折値と異なっていても，オートレフラクトメータに責任はありません．測定中の黄斑部の形状は，検者もオートレフラクトメータにもわかりません．つまり，オートレフラクトメータが網膜のどの位置を測定面としたかは，検者にはわからないのです．これは「屈折値の他覚的な測定では"快適"な屈折矯正度数を確定できない」ことを意味しています．

　屈折矯正で大切なのは，患者に「良好な視力値」ではなく「快適な見え方」を提

供することです．つまり快適な矯正度数とは，患者が「快適に見える」と認識する球面度数と円柱度数を提供することにほかならず，自覚的屈折検査によって患者が快適に見えていることを実感できる矯正度数を検出することが最重要となります．

それでも，自覚的屈折検査を行うにあたってオートレフラクトメータはとても有用です．他覚的屈折検査なしでも，快適な自覚的矯正度数を求めることは可能です（もちろん，必ず身につけておいてほしい手技です）．ただし，手間が掛かりすぎて忙しい外来で行うのは現実的ではありません．オートレフラクトメータがある程度の水準を満たす値を出すことができる眼であれば，利用しないすべはありません．要は，私たちがオートレフラクトメータの測定結果をそのままコンタクトレンズ処方に採用するのではなく，自覚的屈折検査に利用すればよいのです．

2. 最大限に信頼できる値をオートレフラクトメータに出させる方法

オートレフラクトメータを使用するにあたって，可能な限り信頼して利用できる値を出してくれるように操作をする必要があります．

オートレフラクトメータで測定する際のコツ

● 装置の設定

1回の測定ごとに雲霧機構が作動するモードに設定する．

● 測定時に心がけること

①患者に視標を正しく見てもらう．
②眼瞼や睫毛で測定系を遮らない．
③マイヤーリングに乱れがない（乱視や涙液層破壊時間が観測できる）．
④オートトラッキングが作動しない程度に正しくトラッキングする．
　（最新のオートレフラクトメータではトラッキング応答が速くて難しいかもしれませんが，心構えが大切です）

● 測定時に観察すること

①中間透光体に測定系を遮るものがない（徹照法による観察）．
②瞳孔の動きの観察（雲霧機構作動後の縮瞳*がすみやかに回復する）．
③数回の測定で屈折値に変動がない．
オートレフラクトメータを用いる検査は，これらを十分意識して行いましょう．

オートレフケラトメータと角膜曲率半径の測定

　角膜の表面は一見きれいな球面のように見えますが，生体であるため各所に歪みがあり完全な球面ではありません．オートレフケラトメータは，角膜の弱主経線方向を単一曲率，強主経線方向も単一曲率にそれぞれ近似して，弱主経線と強主経線が直角に交わっているように算出しています．

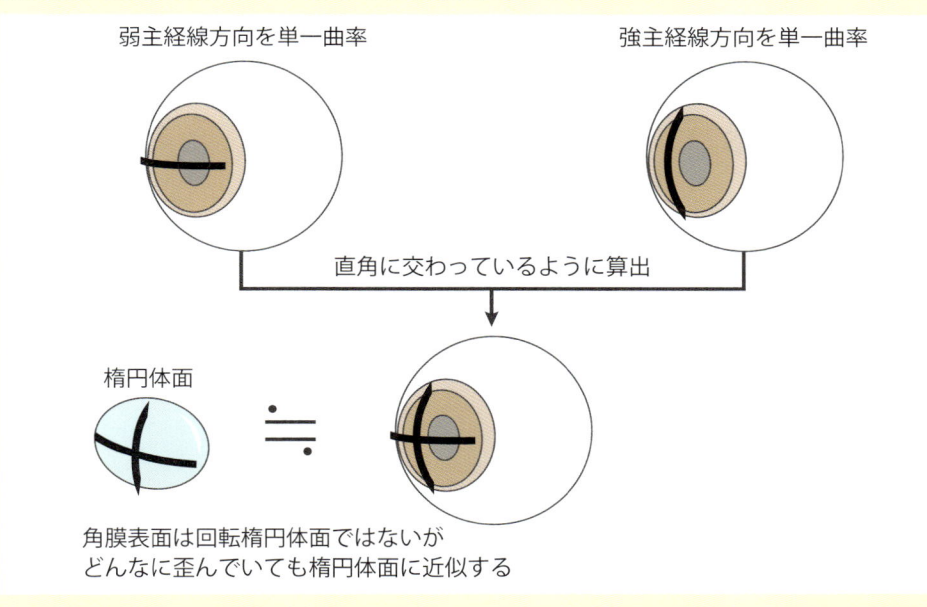

弱主経線方向を単一曲率　　　　　　　強主経線方向を単一曲率

直角に交わっているように算出

楕円体面

角膜表面は回転楕円体面ではないが
どんなに歪んでいても楕円体面に近似する

　角膜表面を点対称な回転楕円体面に近似させて，角膜曲率半径と角膜乱視度数を算出して値を提示しているのです．つまり，どんなに角膜表面が歪んでいても楕円体面に近似します．ここに，他覚的屈折値に誤差が生じる要因があります．

　矯正視力が不良である理由として「角膜表面の歪み」を疑ったときには，球面ハードコンタクトレンズを装用してオートレフラクトメータでオーバーレフ値を測定します．追加矯正を行い自覚的矯正視力を測定すると，容易に解決できることを覚えておきましょう．

＊雲霧機構作動後の瞳孔の動き
　調節しただけでは縮瞳は起こらない．調節性輻湊は存在し（典型：調節性内斜視），輻湊縮瞳は存在する（近見反射）．片眼で検査するオートレフラクトメータでは雲霧機構が作動することによって，もし測定眼に調節が起これば非測定眼に輻湊が誘発されて，近見反射が起こり縮瞳する．雲霧機構作動後に縮瞳が解除されるのは，非測定眼の輻湊が解除されて輻湊縮瞳が消退することによる．結果的に測定眼の瞳孔が大きくなることが，測定眼の調節が解除されたことを意味する．

1. 乱視用ソフトコンタクトレンズに特殊デザインが必要になる理由

　角膜にのせた球面ソフトコンタクトレンズ（SCL）は，瞬目で回転しています．片眼ごとに見ると，眼瞼の形は角膜表面の形状と比べて左右や上下で均等に揃っておらず，対称ではありません．したがって，眼を閉じる動きで眼瞼が SCL を押し下げるときに鼻側と耳側で SCL に加わる力が異なり，眼を開けるときには眼瞼と SCL との摩擦が鼻側と耳側で異なるため，開閉に伴い SCL は回転します．

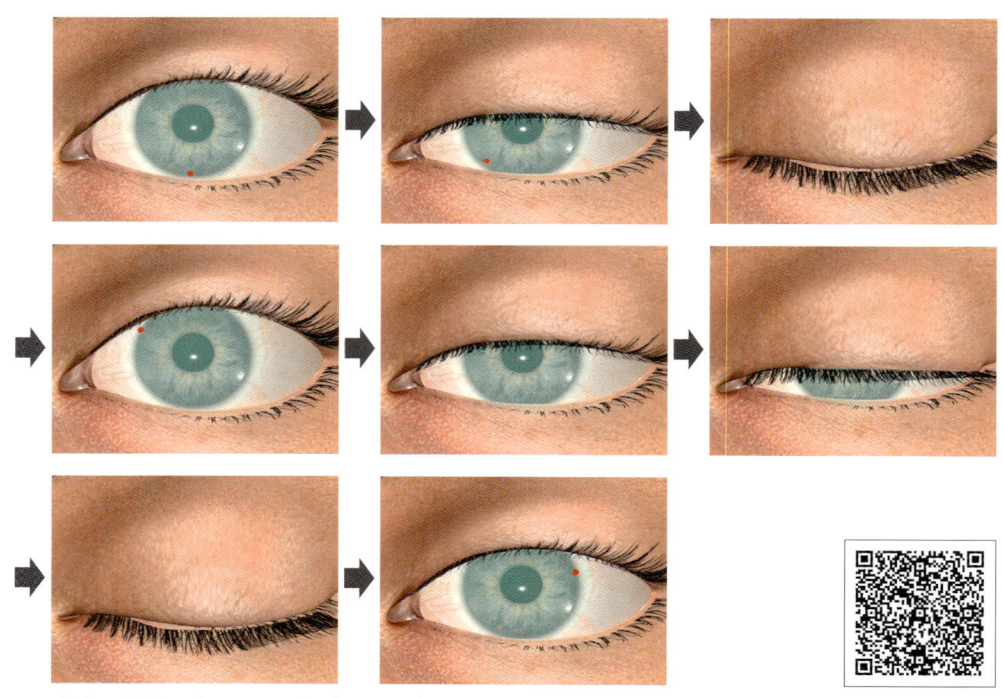

眼瞼の開閉に伴い SCL が回転する（レンズの定点を●で示す）．SCL の回転の方向や速さには個人差がある．

しかし，乱視用の円柱度数が入った SCL が回転しては乱視を正しく矯正できません．そのため，乱視用 SCL では瞬目による回転を抑える工夫（特殊なデザイン）が必要になるのです．

2. ソフトコンタクトレンズの回転を抑える構造

瞬目でレンズを回転させずに乱視用 SCL の乱視軸を安定させる構造デザインには，プリズムバラスト法（上方と下方の厚さが異なる）とダブルスラブオフ法（上下が左右よりも薄い）が採用されています．

プリズムバラスト法

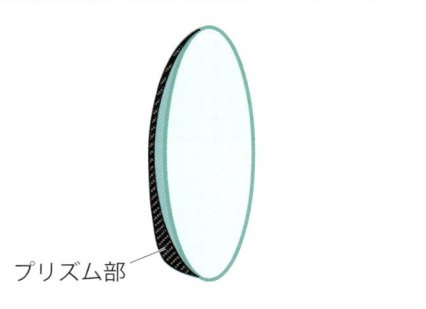
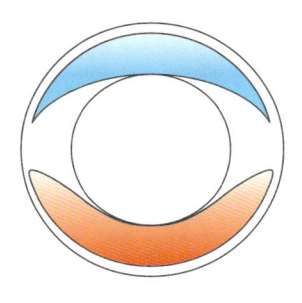

プリズム部

プリズムバラスト法はレンズの上方が薄く下方に向かって徐々に厚くなります．厚いほうから先に飛び出そうとする "スイカの種の理論" によって，乱視軸の安定が保たれる構造になっています．

ダブルスラブオフ法

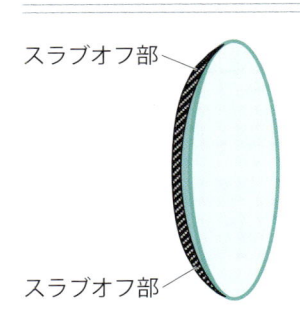
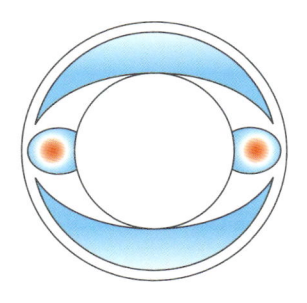

スラブオフ部

スラブオフ部

ダブルスラブオフ法はレンズの上下が薄く左右が厚くなります．上下の眼瞼と角膜がレンズの薄い部分をくわえ込むことによって，乱視軸の安定を保つしくみになっています．ここでも "スイカの種の理論" が働いています．

乱視軸安定の原理（スイカの種の理論）

　乱視用 SCL の乱視軸の安定は，"スイカの種の理論"として知られています．ぬるぬるしたスイカの種は，指先で挟んで圧迫すると必ず種の分厚いほうが先に飛び出します．乱視用 SCL の厚い部分が眼瞼の圧力や摩擦によって自然に安定する方向に回転するという現象を，スイカの種の挙動（厚い部分が先に動く）に例えた理論です．

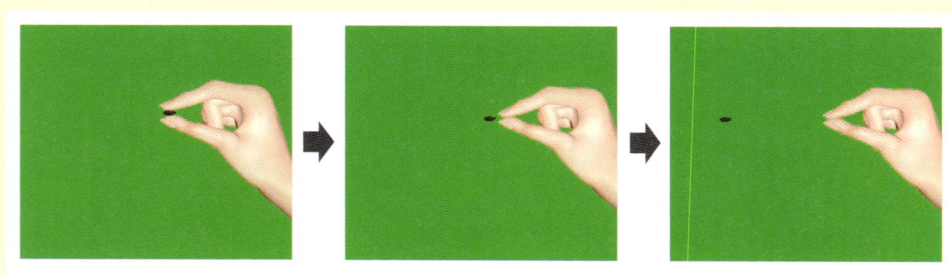

スイカの種を指先で圧迫すると，厚さの大きいほうから先に飛び出す.

プリズムバラスト法

　眼を開くときに上下の眼瞼と角膜が SCL を圧迫するため，スイカの種と同じように SCL の厚い部分（下方）が先に圧迫から解放されるように動いて瞬目による SCL の回転が抑制されます．開瞼中も上眼瞼と角膜が SCL の薄い上方に圧力をかけ続けていれば，持続してスイカの種の理論に基づく安定が維持されます．

ダブルスラブオフ法

　開瞼時に上下の眼瞼と角膜が SCL を圧迫するため，SCL の少し厚い左右部分が眼瞼と角膜の圧迫から早く解放されるように動いて，瞬目による SCL の回転が抑制されます．開瞼時も上下眼瞼が SCL に圧力をかけ続けていれば，スイカの種の理論による安定が保たれてレンズの回転が抑えられます．

　どちらのレンズデザインも，スイカの種の理論が一番強く働くのは開瞼する動作中なのです．

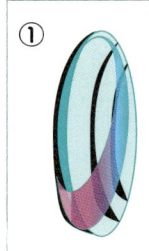

Chapter
1
ーーーーー
最適解を導くための前提知識

Chapter
2
ーーーーー
快適さが得られる矯正度数の最適解

Chapter
3
ーーーーー
コンタクトレンズ処方の最適解

Chapter
4
ーーーーー
臨床症例で学ぶ最適解

3. 乱視用ソフトコンタクトレンズのデザイン

　乱視用 SCL では球面レンズと比較して，レンズデザインと眼・まぶたの相性がさらに重要となります．メーカーや銘柄ごとでデザインに工夫が凝らされており，眼によって SCL の乱視軸の安定性は異なります．軸の安定性の良いデザインを選択することが，快適な矯正に必須となります．処方の成功率を高めるには，複数の乱視用 SCL のデザインと特徴を理解し，テストレンズを準備していることが大切です．

レンズデザインのイメージ

　筆者は臨床的な印象をもとに，現在販売されている乱視用 SCL のデザインを5つに大別しています．

プリズムバラスト	
① 内面と外面のレンズ中心を偏心させて下方を厚くしたデザイン	② 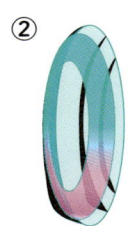 同じ高さのレンズ部位が同じプリズム量になるようなデザイン

ハイブリッド
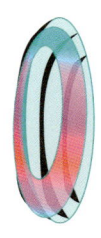 プリズムバラストとダブルスラブオフの性質を組み合わせたデザイン

ダブルスラブオフ	
① 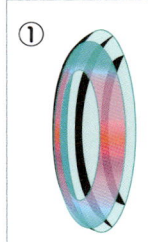 球面レンズの上方と下方を薄く削り落としたデザイン	② 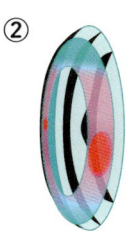 球面レンズの上下を薄く削り落としたデザインに加えて，レンズの左右に厚くしたコブのようなふくらみがあるデザイン

それぞれで乱視軸の安定性が異なりますので，処方する眼ごとに最も安定する
デザインのレンズを選択することがフィッティングのポイントです．

● プリズムバラスト①

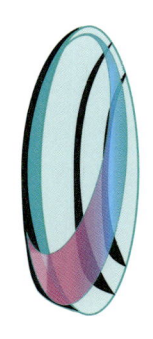

1．レンズの特徴

　レンズの後面に対して前面は上方に偏心して切削された形状
をしています．プリズム部分が傾いているようにイメージでき
ます．

2．乱視軸の安定が保てる眼・まぶた

・上眼瞼と下眼瞼が角膜を覆っている普通の眼
・上眼瞼がレンズを適切にくわえ込む下三白眼

● プリズムバラスト②

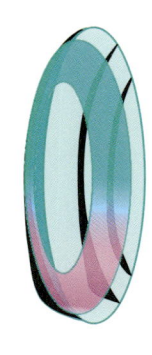

1．レンズの特徴

　レンズの後面に対して前面は同じ高さのレンズ部位が同じ厚
みになるように切削されています．SCL のプリズムによる耳
鼻側の厚みが均等なので，"スイカの種の理論"による圧力が
瞼裂に直交する方向に向かいやすくなります．①のデザインと
の大きな違いは，横方向（0°−180°方向）が薄いことです．
この形状の違いが，弱主経線角膜曲率半径が大きな症例で
SCL の耳鼻側輪部への締め付けがやわらかになり，装用感が
良くなります．

2．乱視軸の安定が保てる眼・まぶた

・上眼瞼と下眼瞼が角膜を覆っている普通の眼
・上眼瞼がレンズを適切にくわえ込む下三白眼
・全乱視よりも角膜乱視が強い直乱視で，弱主経線方向の曲率
　半径が少し大きめ（症例によっては 8.40 mm 程度まで）でも，
　良好なフィッティングが得られる

● ハイブリッド

プリズムバラストとダブルスラブオフのデザインを兼ね備えています.

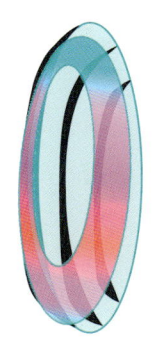

1. レンズの特徴

　プリズムバラスト①のデザインを上下の部分でそぎ落とした形状をしています.上下の眼瞼がレンズを確実にくわえ込める眼で安定性が良いです.時に,患者は上下逆さにレンズを装用してしまいますが,それでも乱視軸の安定が良ければ問題はありません.レンズの上下を薄く仕上げるために左右はプリズムバラスト①よりも厚みがあり,弱主経線角膜曲率半径が大きめの症例ではSCLの輪部結膜への締め付けが生じます.

2. 乱視軸の安定が保てる眼・まぶた

・弱主経線角膜曲率半径が標準的な普通の眼
・下眼瞼がレンズをしっかりくわえ込む上三白眼
・上眼瞼がレンズを適切にくわえ込む下三白眼
・たれ目やつり目で瞼裂方向の傾きに乱視軸が一致する眼

● ダブルスラブオフ①

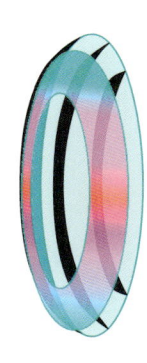

1. レンズの特徴

　レンズの上下が薄くそぎ落とされています.上下の眼瞼がSCLを強くくわえ込める形状をしている症例で安定が良いです.乱視軸の方向は瞼裂方向に一致して安定することが多いです.

2. 乱視軸の安定が保てる眼・まぶた

・開瞼時に上眼瞼と下眼瞼が角膜上に位置している普通の眼
　(軸の安定が良ければ,横臥位でも軸の安定が保たれる)
・たれ目やつり目で瞼裂方向が乱視軸に一致している眼(たれ目やつり目では,瞼裂方向の傾きに乱視軸が一致する傾向がある)
・下眼瞼がレンズをしっかりくわえ込む上三白眼

● ダブルスラブオフ②

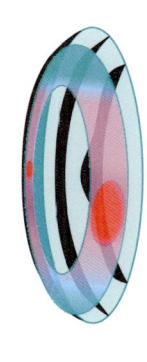

1. レンズの特徴

　レンズの上下が薄くそぎ落とされた形状に加えて，左右方向にさらに厚さを加えコブのようにふくらんだ形状をしています．①のデザインに比べて瞼圧が弱くても乱視軸の安定が良いですが，レンズの左右が厚く硬いので，弱主経線角膜曲率半径が大きい症例には輪部結膜への圧迫が強くなり，角膜の周囲がヒリヒリするなどの違和感を訴えることがあります．水平方向の角膜曲率半径が大きい症例では，レンズの左右の厚みでタイトなフィッティングになるので注意が必要です．

2. 乱視軸の安定が保てる眼・まぶた

・角膜曲率半径が標準的な普通の眼（軸の安定が良ければ，横臥位でも軸の安定が保たれる）

・たれ目やつり目で瞼裂方向が乱視軸に一致している眼（たれ目やつり目では，瞼裂方向の傾きに乱視軸が一致する傾向がある）

・下眼瞼のくわえ込みだけで乱視軸の安定が保たれる上三白眼

　乱視用 SCL を選択するときにレンズデザインがイメージできれば，眼瞼の形状と角膜曲率半径の大きさでどのタイプを用いれば最も乱視軸の安定が良さそうかを導き出せるようになります．

　ポイントは次の3点です．

①レンズの最も薄い部分を眼瞼と角膜が挟むことで圧迫して，レンズの回転を抑制する

②眼を見開いて眼瞼がレンズをくわえ込む力が働かなくなれば，プリズムバラストタイプでは重力の影響を受け，レンズの最も厚い部分が下方に位置して安定する．したがって，横臥位では見えにくくなる

③最も"スイカの種の理論"が作用するのは，上眼瞼の圧力である

Chapter
1
最適解を導くための前提知識

Chapter
2
快適さが得られる矯正度数の最適解

Chapter
3
コンタクトレンズ処方の最適解

Chapter
4
臨床症例で学ぶ最適解

4. トーリック面（乱視度数）のあるところ

乱視用 SCL の矯正効果を考えるときに，トーリック面（乱視度数）が前面にあるか後面にあるかも重要になります．

前面トーリック

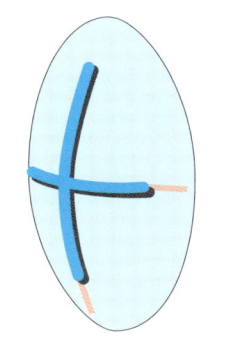

後面トーリック

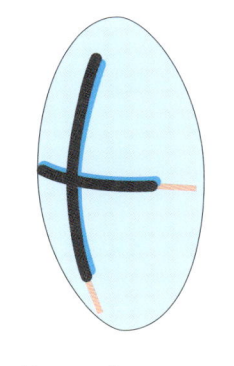

━━ 球面

━━ トーリック面

── SCL のガイドマーク

・前面 → トーリック面
・後面（ベースカーブ面）→ 球面

・前面 → 球面
・後面（ベースカーブ面）→ トーリック面

前面トーリック

乱視用 SCL は通常，単焦点 SCL と比べてレンズに厚みがあるため，前面トーリックでは後面の球面が乱視矯正効果を発揮し，角膜乱視の一部を矯正します．全乱視と角膜乱視の軸が一致していて角膜乱視が大きい症例では，乱視用 SCL のもつ乱視矯正度数以上に矯正されることがあります．反対に全乱視と角膜乱視が直交している症例では，期待しているほどの乱視矯正が得られないこともあります．

● 乱視軸の安定が保てる眼・まぶた

乱視用 SCL の回転抑制は眼瞼と角膜がレンズを挟むことで生じる圧迫によって決まるので，角膜上部の形状の影響を受けます．したがって，上眼瞼が十分に角膜を覆っている普通の眼や下三白眼では乱視軸の安定が良いですが，乱視軸と瞼裂方向が一致していない症例では，SCL の乱視軸が振れて安定した矯正が得られないことがあります．また，上三白眼や四白眼では SCL の乱視軸の安定が得られないことが多いです．

後面トーリック

後面トーリックでは SCL 内側のトーリック面が角膜の形状に沿うように動くため，SCL の乱視軸は角膜乱視の軸に一致して安定する傾向があります．全乱視と角膜乱視の軸が一致している場合，乱視が正確に矯正されやすい傾向があります．オーバーレフで確認すると，SCL がもつ円柱度数がほとんど正確に乱視を矯正できていることが多いです．素材が少し硬めの SCL では，後面トーリックデザインであっても角膜乱視矯正効果が得られ，乱視用 SCL のもつ乱視矯正度数以上に矯正されることがあります．この場合もオーバーレフで容易に確認できます．

● 乱視軸の安定が保てる眼・まぶた

角膜乱視が周辺まで及んでいる輪部乱視では，上眼瞼が角膜を覆っていない上三白眼や四白眼でも SCL の乱視軸の安定が得られることがあります．もちろん，SCL の乱視軸は眼瞼と角膜がレンズを挟むことで生じる圧迫の影響を受けるので，角膜乱視と瞼裂方向の軸が一致していない症例では，SCL の乱視軸が振れて安定した乱視矯正が得られないことがあります．その場合にはデザインの異なる乱視用 SCL を試しますが，どの乱視用 SCL を用いても乱視軸の安定が得られない症例があります．乱視用 SCL の処方を諦めてハードコンタクトレンズを勧めるか，最小錯乱円矯正の SCL で妥協してもらうか，SCL の使用を諦めてもらうしか選択肢がありません．

また後面トーリックでは，乱視軸と角膜乱視軸が一致していて，さらにそれが瞼裂方向に合っていれば，180°の乱視軸をもつ SCL を使用することで安定して乱視を矯正できることが多いです．

5. 乱視用ソフトコンタクトレンズの軸補正

フィッティングを確認した際に乱視用 SCL のガイドマークが傾いて安定しているときには，乱視軸度の補正が必要です．"軸補正を忘れたら，乱視用 SCL の処方の成果は半減する"と覚えましょう．ガイドマークが時計回り（正方向）に回転していたら処方したい軸度に回転角度を加え，反時計回りであれば減じる「正加反減」です．

「正加反減」

時計回り（正方向）に回転 → 乱視軸度に回転角度を加える

反時計回りに回転 → 乱視軸度から回転角度を減じる

例）S−3.00 D◯C−1.75 D Ax180° を矯正したとき

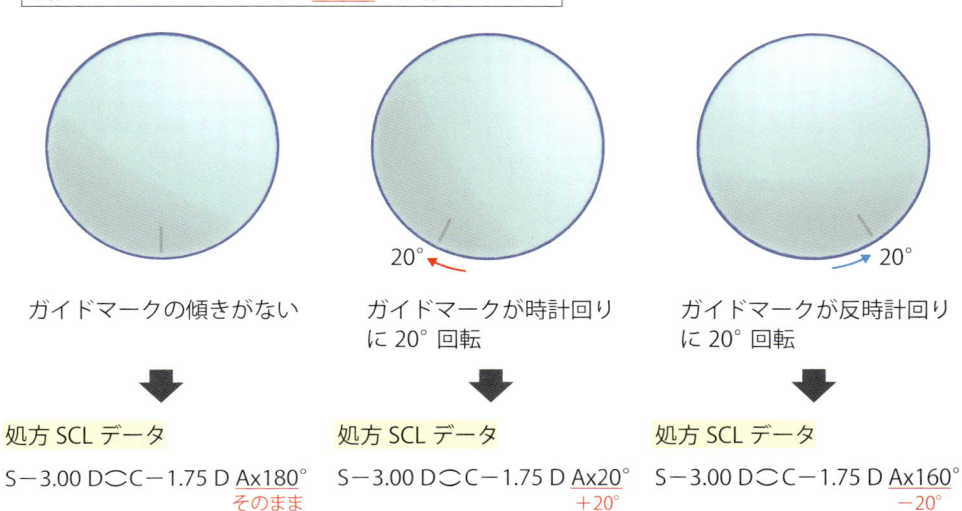

ガイドマークの傾きがない	ガイドマークが時計回りに 20° 回転	ガイドマークが反時計回りに 20° 回転
処方 SCL データ	処方 SCL データ	処方 SCL データ
S−3.00 D◯C−1.75 D Ax180° そのまま	S−3.00 D◯C−1.75 D Ax20° ＋20°	S−3.00 D◯C−1.75 D Ax160° −20°

　乱視用 SCL の軸が傾いて安定しており，その方向が矯正したい軸度とは異なっているときは，次の①〜③で対応します．

①同じ度数で別銘柄の乱視用 SCL を試してみよう．軸安定のデザインが異なる乱視用 SCL を装用してみると，SCL 乱視軸の傾きが変わって矯正したい軸度で安定することがある．

②どの種類の SCL を装用しても傾いて安定する場合には，試したなかで最も軸安定の良い乱視用 SCL を用いて 10°（±5°範囲）で近似して，近似した値のある乱視用 SCL を選択して処方する．

③どの銘柄にも 10°（±5°範囲）で近似した乱視用 SCL が製造されていない場合は，乱視用 SCL の処方を断念する．

1. レンズデザインの変遷

初期の遠近両用ソフトコンタクトレンズ

　初期の遠近両用ソフトコンタクトレンズ（SCL）は，近方視用の単焦点 SCL の中央に遠用度数を削り出したデザインでした．旋盤で 1 枚ずつ SCL を作製していたので，中央部分のレンズだけを扁平に切削したほうが製造しやすかったのです．

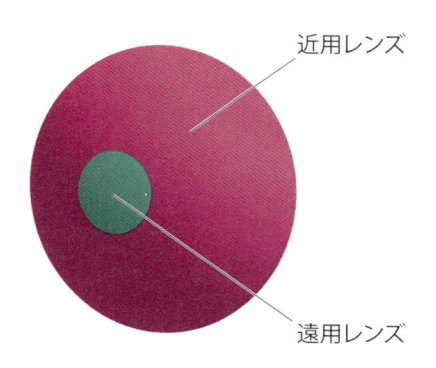

近用レンズ

遠用レンズ

　しかし実際に装用すると，近用レンズと遠用レンズの映像がそれぞれくっきりと網膜に映し出されるため，「脳で選択して見る」とはいいながら，目的としないほうの映像も強く意識されます．その目的としないほうの映像は "ゴースト" と呼ばれていました．

製法によるレンズデザインの進化

　その後，SCL を鋳型で作製するモールド製法が確立してくると，装用を安定させる基本となる形状のレンズを量産できるようになり，SCL の中央部分に任

意の度数をもつレンズを独立して入れることが容易になりました．それによって，中心が遠用で周辺が近用，あるいは中心が近用で周辺が遠用の「2重焦点SCLレンズ」が登場しました．

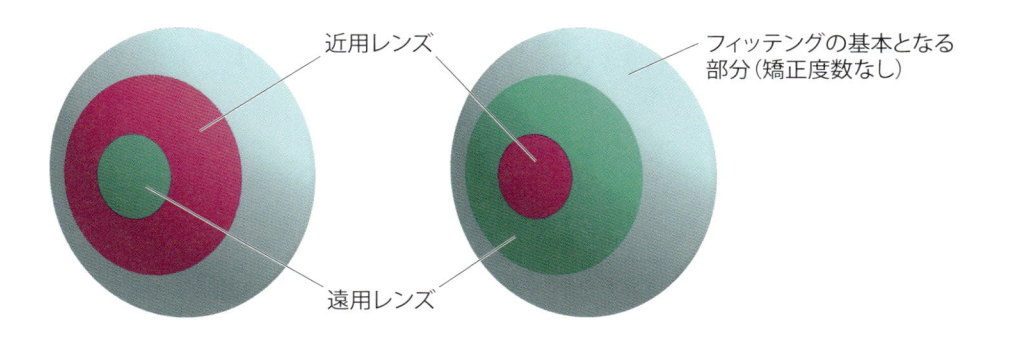

近用レンズ

フィッテングの基本となる部分（矯正度数なし）

遠用レンズ

しかし2重焦点SCLレンズも，遠用レンズと近用レンズからそれぞれ入力される映像を脳で選択的に認識させるデザインに変わりはなく，"ゴースト"が装用者の満足度を低下させていました．

Chapter
1
最適解を導くための前提知識

Chapter
2
快適さが得られる矯正度数の最適解

Chapter
3
コンタクトレンズ処方の最適解

Chapter
4
臨床症例で学ぶ最適解

2重焦点ソフトコンタクトレンズによる同時視のイメージ

　中心遠用あるいは中心近用の2重焦点SCLでは，遠用レンズと近用レンズそれぞれから入力する鮮明な映像が，同様に網膜へ投影されます．遠くを見たときに視物体が近くになければ，近用レンズからぼけた遠方の景色（映像）が入力され，これが"ゴースト"になります．一方で，近くを見たときには遠用レンズがぼけた近方映像を"ゴースト"として入力します．つまり，金網や格子を通して遠くを見たときには，くっきり見える遠くの景色とくっきり見える近くの格子に加えて，遠景の"ゴースト"と近景の"ゴースト"が重なって見えることになります．

　また，2重焦点SCLには次のような特徴もありました．

・正面視でも下方視でも同じように見える
・中心遠用レンズのほうが遠くが見えやすいという使用感はなく，
　レンズの銘柄によって特性が異なる

・ハードコンタクトレンズに比べれば，全体にピントがあまく感じる

　初期の2重焦点SCLは，この見え方に妥協でき，自分の見たい景色を"選択的に"脳に取り込める人だけが，ある程度の快適さで装用することができました．

近年の遠近両用ソフトコンタクトレンズデザイン

そして遠近両用 SCL は，焦点はもたず多様な収差をもつレンズデザインへと進化してきました．筆者が臨床から得た，進歩した遠近両用 SCL デザインのイメージ MF1〜MF5 を提示します．

実践！ソフトコンタクトレンズ処方の最適解マニュアル

● MF1

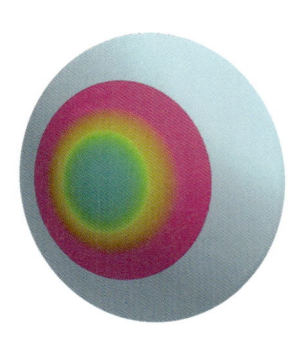

- ・加入度数：＋0.75 D，＋1.50 D
- ・中心遠用：中心部と周辺部は単焦点レンズ．中間周辺部が累進屈折力レンズ
- ・2 重焦点的な性質．安定した近方視

● MF2

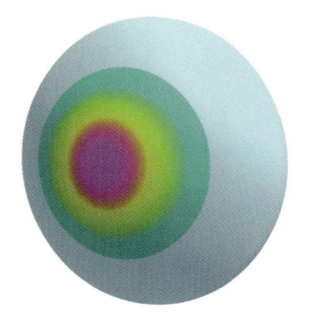

- ・加入度数：LOW，MID，HIGH
- ・中心近用：急峻な累進屈折力レンズ．遠用面積が広い
- ・中間距離〜近用重視

● MF3

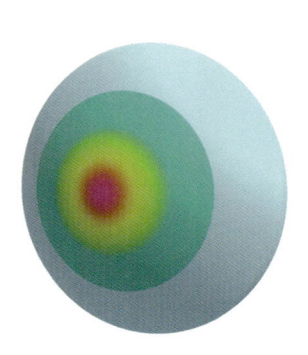

- ・加入度数：＋1.50 D
- ・中心近用：ゆるやかな累進屈折力レンズ．遠用面積が広い
- ・遠用〜中間距離重視

● MF4

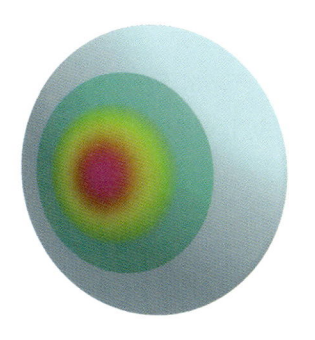

- ・加入度数：LO，MED，HI
- ・中心近用：累進屈折力レンズ．近用面積が広い
- ・遠用〜近用タイプ．中間距離が見えやすい（焦点深度が深い）

● MF5

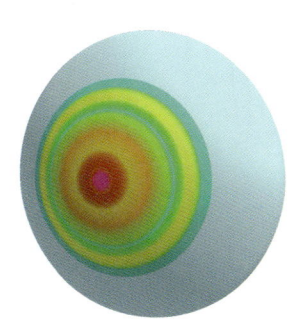

- ・加入度数：Low，Middle，High
- ・中心近用：度数の異なる累進屈折力レンズを組み合わせている
- ・遠用〜近用タイプ．どの距離もほぼ均等

　これら MF 1〜MF 5 の特徴を念頭に置き，患者の性格や使用環境に合わせて処方するのが成功率アップのコツです．なお，近方視をしているときの開瞼幅は狭く，遠くを見たときには開瞼幅が広くなります．遠近両用 SCL で中心遠用のレンズデザインが少ない理由は，近業が多い現代社会で安定した近方視力を提供するために，近用中心のレンズが理にかなっているからだと推測できます．

　今後，どんどん新しいデザインの遠近両用 SCL が出てくるでしょう．どのようなレンズであっても，デザインからどの視距離が見えやすいかを「朦輪」でイメージすると，処方時のレンズ選択が楽になります．

Chapter
1
最適解を導くための前提知識

Chapter
2
快適さが得られる矯正度数の最適解

Chapter
3
コンタクトレンズ処方の最適解

Chapter
4
臨床症例で学ぶ最適解

2. 見え方は「朦輪（もうりん）」をイメージしよう

朦輪とは

　通常，眼のピント位置は幾何光学を用いてイメージしやすいように収差がない完全な屈折系と考えられており，光はピンポイントの焦点に集光すると説明されています．

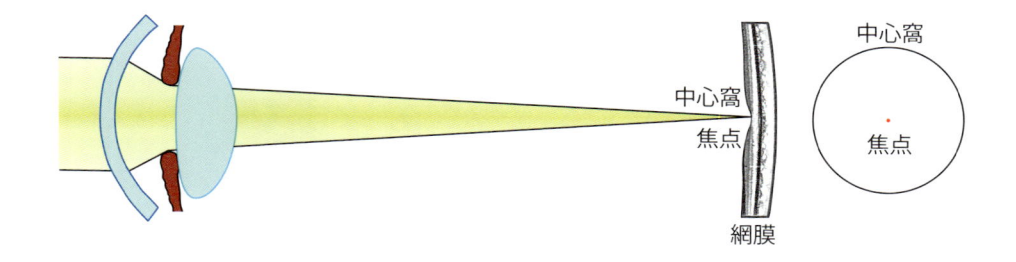

　しかし，眼の屈折系は多くの収差を含んでいるので，実際にはピンポイントの焦点ではなく，少し幅のある朦輪として集光しています．

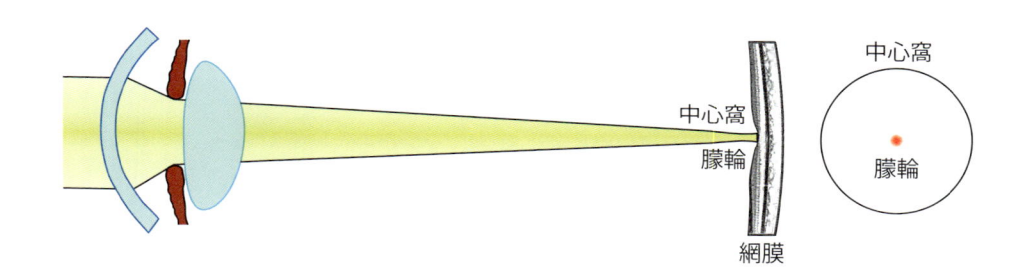

　どのくらいの大きさの朦輪までボケ像として感じないかは，患者それぞれの傍中心窩視力（p.5〜6参照）にかかっています．かなり大きな朦輪を受け入れられる人は，遠近両用SCLを快適に使用できます．最新の遠近両用SCLは"焦点がなく，収差を増した「朦輪レンズ」"と考えれば理解しやすいでしょう．

レンズデザインと朦輪

　朦輪をイメージするとき，「朦輪が小さいほど鮮明に見えている」と考えてください．朦輪が作る映像は焦点が作る映像に比べてぼんやりしていますが，このぼんやりした映像でも「よく見える」と感じられる人だけが，遠近両用SCLを装用しても"快適"に見えるのです．

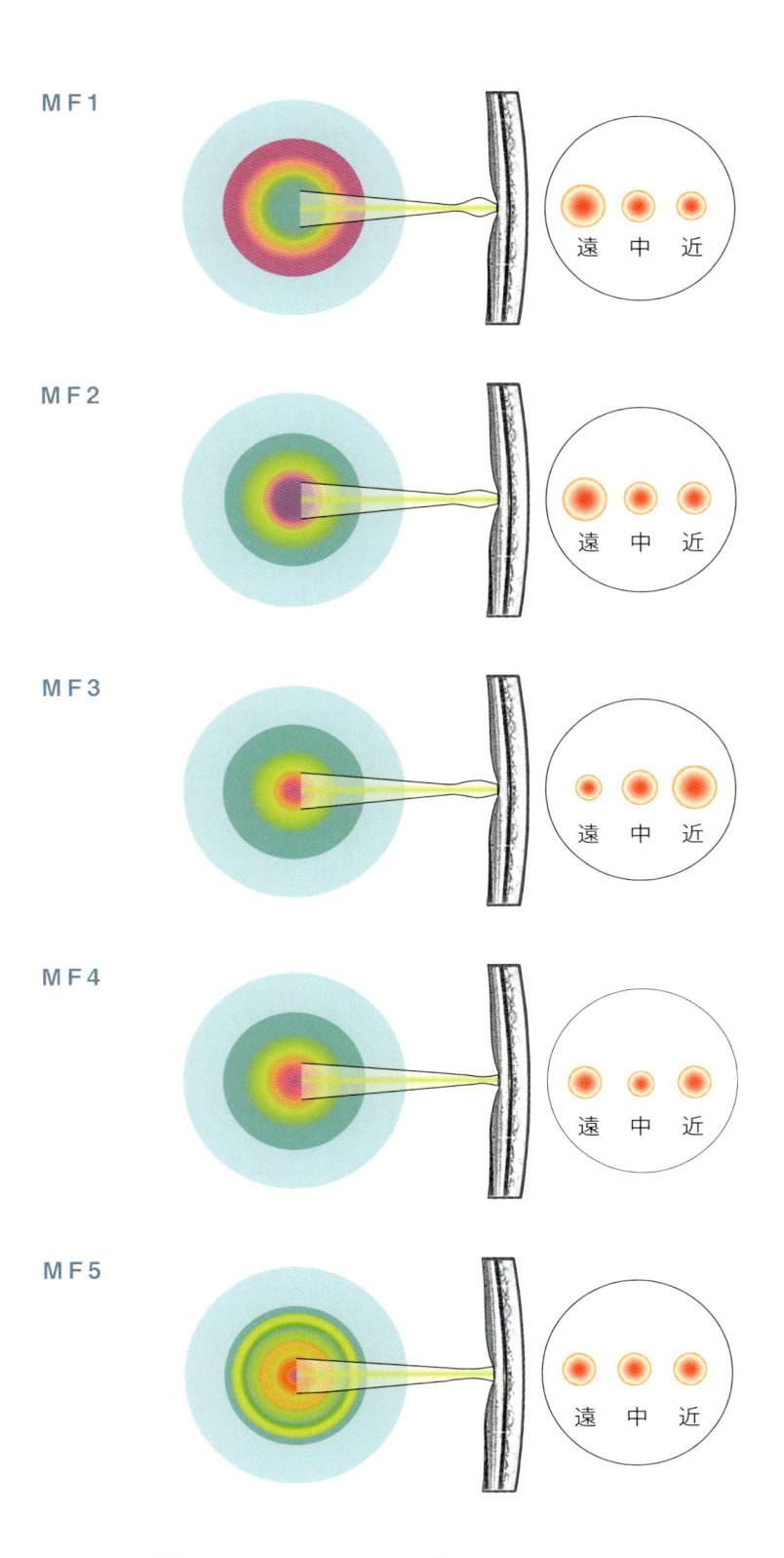

MF1

MF2

MF3

MF4

MF5

遠　中　近

Chapter
1

最適解を導くための前提知識

Chapter
2

快適さが得られる矯正度数の最適解

Chapter
3

コンタクトレンズ処方の最適解

Chapter
4

臨床症例で学ぶ最適解

朦輪のイメージ．朦輪が小さいほうがくっきり見える．
遠：5 m程度の見え方
中：1.2 m〜75 cm 程度の PC 画面距離の見え方
近：50 cm〜35 cm 程度のノート PC〜スマートフォン画面距離の見え方

遠近両用ソフトコンタクトレンズの処方成功のコツ

　朦輪が作るぼんやりした映像を傍中心窩でうまく捕らえることができれば，ボケ像とは認識されず，「鮮明に見えている」と脳が判断するようになります．このためには，朦輪が作る映像を"いやだ"と思わないで受け入れる気持ちがとても大切です．つまり，「遠近両用 SCL の見え方ってこんなのですよ」と患者に伝え，見え方の不満を抑えてまずは慣れてもらうのが，処方成功のコツなのです．見え方に慣れてくると「よく見える」と感じて"快適"に遠近両用 SCL を使用できるようになります．

　もし，患者の不満が払拭できない場合には，「残念ながら，あなたに合う遠近両用 SCL はありません」と伝えて，早々に処方を断念するほうが賢明です．

レンズ外側のデザインの役割

　レンズデザインを模した図でレンズの外側にある水色の範囲は，SCL のフィッティングの基本となる部分です．矯正度数をもたず，レンズ度数が変わっても形状は変わりません．以前はテストレンズとして−3.00 D の SCL を使用して，検眼レンズを上から装用することで追加度数を決定して処方していました．−3.00 D から大きく乖離した度数の SCL を処方するときは，テストレンズとできあがってきた処方レンズのフィッティング状態が異なる場合があり，ベースカーブやサイズの修正が必要なことが多くありました．レンズ外側のデザインによって，矯正度数が変わっても SCL のフィッティングは変化しないため，SCL 処方が楽になりました．

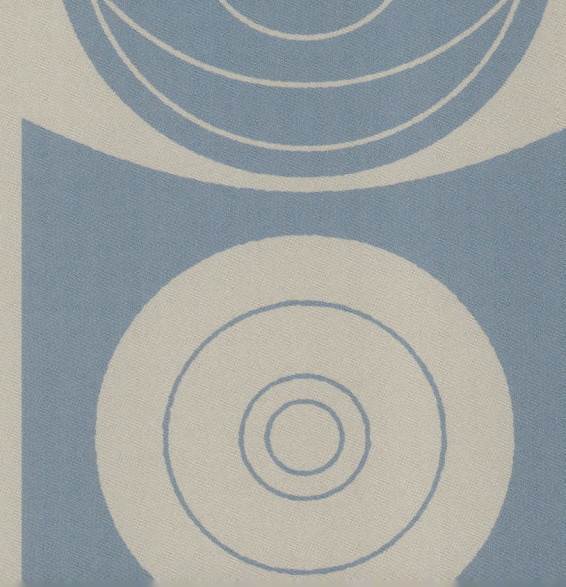

Chapter 2

快適さが得られる
矯正度数の最適解

1 快適な自覚的矯正度数

1. 視力測定の注意点

　自覚的屈折検査で求める視力値は，患者が決めるものではなく，検査をする医療者が決めるものです．

①必ず視標を読んでもらう
②「わかりません」は受け入れない
③正答・誤答を知らせない
④視力値は判定基準に従って，検者が決定する

　これらを遵守することが大切です．

視力値の判定基準

　標準閾値はランドルト環のみを使用したとき，準標準閾値はランドルト環のほかに文字視標なども含めて使用したときに採用します．視力値は心理的な影響を強く受けるため，測定条件によって大きく変動します．測定時には一生懸命見ようとさせないことが大切です．また乱視がある場合の裸眼視力は，視標の形状によって変動します．必要以上に時間をかけず判定基準通りに決定しましょう．

視力値判定基準

標準閾値		準標準閾値	
		1 視標	1 正答
		2 視標	2 正答
		3 視標	3 正答
		4 視標	3 正答
5 視標	3 正答	5 視標	4 正答
6 視標	4 正答		
7 視標	4 正答		
8 視標	5 正答		
9 視標	5 正答		
10 視標	6 正答		

2. 正しいレンズ交換法

　矯正度数を求める際，レンズ交換を正しく行うことが重要です．測定中に調節が誘発されないよう操作することがポイントです．測定中に話しかけて被検者が検者の顔を見れば，一瞬にして調節が生じます．また検者の手が被検者の視界を遮り，被検者が検者の手を見た瞬間にも調節が誘発されるので，注意が必要です．

プラスレンズの交換

　遠視眼は裸眼になると，裸眼で遠くが一番よく見えるように調節し，正視眼をつくって遠視が検出できなくなります．そのためプラスレンズを用いる場合は，交換するレンズを重ねてから抜き取ります．

①旧レンズで矯正している状態

②旧レンズの前に新レンズを重ねる

③旧レンズを抜き取る

④抜き取った旧レンズを
　新レンズの前に重ねる

⑤新レンズを抜き取る

⑥抜き取った新レンズを適切な
　距離の枠に入れる

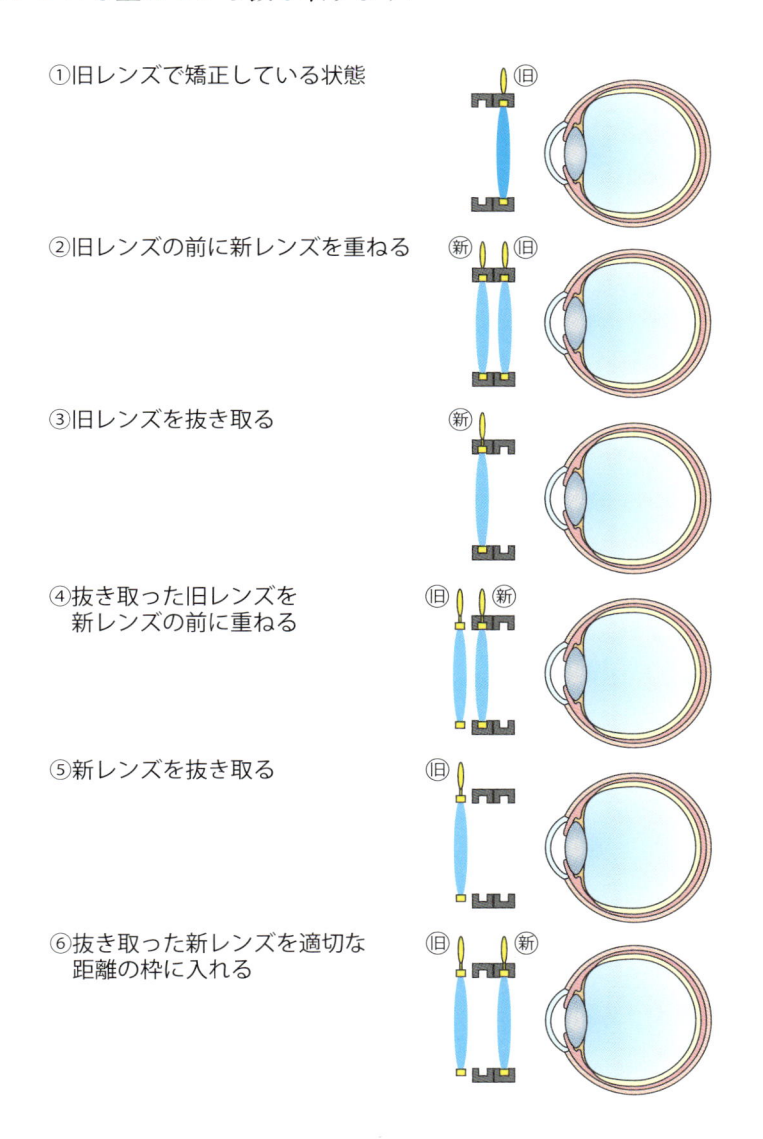

⑦旧レンズを抜き取る

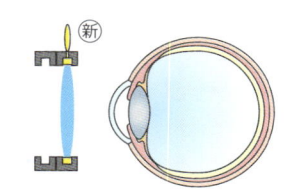

マイナスレンズの交換

　近視眼は実際の近視よりも強い度数のレンズをとおして見ると，遠くがちょうどよく見えるように調節を働かせて近視を強める傾向にあります．そのためマイナスレンズを用いる場合は，交換するレンズを重ねないように配慮します．

①旧レンズで矯正している状態

②旧レンズを抜き取る

③新レンズを入れる

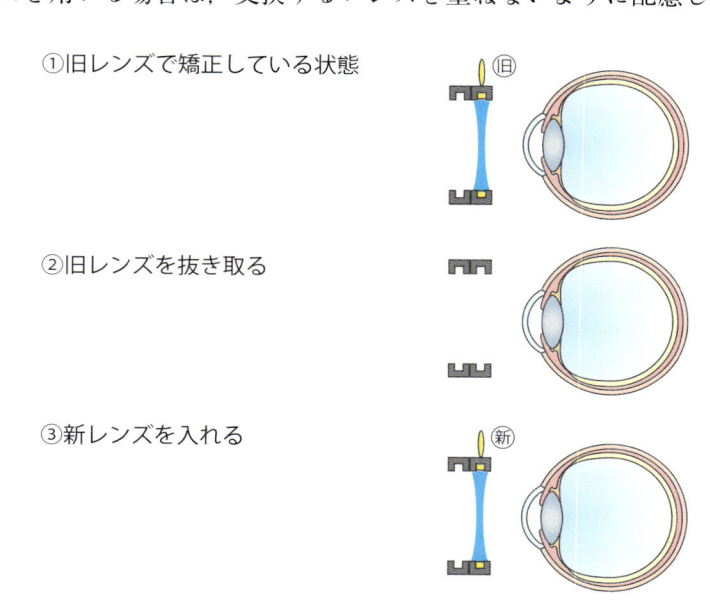

3. 快適な自覚的矯正度数を求める

　それでは，オートレフラクトメータの値を参考にして，自覚的屈折検査を進めていきましょう．

初期値の設定

● 円柱レンズ度数

　初期値は円柱レンズ度数から決めていきます．円柱レンズ度数はオートレフラクトメータの値よりも 0.75 D 弱めで設定します．

● 円柱レンズ軸度

円柱レンズ軸度はオートレフラクトメータの値を10°ステップで近似させて設定します.

● 球面度数

球面度数はオートレフラクトメータの値よりも0.75 D プラス寄りの値を採用してレンズを検眼枠に入れます.

視力測定開始

まずはじめに,初期値の設定でいったん視力を測定します.もし,初期値の状態で1.0以上の視力が得られていたら,球面度数へさらに+0.75 D を加えて,一度は1.0未満の視力が得られる矯正度数にします.その後は,視力値を確認しながら−0.25 D ずつマイナス側に度数を強めていきます.このときに,視力表は1つ見せれば十分で,読めたら次へとリズミカルにレンズ交換を繰り返します.そして,度数を−0.25 D 増やしても視力値が変化しなくなったら,1つ前の度数を採用して測定を終了し,反対の眼の検査に進みます.これで,ひとまず自覚的な矯正度数が得られました.

測定は可能な限り短時間で行いましょう.慣れてくれば両眼で1〜1.5分で完了できるようになります.ただし,ここで得られた自覚的矯正度数は片眼で最良視力が得られる矯正度数であり,患者にとって"快適"な度数か否かはまだわかりません.この後で用いる両眼同時雲霧法によって,日常生活で快適な見え方が得られる矯正度数を求めます.

視力測定のフローチャート

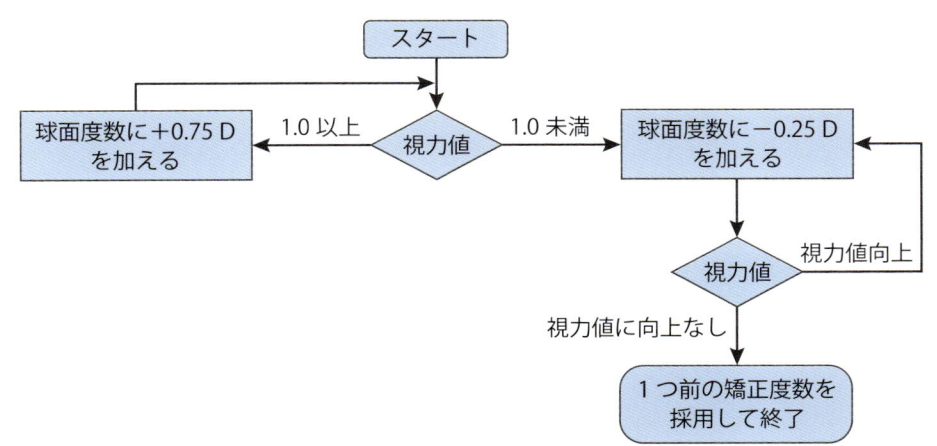

日常生活で許容できる乱視量は−1.00 D 未満程度であり，−1.00 D を超える乱視は矯正したほうが望ましいです．未矯正の乱視量が−2.00 D を超えると，眼精疲労の原因になる場合があります．

1. 乱視表の使い方

乱視の検査に進む前に，乱視表の見方を説明しましょう．

放射状乱視表を近視低矯正で見たときに，経線方向ですべての放射線が均一に見えていれば乱視は存在しません．もし，経線方向によって放射線が鮮明に見える方向と不鮮明に見える方向が直交していれば正乱視（直乱視・倒乱視・斜乱視）が存在し，円柱レンズで矯正できます．この場合，最も鮮明に見える経線方向の小さいほうの数字に 30 を乗じた値が，マイナス円柱度数の軸度（Ax）となることだけ覚えておけば大丈夫です．

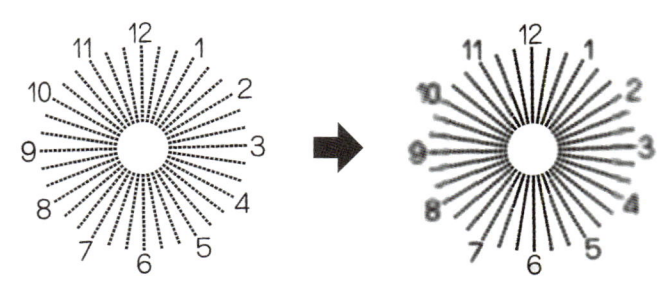

正乱視が存在

最も明瞭に見える線を表す「時刻」の小さいほうの数字に 30 を乗じると，マイナス円柱レンズの軸度が得られる．

例：最も明瞭に見える放射線が 12 時−6 時方向の場合，マイナス円柱レンズの軸度は

$$6 \times 30 = 180°$$

小さいほうの数字

なお，乱視の矯正にマイナス円柱度数を用いる場合とプラス円柱度数を用いる場合とでは，軸度が90°異なります．通常はマイナス円柱度数で矯正しますが，遠視性乱視眼ではプラス円柱度数で矯正したいこともあります．軸度の混同を避けるため，放射状乱視表で求める乱視軸度は，マイナス円柱度数で矯正する場合の軸度であることを強調しておきます．

2. 快適な自覚的乱視矯正度数を求める

さて，先ほどの視力測定のフローチャート（p.35 参照）では，オートレフラクトメータが求めた乱視量がほぼ正しいと仮定して，検査を進めてきました．しかし，オートレフラクトメータが示した乱視量が本当に正しいのかを確認する必要があります．

初期値の設定

● 円柱レンズ度数

先の設定のままとします．

● 円柱レンズ軸度

先の設定のままとします．

● 球面度数

先に求めた自覚的矯正度数に $+1.00\,D$ を加えて，複合近視性乱視（主経線が両方とも近視）の状態を作ります．

乱視度数の確認

患者に，複合近視性乱視の状態で放射線乱視表を見てもらいます．まだ乱視が残っていれば，乱視表の放射線の方向によって鮮明に見える方向と不鮮明に見える方向があります．初期値で $-0.75\,D$ の乱視を残しておいたので，不鮮明に見える方向が存在するはずです．

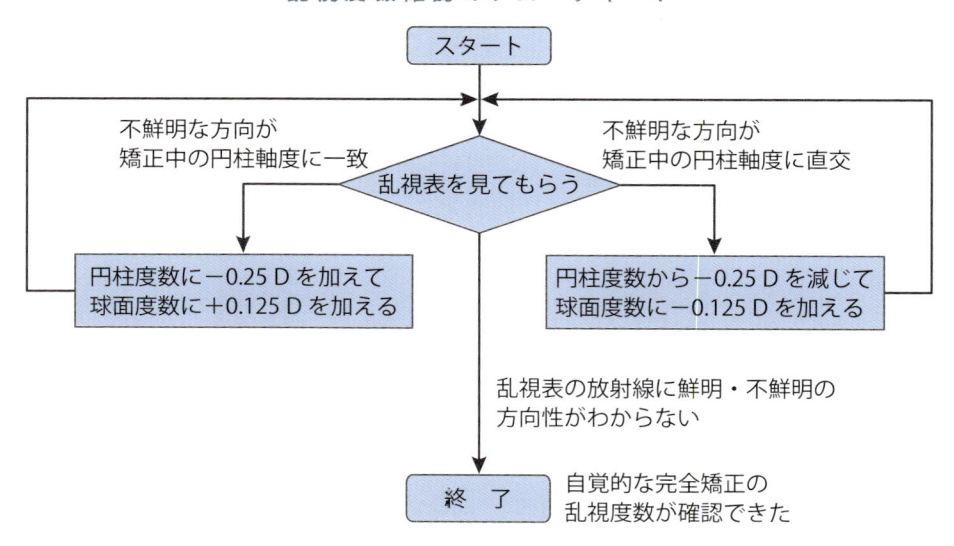

乱視度数確認のフローチャート

フローチャートの手順で，オートレフラクトメータの示した乱視量が自覚の乱視量に一致していたかを確認できます．たいていの検眼レンズセットには球面度数−0.125 D と ＋0.125 D のレンズが装備されていますが，この確認のときに役立ちます．

実際に矯正する乱視量の決定

自覚的な完全矯正の乱視量が確認できたところで，実際に矯正する乱視量を決定します．乱視矯正の快適さは個人差が大きいです．「乱視度数確認のフローチャート」で求めた値は球面度数−1.00 D 弱めで，乱視度数は完全矯正の値です．考え方としては次の 2 点になります．

①乱視の完全矯正値が初期値の乱視度数とあまり差がなく，見え方に不満がなければ，初期値のままがよい

②これまでの矯正が完全矯正に近い値で行われている場合や乱視をしっかり矯正したい症例では，乱視の完全矯正値に近い値で，球面度数を「視力測定のフローチャート」で求め直す

筆者の経験では，通常は−0.75 D の乱視を残した状態で快適な見え方が提供できることが多いので，患者の苦情がなければ，先に求めた自覚的矯正度数を採用して次に進みます．乱視矯正にこだわりのある患者であれば，この時点で配慮します．

3. すべての乱視を完全に矯正する必要はない

　乱視は非点収差の一種であり，乱視がない眼と比べて大きな朦輪をもっています．この乱視が作る朦輪を受け入れている人は，傍中心窩視力（p.5～6参照）を利用して鮮明な視界を得ています．実際，検出された乱視を完全に矯正するよりも，ある程度の乱視を残した矯正のほうが適度な朦輪が得られ，これが偽調節として働き，快適な矯正視力が得られる人も少なくありません．したがって，乱視を矯正したときの快適さには個人差が大きいといえます．もちろん，遠方視力のみに注目すれば満足度は高くなりますが，日常生活全般で評価すると必ずしも満足度が向上するとは限らないと筆者は考えています．

乱視を完全矯正して快適と感じる症例

● 年齢が若く，十分な調節力がある

　乱視を完全に矯正すると朦輪が小さくなり，シャープな映像が得られます．調節力が十分で調節機能が正常であれば，近方視にも負担がかからず快適な視界が得られます．

● 眼位異常があって，倒乱視があり，遠方を見る機会が多い

　倒乱視では，遠方を見たときに縦方向が鮮明に見えません．このため，垂直方向を鮮明に見ようと常に調節しています．乱視を完全に矯正することで無理な調節をせずに遠くの垂直方向が鮮明に見えるので，両眼融像が安定して，眼位異常があっても快適な視界が得られます．特に遠くを見る機会が多い倒乱視は，常に調節緊張状態であることが多いため，乱視を完全矯正する場合は過矯正にならないよう球面度数を控えめに矯正するのがポイントです．

● 文字の誤読や数字の読み取り間違いが多い

　乱視では，ある経線方向とそれに直交する方向に同じ距離でピントが合いません．したがって，画数の多い漢字を誤読する（例：縦線2本を3本と見間違える，横線2本を3本と見間違える）ことがあります．また，数字の「1」「4」「7」と「3」「6」「8」「0」などの読み取り間違いも起こりやすく，努力しているのにそれが報われないと感じることがあります．

　未矯正の乱視をある程度認める場合には，問診で普段から文字の誤読や数字の

読み取り間違いをすることがないかを確認することが大切です．ただしこの場合も完全な乱視矯正を目指すより，乱視の偽調節に配慮した適度な矯正が望ましいと筆者は考えています．

乱視を完全矯正して不快と感じる症例

● 調節力が低下している初期老視眼やスマホ老眼

乱視による朦輪は偽調節として利用できます．乱視が作る朦輪の見え方に全く不満がない眼では，完全に矯正することでかえって調節に負担がかかり，眼の疲れや頭痛，肩こりの原因になることがあります．矯正では，見え方の快適さと調節にかかる負担のバランスを考慮することが必要です．

● 調節することで乱視が変動する

後述の「乱視矯正と快適さについての調査」（p.43 参照）で取り上げるように，調節することで乱視の度数や軸度が変化する症例が10～20％程度存在しています．

このように，乱視は単純に完全矯正を目指すのではなく，患者の性格や調節機能，輻湊機能に配慮して快適さが提供できる矯正の程度を見極めることが重要であり，ある程度の乱視を残して矯正する技術も大切です．筆者が臨床から得た印象では100人中1～2人くらいの割合で，若い頃から高齢までずっと，ある程度の乱視があっても未矯正のまま自動車運転からスマートフォンの利用まで裸眼で快適に見えており，乱視を矯正しようとするとかえって不快を訴える症例がいます．

4. 正しく乱視の矯正を行うと患者の満足度が高い

ここまでで，皆さんはオートレフラクトメータを用いて快適な見え方が得られる自覚的矯正度数を求める方法を学びました．ここで乱視をしっかり正しく矯正すると，さらに快適さが増して患者の満足度が高まります．ところが実際は，乱視矯正の快適さは個人差が大きく，処方はそれほど単純ではないため，"乱視の矯正がわからない"と悩む眼科医や視能訓練士は多いのです．なぜ，乱視の矯正が難しいのでしょうか．それは「調節によって乱視量が変わらない人と，大きく変わる人がいる」からなのです．

Chapter
1
⋯⋯⋯
最適解を導くための前提知識

Chapter
2
⋯⋯⋯
快適さが得られる矯正度数の最適解

Chapter
3
⋯⋯⋯
コンタクトレンズ処方の最適解

Chapter
4
⋯⋯⋯
臨床症例で学ぶ最適解

調節によって動く乱視？

　筆者の経験では，調節することによって乱視が通常と異なって変動する患者には，若い頃にボールが眼にぶつかるなどの鈍的外傷の経験がある人が多いようです．筆者は調節によって乱視が変動する患者を診察する際は「子どもの頃にボールなどが強く眼に当たったことがありませんでしたか?」と聞くことにしていますが，たいてい記憶があるようです．おそらく毛様体小帯が部分的に損傷していて，水晶体が均一に牽引されなくなっているのが原因ではないかと仮説を立てています．

　目の前の患者が調節によって乱視量が大きく変わるのかどうかは，残念ながら通常の検査ではわかりません．筆者が開発した調節機能解析装置（Fk-map）を用いると調節による乱視変動が視覚的にわかりますので，参考までに紹介します．

症例1　41歳　男性

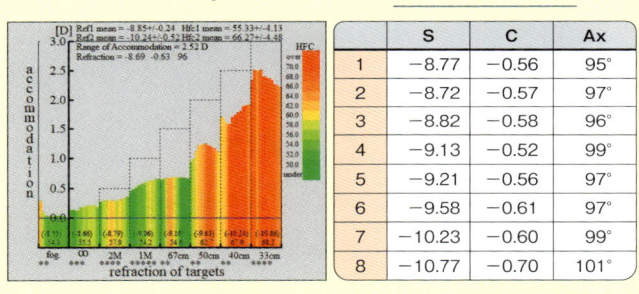

Fk-map　　**調節時の屈折値**

	S	C	Ax
1	−8.77	−0.56	95°
2	−8.72	−0.57	97°
3	−8.82	−0.58	96°
4	−9.13	−0.52	99°
5	−9.21	−0.56	97°
6	−9.58	−0.61	97°
7	−10.23	−0.60	99°
8	−10.77	−0.70	101°

　Fk-map の横に，提示視標を見ているときに記録された調節時の屈折値が示してあります．症例1では，提示視標に合わせて球面度数（S）は増加していますが円柱度数（C）はあまり変わっていませんし，乱視軸度（Ax）もそれほど変動はしていません．

　このように，調節しても乱視が変動しない症例であれば，わずかな乱視でも矯正すると患者は「すっきり見える」と言ってくれます．

症例2　31歳　男性

　ところが症例2では，屈折検査時には−1.50 D 程度の乱視があるため乱視を矯正したくなるのですが，調節時の屈折値をみると，調節することによって円柱度数が小さくなっています．乱視軸度はそれほど変動しません．

Fk-map　　　調節時の屈折値

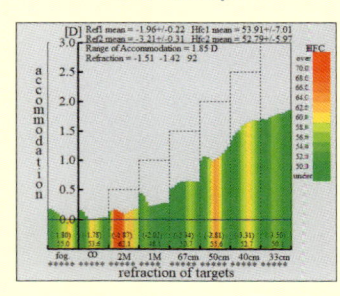

	S	C	Ax
1	−1.70	−1.54	88°
2	−1.64	−1.58	89°
3	−1.94	−1.41	89°
4	−2.09	−1.39	91°
5	−2.30	−1.43	87°
6	−2.88	−1.30	87°
7	−3.45	−1.18	90°
8	−4.13	−0.77	85°

　このような症例では，近くを見たときに乱視が過矯正にならないよう乱視を少なめに矯正しておいたほうが，患者は快適なのです．

症例3　46歳　女性

Fk-map　　　調節時の屈折値

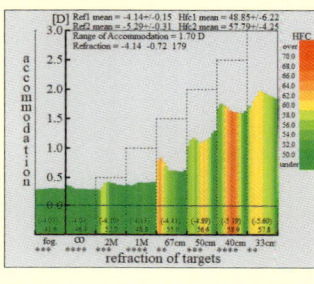

	S	C	Ax
1	−4.04	−0.77	161°
2	−4.05	−0.84	110°
3	−4.11	−0.80	101°
4	−4.15	−0.79	68°
5	−4.40	−0.81	30°
6	−4.83	−0.77	43°
7	−5.34	−0.80	16°
8	−5.55	−0.87	9°

　さらにやっかいなのは，**症例3**です．屈折検査では，乱視をある程度は矯正したほうがよさそうにみえるのですが，調節すると乱視軸が変動します．このような患者では，乱視を矯正しないほうが快適です．

症例4　52歳　男性

Fk-map　　　調節時の屈折値

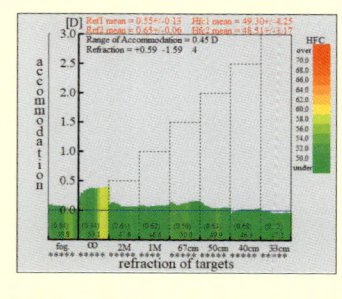

	S	C	Ax
1	+0.64	−2.32	6°
2	+0.40	−2.45	35°
3	+0.66	−1.34	9°
4	+0.65	−1.19	9°
5	+0.61	−2.34	4°
6	+0.64	−1.53	8°
7	+0.67	−1.76	83°
8	+0.75	−1.30	34°

　このような症例もありました．年齢は52歳で，調節反応量では年齢相応の老視です．ところが，ピントを合わせようとする努力が起こっているのでしょうが，球面度数はそれほど変化していません．しかし近づいてくる視標を見ようとする

と円柱度数が変化しています．円柱度数だけではなく，乱視軸度も変動しています．Fk-map と調節による屈折値の変化をみれば，乱視を普通に矯正するだけでは快適な見え方を提供できないことが容易に判断できます．調節を誘発させないように，累進屈折力レンズ眼鏡などの処方が必要です．

乱視矯正と快適さについての調査

筆者は以前，Fk-map を記録した 7,771 眼について，乱視矯正の必要性と快適さについて調査しました（未公表）．

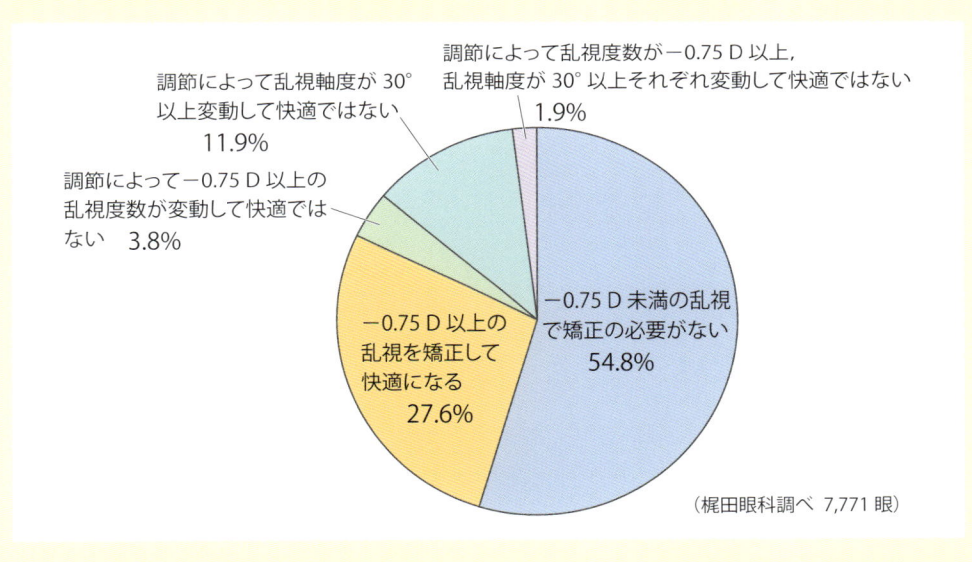

調節によって乱視度数が−0.75 D 以上，乱視軸度が 30° 以上それぞれ変動して快適ではない
1.9%

調節によって乱視軸度が 30°以上変動して快適ではない
11.9%

調節によって−0.75 D 以上の乱視度数が変動して快適ではない　3.8%

−0.75 D 以上の乱視を矯正して快適になる
27.6%

−0.75 D 未満の乱視で矯正の必要がない
54.8%

（梶田眼科調べ　7,771 眼）

乱視が−0.75 D 未満で乱視矯正を必要としなかったのは 4,258 眼（54.8%）で，−0.75 D 以上の乱視があり矯正が必要と思われたのは 3,513 眼（45.2%）でした．3,513 眼のうち 2,143 眼（27.6%）は調節による乱視の変動を認めませんでしたが，294 眼（3.8%）は調節することで−0.75 D 以上の乱視が変動していました．乱視軸度の変動はありませんでしたので，乱視の矯正量を調節するだけで快適な矯正が得られました．困ったのは，調節によって乱視軸度に 30°以上の変動が生じる例が 928 眼（11.9%）あったことです．さらに，調節によって乱視量が−0.75 D 以上，乱視軸度が 30°以上それぞれ変動する例が 148 眼（1.9%）ありました．ただし，このような動きをする眼だということがわかれば，快適な矯正の提供は可能です．

Chapter
1
最適解を導くための前提知識

Chapter
2
快適さが得られる矯正度数の最適解

Chapter
3
コンタクトレンズ処方の最適解

Chapter
4
臨床症例で学ぶ最適解

これらの結果から，矯正したほうがよさそうな乱視でも矯正することによって不快を生じる例が 10 人中 1〜2 人存在することがわかります．

　　乱視を矯正して運よく快適に矯正できた症例が続いたときには，"軽度の乱視眼でもしっかり矯正したほうがよい"と思い込んでしまいます．反対に，調節で乱視が変動する症例に続けて遭遇すると，"やはり乱視矯正は患者の満足度が低いので乱視用 SCL は処方したくない"と思い込んでしまいます．これでは乱視矯正を提供するレンズメーカーの開発努力は報われませんし，患者はせっかくの恩恵が受けられなくなってしまいます．調節することによって乱視が変動する症例が存在することを理解して適切に対応すれば，快適な乱視矯正が確実に安定して行えるようになります．不安なときには必ず近方視力表の放射状乱視表を見てもらい，調節して近くを見たときに不快が生じないかを確認して，乱視矯正の適否を判断することを習慣づけましょう．

Chapter
1
最適解を導くための前提知識

Chapter
2
快適さが得られる矯正度数の最適解

Chapter
3
コンタクトレンズ処方の最適解

Chapter
4
臨床症例で学ぶ最適解

3 両眼で快適な自覚的矯正度数

1. 片眼と両眼では見え方が違う

　ここまでで，片眼で快適な自覚的矯正度数が求まりました．さて，皆さんは両眼の視力が片眼の視力よりも良いということを実臨床で経験していると思います．この現象は，ネコの大脳皮質の一次視覚野には両眼反応性の神経細胞（片眼で見たときには働かない）と片眼反応性の神経細胞（両眼で見たときには働かない）の2種類が確認できたという報告[1]で説明されています．片眼で検査するときは片眼反応性の神経細胞（20％）しか機能しておらず，両眼で検査するときは両眼反応性の神経細胞（80％）が機能しており，視力値の両眼加算は実験的に確認されているのです．

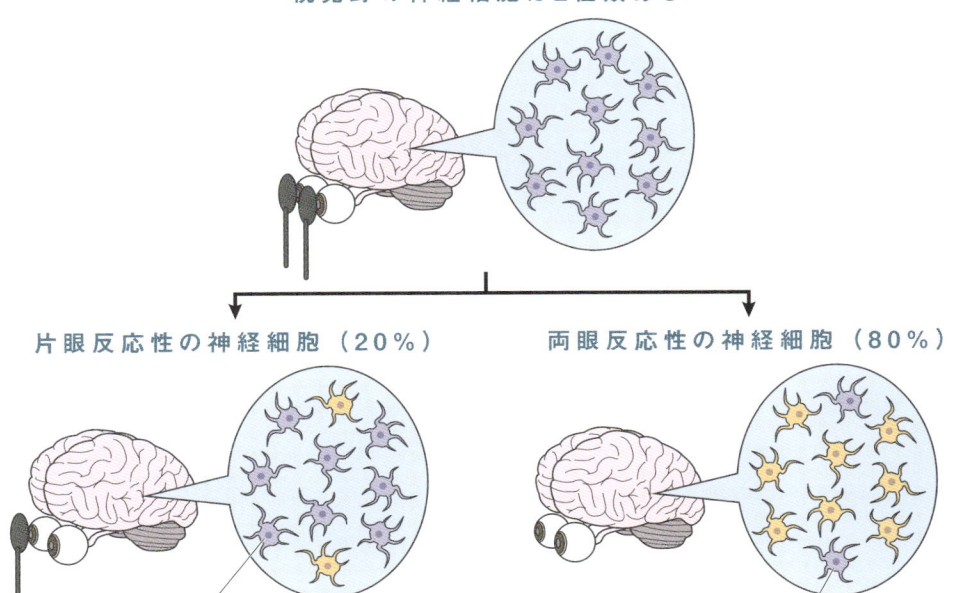

視覚野の神経細胞は2種類ある

片眼反応性の神経細胞（20％）　両眼で見たときには働かない

両眼反応性の神経細胞（80％）　片眼で見たときには働かない

日常生活では両眼を開いていることが多いので，両眼でバランスよく見えるのが良い矯正となります．眼鏡やコンタクトレンズの矯正度数を決めるときには，両眼開放で検査するのが望ましいのです．

2. 両眼同時雲霧法のポイント

　快適な矯正度数を両眼開放で求めるには，両眼同時雲霧法が適しています．

①不同視がないことを確認する（球面屈折値の左右差が 2.00 D 以下）
　※左右眼の屈折値の差が 2.00 D を超える場合は片眼ずつの雲霧法で矯正度数を求める
②自覚的屈折検査で求めた円柱レンズの度数および軸度を採用し，検眼枠に入れる
③自覚的屈折度数に ＋ 3.00 D を加えた検眼用球面レンズを両眼に装用する
　※雲霧時間は設けないですぐに測定を開始してよい
④両眼開放の状態で視力値を確認しながら，レンズ交換法で検眼レンズ度数を両眼同時に 0.50 D ずつマイナス側に移す
⑤矯正視力値が 0.5〜0.7 程度に達したところで "見え方に差がないか" を確認し，左右眼のバランスを調整する
⑥さらに，両眼同時に 0.25 D ずつ減じるレンズ交換法を継続し，両眼視で最良視力が得られる最弱屈折度数を求める

　④〜⑥の操作は淡々と行い，時間をかけません．反応の良い患者であれば1分程度で完了します．
　難しい症例だけにこの手法を用いていると，操作が煩雑で全く良さが実感できないで終わってしまいます．筆者の経験では，両眼同時雲霧法を行った患者が50例ほどを超えてくると，自ずと両眼同時雲霧が容易にできる患者とうまくできない患者が存在することがわかってきます．容易にできる患者ほど眼鏡やコンタクトレンズ合わせは楽ですが，両眼同時雲霧法がうまくできない患者は，両眼視が不得意だったり，外斜位があることで両眼視する際に調節が強く加入（斜位近視）したり，調節けいれんや調節緊張症などの調節異常があって屈折矯正の前に調節治療が必要な例も少なくありません．屈折異常以外の問題がある症例も多いです．この後の「Chapter4 臨床症例で学ぶ最適解」で，折に触れて解説します．ぜひ，両眼同時雲霧法を習得してください．

実例で理解しよう

　実際の例を示してみましょう．自覚的屈折度数が右眼 −4.25 D，左眼 −4.75 D だった症例です．

自覚的屈折度数（優位眼：左眼）

	S	C	Ax
R)	−4.25 D	0.00 D	0°
L)	−4.75 D	0.00 D	0°

	矯正度数	両眼視力値	操作
①	R) S−1.25 D　　L) S−1.75 D	0.1	初期レンズを装用・測定開始
②	R) S−1.75 D　　L) S−2.25 D	0.2	両眼ともに−0.50 D を加える
③	R) S−2.25 D　　L) S−2.75 D	0.4	両眼ともに−0.50 D を加える
④	R) S−2.75 D　　L) S−3.25 D	0.7	左右眼のバランスを確認
⑤	左眼を−0.25 D 減じると左右で同じ見え方になる		
⑥	R) S−2.75 D　　L) S−3.00 D	0.6	両眼ともに−0.25 D を加える
⑦	R) S−3.00 D　　L) S−3.25 D	0.9	両眼ともに−0.25 D を加える
⑧	R) S−3.25 D　　L) S−3.50 D	1.0	両眼ともに−0.25 D を加える
⑨	R) S−3.50 D　　L) S−3.75 D	1.2	両眼ともに−0.25 D を加える
⑩	R) S−3.75 D　　L) S−4.00 D	1.2	⑨の矯正度数を採用する

　①両眼に＋3.00 D を加えますので，初期レンズは右眼 S−1.25 D，左眼 S−1.75 D です．両眼視力を測ると 0.1 でした．視力表は 1 つ示しただけで，0.2 の視標を間違えたのですぐに次に進みます．②両眼に−0.50 D を加えると視力 0.2，③さらに−0.50 D を加えると視力 0.4，④さらに−0.50 D を加えると視力 0.7 になりました．ここで，左右眼を交互に遮閉して見え方のバランスを問います．

　⑤1 回目は見えやすいといったほうの眼の矯正を−0.25 D 弱めます．再度，同じ方向の眼が見えやすいと回答したら，今度は見えにくいと訴えたほうの眼を−0.25 D 強めます．左右眼の見え方が均等にならないときには，優位眼のほうが見えやすい状態を採用します．⑤で左右眼のバランスを取ったら，ここからは−0.25 D ずつ矯正を強めます（⑥〜⑨）．

⑩そして −0.25 D 強めても矯正視力値が変わらなくなった時点で，完全矯正度数を通り過ぎたと判断して1つ前の矯正⑨を最適矯正度数として採用します．

3. 最終度数の調整

さて，両眼同時雲霧法で得た矯正度数をどのように扱うかがポイントになります．

片眼で快適な自覚的矯正度数よりも低い度数の場合

ひとまず，眼鏡ならばそのままの値で，コンタクトレンズならば頂点間距離補正をした値で，試し装用を行ってみましょう．

片眼で快適な自覚的矯正度数よりも高い度数の場合

斜位近視の介入が疑われるため眼位検査を行い，必要に応じて，輻湊調節が介入しない矯正を検討しましょう．

最終度数の調整は，患者の反応を見て行います．筆者は，患者の苦情が強くなければその度数でしばらく慣れてもらってから微調整を行うのが望ましいと思っています．眼鏡店によっては，3〜6ヵ月のレンズ交換保証期間を設けているところがありますので，それを利用するのも1つの策だと思います．ソフトコンタクトレンズであれば，1日使い捨てならば2〜3日，2週間頻回交換や定期交換ならば1週間の試し装用を行ってから，微調整の必要があれば変更するとよいでしょう．ハードコンタクトレンズでも，メーカーに交渉すると1ヵ月程度の試し装用期間を受け入れてくれる場合がありますので，問い合わせてみましょう．

文献
1) Hubel DH, Wiesel TN：Receptive fields, binocular interaction and functional architecture in the cat's visual cortex. J Physiol 160 (1)：106-154, 1962.

Hubel と Wiesel による「ネコの視覚野における受容野，両眼相互作用，および機能的構造」の報告です．この画期的な研究では，視覚情報が大脳皮質の一次視覚野でどのように処理されるかを調査しました．彼らは，正常なネコでは視覚野の神経細胞の約80％が両眼性，つまり両眼からの刺激に反応すること，そして約20％が片眼性であり，一方の眼からの入力にのみ反応することを発見しました．この研究は，脳が両眼からの視覚情報をどのように処理するかの理解に大きく貢献し非常に影響力があり，視覚優位カラムの研究の基礎を築きました．この視覚系における情報処理に関する発見で，彼らは 1981 年にノーベル生理学・医学賞を受賞しました．関連する研究成果は，『Nature』や『Journal of Neurophysiology』などの雑誌で広く発表されています．

実践！ソフトコンタクトレンズ処方の最適解マニュアル

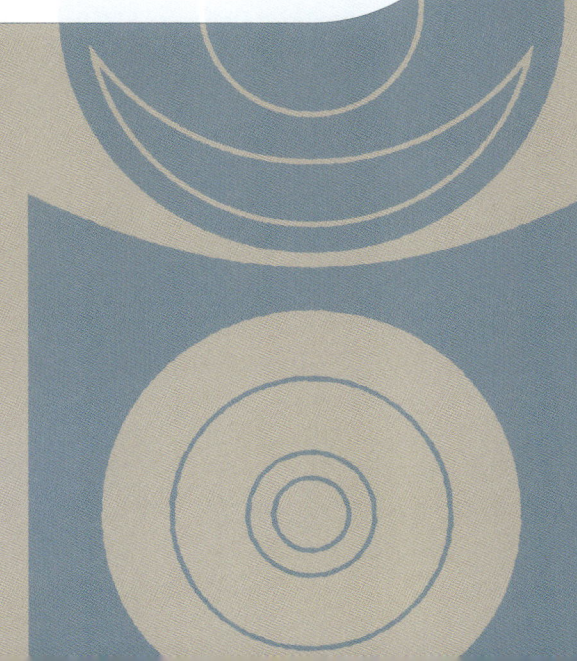

Chapter 3

コンタクトレンズ処方の最適解

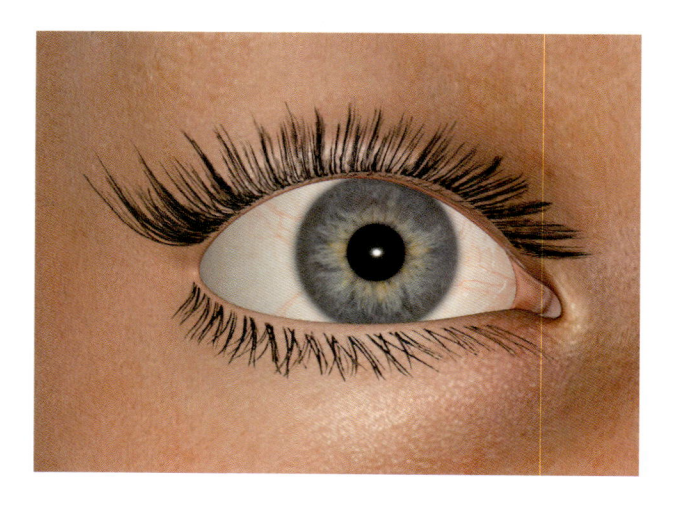
1 眼とまぶたの形状で選ぶ最適なコンタクトレンズ

　ソフトコンタクトレンズ（SCL）の処方を希望する患者が受診したら，最初に眼とまぶたの形状を観察します．特に乱視用レンズの処方では，眼とまぶたの形状とレンズデザインの"相性"が球面レンズよりも重要です．処方に慣れてくれば，観察した時点でSCLの最適な銘柄を選べるようになり，次第に乱視用レンズの適切な処方が見極められるようになります．レンズとの相性をイメージしながら観察するスキルを身につけると，乱視用レンズの処方が楽しく感じられるようになるでしょう．

　なお，患者が希望するSCLがあれば念のため聴取しますが，眼とまぶたの形状によっては希望に添えないこともあります．

1. 普通の眼

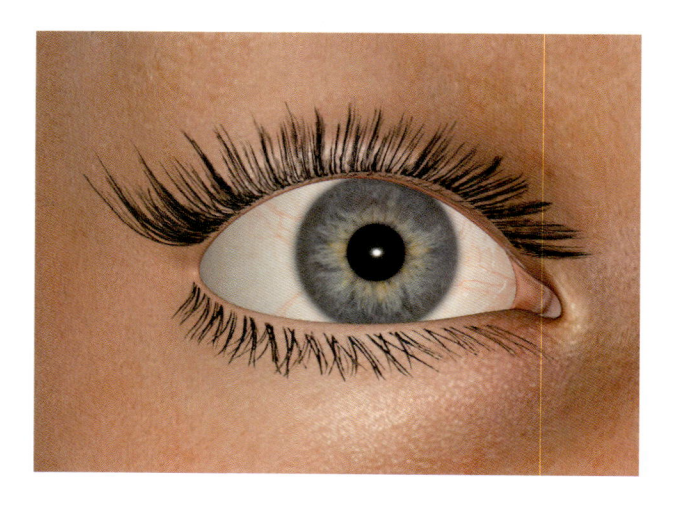

　最も多くの人に見られる，特に目立つ点がない眼です．角膜の上縁と下縁が眼瞼にわずかに覆われています．

最適なソフトコンタクトレンズ

　SCL のベースカーブが角膜の曲率半径と輪部結膜の形状に適していれば，どのレンズでもほとんど問題なく使用できます．正しくフィッティングを評価することが大切です．

● 乱視用レンズ

1．弱主経線角膜曲率半径が大きいとき

　SCL の横方向が薄いレンズを選択します．同じ高さのレンズ部位が同じプリズム量になるようにデザインされたプリズムバラスト（p.18 参照）が第一選択です．輪部結膜への締め付けがやわらかになり，装用感が良くなります．

2．弱主経線角膜曲率半径が小さいとき

　開瞼幅の程度によって，レンズのどの部分を眼瞼と角膜がくわえ込んでくれるかをイメージしながらレンズデザインを選択しましょう．レンズの左右に厚くしたコブのようなふくらみが存在するダブルスラブオフ（p.20 参照）が第一選択です．

2. 下三白眼
したさんぱくがん

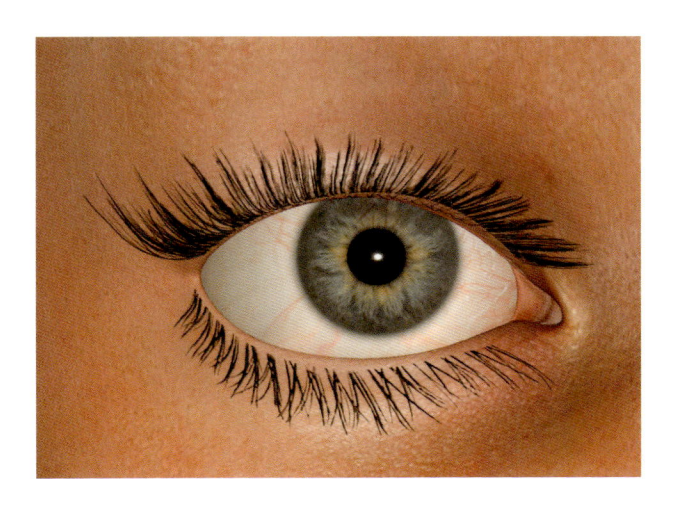

　角膜の上縁は眼瞼に覆われますが，角膜の下縁は眼瞼から離れて結膜が見えます．

Chapter
1
最適解を導くための前提知識

Chapter
2
快適さが得られる矯正度数の最適解

Chapter
3
コンタクトレンズ処方の最適解

Chapter
4
臨床症例で学ぶ最適解

最適なソフトコンタクトレンズ

　下眼瞼に SCL がずれ込まないように支えることができないので，上眼瞼による SCL のくわえ込みが必要になります．そのために，角膜曲率半径に適する一般的なベースカーブよりも少しゆるめに（ベースカーブを大きく）してサイズも大きめの SCL を選択すると，下方ずれを防いで安定したフィッティングが得られます．

● 乱視用レンズ

　乱視軸の安定は，上眼瞼がレンズをくわえ込む程度にかかっています．下眼瞼のくわえ込みに頼るダブルスラブオフは，軸の安定が悪いだろうことがイメージできるため選択しません．プリズムバラストやハイブリッドであれば，おおむね問題ありません．

3. 上三白眼
うえさんぱくがん

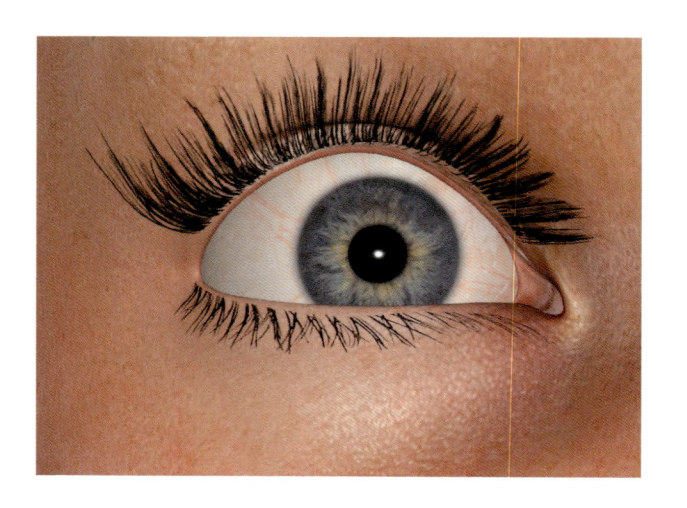

　角膜の下縁は眼瞼に覆われますが，角膜の上縁は眼瞼から離れて結膜が見えるため，いつも驚いているように見えます．チンアップ（顎上げ）の状態で正面視をしたときに上眼瞼が角膜上縁まで降りてこない人や，驚いたときに眼を見開くことで起こりやすい人もいます．

最適なソフトコンタクトレンズ

　下眼瞼による SCL のくわえ込みがあるものの，上眼瞼が SCL をくわえ込むことができないので，輪部結膜の上方の形状によく沿うベースカーブの選択が必要になります．一般的なベースカーブよりも少しきつめに（ベースカーブを小さく）するほうが安定することが多いです．フィッティングで下方ずれが起こるときにはベースカーブがさらに小さい SCL を選択したくなりますが，きつめのレンズを装用すると角膜への吸着が生じることが多いです．SCL の下方ずれが起こる原因として，輪部結膜の上方のカーブがフラットな可能性がありますので，ベースカーブを小さくすることでさらに吸着を強める結果になります．もし吸着を生じるような場合は，かえってベースカーブが大きい SCL を選択したほうが安定することがあります．

● 乱視用レンズ

　上眼瞼によるレンズのくわえ込みが期待できないので，下眼瞼によるくわえ込みが必要になります．最近のプリズムバラストには下方にわずかにスラブオフを加えているタイプもあるので，そのような特徴のプリズムバラストを用いるか，ハイブリッドも試してみたい症例です．

　ダブルスラブオフでは下眼瞼の中央では支えられますが，上眼瞼のくわえ込みがないので，下眼瞼の中央部付近を支点にして SCL にシーソー運動が生じて軸が不安定になることがあります．特に左右の部分にコブのようなふくらみがあるタイプでは，その傾向が強い印象があります．

Chapter
1
最適解を導くための前提知識

Chapter
2
快適さが得られる矯正度数の最適解

Chapter
3
コンタクトレンズ処方の最適解

Chapter
4
臨床症例で学ぶ最適解

4. 四白眼
しはくがん

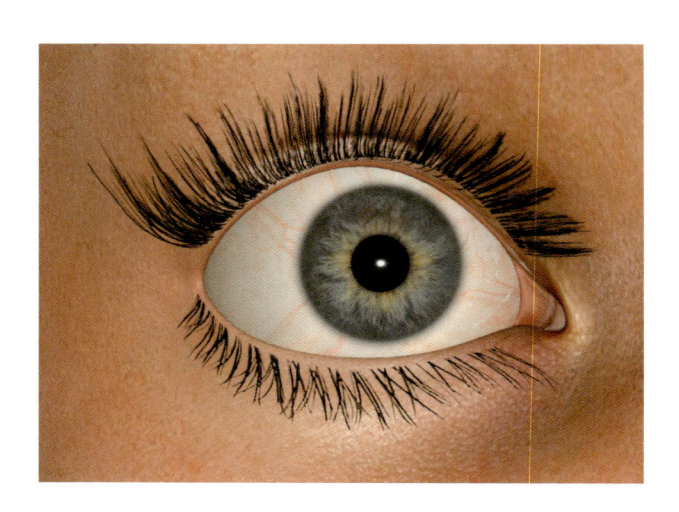

　角膜の上縁も下縁も眼瞼から離れています．出目の特徴もあわせもつことがあります．涙液メニスカスと涙液層破壊時間が正常で瞬目によって完全に閉瞼できれば，ドライアイを訴えることは特にありませんが，時に瞬目不全によるドライアイを呈することもあります．この場合には，完全に閉瞼する瞬目を習慣づけるように指導することで，角膜の乾燥症状が消退することも少なくありません．

最適なソフトコンタクトレンズ

　上眼瞼も下眼瞼も SCL をくわえ込むことができないので，良好なフィッティングは非常に難しいです．形状保持性が強めの SCL を選択するなど，適切なセンタリングが得られる SCL を探すことになります．特にレンズの下方ずれが生じやすいです．ベースカーブを小さくして角膜に吸着させると一見センタリングが良いように見えますが，角膜と SCL 内面に涙液レンズが形成されて見え方が不安定になる傾向があります．スポーツなどで開瞼時間が長くなった後に強く瞬目すると，SCL が外れる場合があるので気をつけましょう．輪部結膜にベースカーブがしっかり沿うような SCL を選択することで，濡れたガラス板同士を剥がすのが困難なように，安定したフィッティングが得られます．

● 乱視用レンズ

　"スイカの種の理論"（p.16 参照）は全く利用できません．瞬目し終えたところで乱視軸が決まってしまい，あとは重力の影響を受けます．瞬目ごとのしっか

りした動きが必要になります．ダブルスラブオフは重力の影響が得られないレンズデザインなので，乱視軸が不安定になります．

　全乱視と角膜乱視が直乱視の場合には，プリズムバラストデザインの後面トーリックタイプで安定することがあります．しかし，横臥位で乱視軸がずれる傾向があり，苦情の原因になることがあります．前面トーリックタイプでは立位では乱視軸の安定が得られても首のかしげ程度で軸ずれが生じて不快の原因になります．いずれのデザインの乱視用 SCL を用いても，倒乱視の矯正は困難です．乱視用 SCL のどれかを試してみて軸の安定が得られればラッキーです．

5. 大目
おおめ

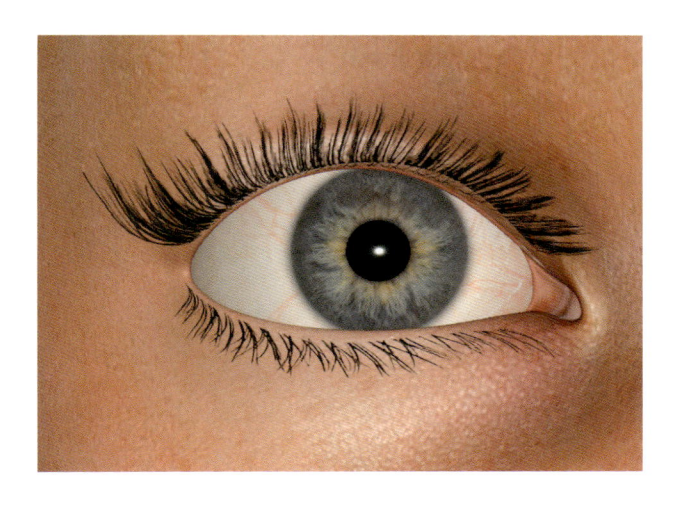

　一見して角膜径が大きいことがわかります．SCL のサイズ選びが問題になります．

最適なソフトコンタクトレンズ

　一般的な SCL のサイズは 13.8～14.3 mm です．角膜上では 0.1 mm の差で SCL のフィッティングと安定に大きな差が生じます．

　角膜径を測定して 13 mm 以上ある患者への処方では，SCL サイズを考慮しましょう．SCL はベースカーブが輪部結膜の上方に適切に沿わないとレンズが下方にずれてしまいます．大目の場合は角膜曲率半径が大きいことが多いので，特にフィッティングでは慎重にレンズを選びましょう．

● 乱視用レンズ

　大目では角膜曲率半径の大きい症例が多いので，適切なフィッティングが得られる乱視用レンズは見つからない場合が大半です．乱視用 SCL は通常の球面 SCL よりもレンズサイズが大きく作製されていますので，そのなかでもレンズサイズが大きい乱視用 SCL を試してみて軸の安定が良く，固着を生じない乱視用 SCL が見つかればラッキーです．試してみるしかありません．

6. 小目（こめ）

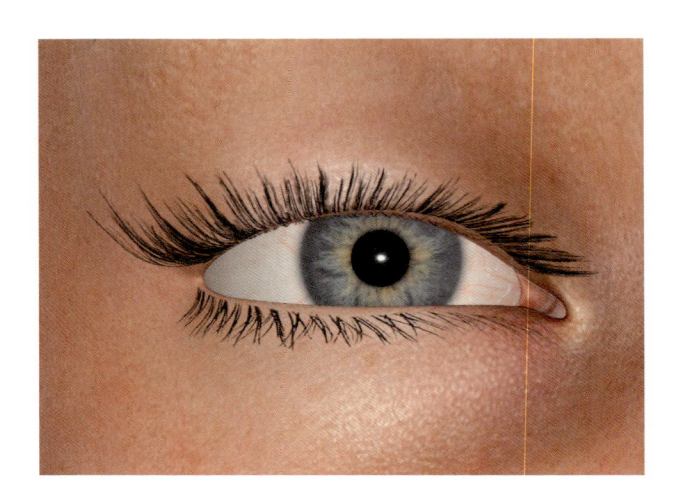

　一見して角膜径が小さいことがわかります．開瞼幅も狭いことが多く，SCL の処方と装用指導で問題を生じることがあります．小児の眼は小さいと思われることがありますが，眼球は生後急速に発育し，2 歳頃には成人の角膜直径（約 11～12 mm）に近づきます．そのため，物理的には 2 歳頃には成人と同じ規格の SCL の装用が可能です．小児の眼瞼は軟らかいため，普段の開瞼幅が狭い場合でも，心的な緊張が解ければ SCL の装脱は十分にできるでしょう．しかしながら小児への SCL 処方は，本人が装脱やケアなどの管理をできるようになってからが一つの基準となります．処方にあたって詳細な検査と管理が重要であり，年齢によっては保護者の協力が不可欠です．単に年齢だけでなく，眼の健康状態や使用環境を十分に考慮する必要があります．

最適なソフトコンタクトレンズ

　SCL の最適なベースカーブは，弱主経線角膜曲率半径に 0.8〜1.2 mm を加えた値です．現在，製造販売されている 1 日使い捨て SCL や頻回交換あるいは定期交換 SCL のベースカーブは 8.3〜9.0 mm なので，角膜曲率半径が 7.1 mm よりも小さい患者が安定したフィッティングで装用できる SCL は存在しないことになります．角膜上で SCL が大きく動けば安定した見え方は得られませんので，フィッティングの確認が重要になります．

● 乱視用レンズ

　小目は開瞼幅が小さいことも多いので，上眼瞼の"スイカの種の理論"が十分に機能していない状態にあり，プリズムバラストでは軸の安定が保てないことが多いです．SCL サイズが小さめのハイブリッドやダブルスラブオフで，軸の安定が得られることがあります．

7. 奥目（おくめ）

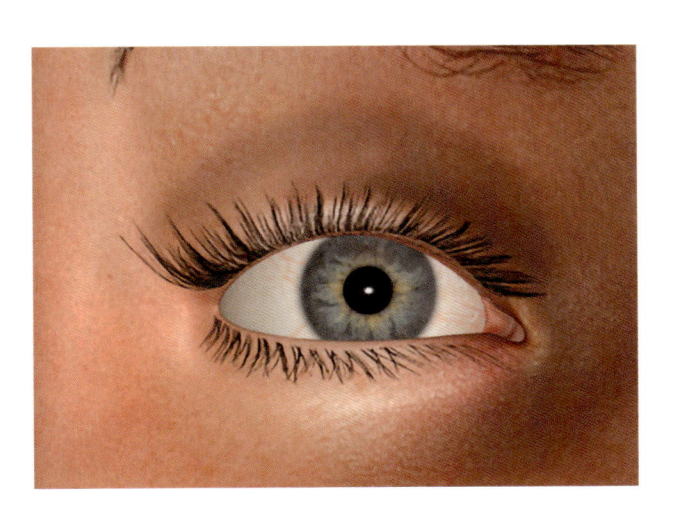

　眉骨と頬骨よりも眼球の位置が後頭部側にあり，眼瞼にくぼみが見られることが多いです．十分に開瞼できず，SCL の装脱が困難なことがあります．装用指導を丁寧かつ確実に行い，患者自身で正しく装脱できることを確認してから処方しましょう．患者が自分でレンズを取り出せることを確認しないまま帰宅させて，SCL を外せなくて夜間救急外来を受診している人もいます．

最適なソフトコンタクトレンズ

　SCL の選択にあたり，角膜曲率と角膜径が重要になります．角膜曲率半径が予想以上に大きい（角膜曲率が扁平）場合や，見かけ以上に角膜径が大きいあるいは小さい場合も少なくなく，入念に観察して実際の眼球に適したレンズを選択することが必要です．仮に，標準的な角膜曲率と角膜径を有していて安定したフィッティングが得られても，眼瞼が硬くて十分に開瞼できない場合には，SCLの取り出しが困難なことが多いです．

● 乱視用レンズ

　角膜曲率半径と角膜径によって異なりますので，奥目の特徴をもとに乱視用SCL のタイプを選択します．乱視用 SCL は回転を抑制するデザインのため通常の球面 SCL に比べて厚みがあり，その分 SCL が硬く，外しにくくなっています．確実に装脱ができることを確認してから処方しましょう．

8. 出目（でめ）

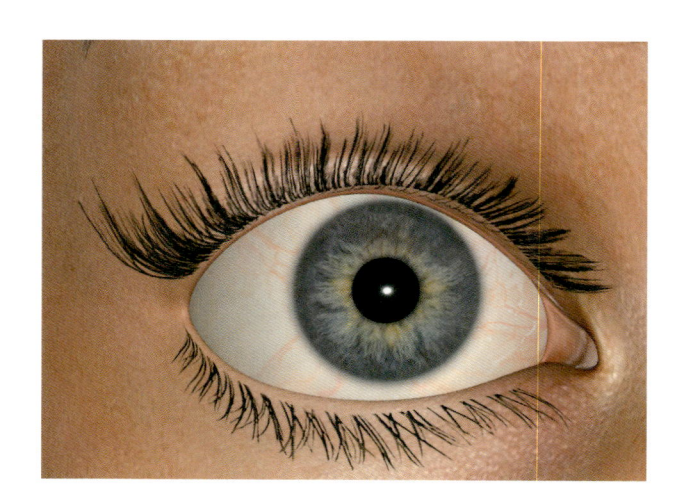

　眉骨と頬骨よりも眼球の位置が突出していて，ソフトレンズでさえ瞬目時に離脱することがあります．四白眼の特徴もあわせもつことがあります．

最適なソフトコンタクトレンズ

　大目以上に SCL の選択が難しいです．特に角膜曲率半径が大きい患者では，現在製造販売されている SCL のデザインではベースカーブが小さすぎ，加えて SCL サイズも小さいことがあり，安定したフィッティングが得られる SCL が見つからない場合があります．そのため SCL の使用を諦めてもらう必要があることも少なくありません．ただし輪部結膜によく沿った SCL で角膜全面を十分に覆うことができれば，安定したフィッティングが得られる症例も多いです．そのため角膜曲率半径が大きくても最初から諦めないで，やや硬めの素材で厚みが少し薄い SCL を用いれば，SCL が涙液の表面張力によって角膜に引き寄せられ，固着したり簡単に離脱したりすることなく，角膜と結膜の形状に沿って安定したフィッティングが得られることがあるので，試してみるのがよいでしょう．

● 乱視用レンズ

　角膜曲率半径と角膜径によって異なりますので，出目の特徴をもとに乱視用 SCL のタイプを選択します．乱視用 SCL は通常の球面 SCL に比べてサイズが大きな SCL も製造されていますので，乱視軸の安定が良く固着が生じない乱視用 SCL が見つかれば処方できます．

9. 細目（ほそめ）

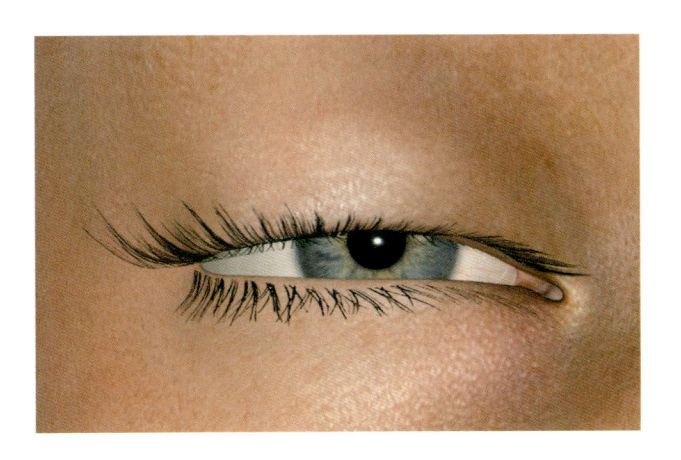

　開瞼幅が狭いです．眼瞼の硬さによっては，SCL の装脱ができないことがあります．

Chapter
1
最適解を導くための前提知識

Chapter
2
快適さが得られる矯正度数の最適解

Chapter
3
コンタクトレンズ処方の最適解

Chapter
4
臨床症例で学ぶ最適解

十分な開瞼幅が得られない眼では，装脱時に SCL が眼瞼や睫毛に触れて不潔になることがあります．また，装用直後に異物感が強い場合には SCL と角膜の間に異物を挟んでいる場合があります．そのまま装用を続けると角膜潰瘍などの重篤な眼障害を引き起こすリスクがあるので，面倒に感じることなく一度取り外し SCL の表面を保存液で丁寧にすすいでから装用し直すよう，装用指導では特に注意を促すことを心がけます．もちろん，患者自身で SCL を装脱できない場合には処方しません．

最適なソフトコンタクトレンズ

眼瞼が軟らかで，指で容易に四白眼が作れる眼であれば，普通の眼と同じように対応できます．指で上眼瞼を上げようとしても十分な開瞼幅が得られない場合には，SCL サイズが少し小さめの SCL を選択します．開瞼幅が細めであっても，角膜曲率半径は大きい眼から小さい眼までありますので，最適なフィッティングが得られるベースカーブを選択することが大切です．

● 乱視用レンズ

開瞼幅が小さいので，上眼瞼の "スイカの種の理論" が十分に機能していない状態にあり，プリズムバラストでは軸の安定が保てないことが多いです．ハイブリッドやダブルスラブオフで軸の安定がしばしば得られます．乱視用 SCL は通常の球面 SCL よりも形状保持性が良いので，外しにくい傾向にあります．患者が自分で確実に外せることを確認してから処方しましょう．

10. つり目

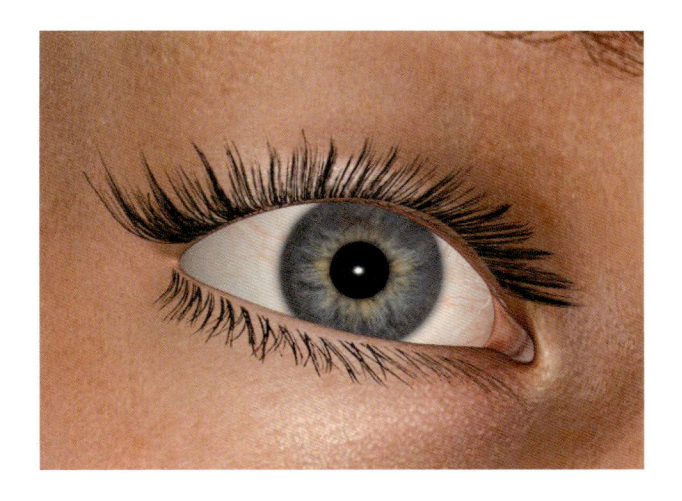

　外眼角が内眼角よりも高い位置にあります．角膜乱視軸が瞼裂の傾きに一致していることが多いです．

最適なソフトコンタクトレンズ

　普通の眼と同じように対応します．

● 乱視用レンズ

　乱視矯正が必要な場合には，軸の安定が瞼裂の傾斜に依存することがあります．ダブルスラブオフは瞼裂の傾斜にあわせて傾いて安定することが多いため，瞼裂の傾斜と乱視軸が一致している場合にはダブルスラブオフから試みます．プリズムバラストは開瞼直後と開瞼維持時で軸の安定位置が異なることが多いので，乱視軸の安定位置は念入りに確認します．

11. たれ目

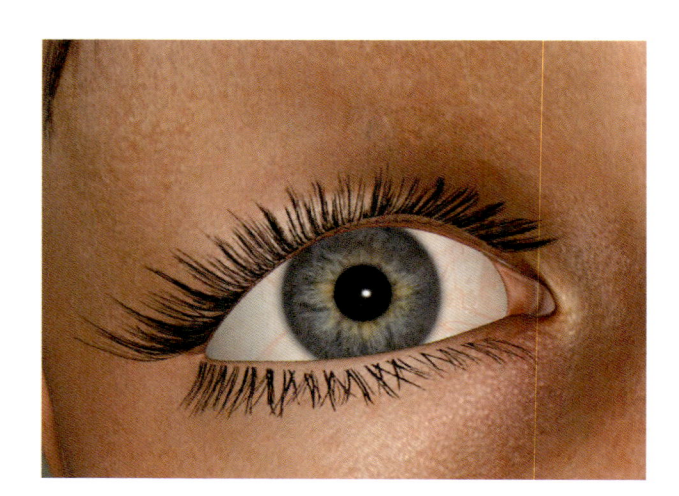

　目尻が内眼角よりも低い位置にあります．瞼裂の傾きに一致した軸の乱視がみられることがあります．

最適なソフトコンタクトレンズ

　普通の眼と同じように対応します．

● 乱視用レンズ

　つり目と同じように，乱視がある場合には瞼裂の傾きに乱視軸が一致していることが多く，乱視用 SCL の処方ではダブルスラブオフをはじめに試すほうがよいです．眼瞼の内側は瞼裂の傾きが小さいことが多いので，近方視時に乱視軸の安定位置が変動することがあります．したがって，軸の安定位置は遠方視と近方視の両方で確認することが重要です．

2 # まぶたの形と硬さによる
コンタクトレンズ処方の
難易度

眼瞼の形や硬さによって，SCL 処方および装用指導の難易度は異なります．

1. 普通の眼

指先で容易に四白眼が作れる眼

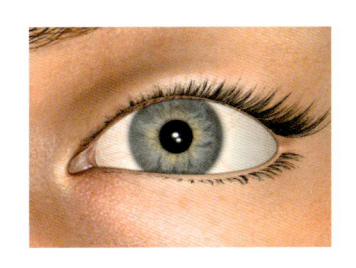
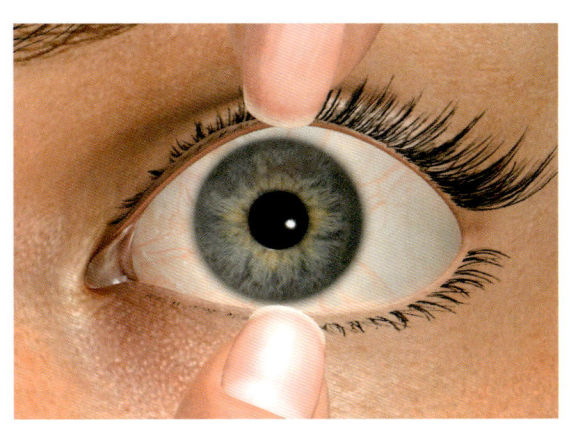

　通常は非利き手の人差し指で上眼瞼を支え，利き手の中指で下眼瞼を支えて上下に引きます．容易に四白眼が作れる場合には，角膜の形状に合わせて良好なフィッティングが得られる SCL を選択します．装用指導も容易です．ただし，眼瞼に触れる経験が今までほとんどない患者では緊張してしまい，本来は十分軟らかな眼瞼であるにもかかわらず強い閉瞼反射が起こって，満足に開瞼できないこともあります．気長に指導することで眼瞼に触れることに慣れ，容易に四白眼が作れるようになる例も少なくありません．眼瞼に触れることから慣れてもらいましょう．

眼瞼が硬く，思うように四白眼が作れない眼

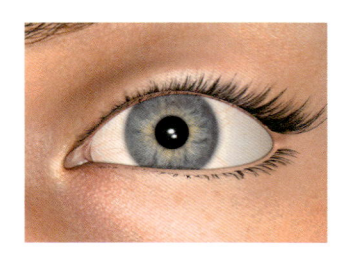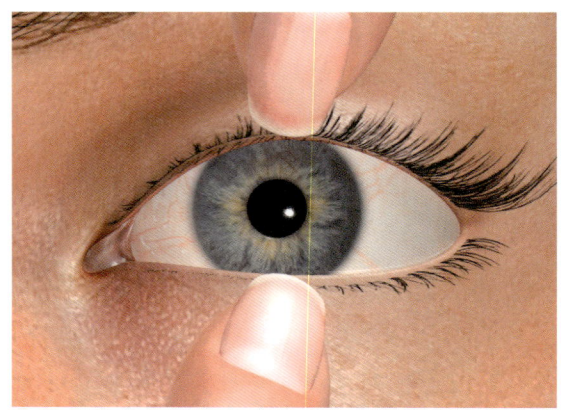

　眼瞼に触れることへの"慣れ"だけが問題ではなく，眼瞼に伸縮のゆとりが乏しく，十分に開瞼できない患者がいます．角膜および輪部結膜の形状では良好なフィッティングが得られたとしても，患者自身が装脱操作を自力で行えず SCL が処方できない場合もあります．もし，かろうじて装脱可能であったとしても，装着時に SCL が眼瞼や睫毛に接触し，角膜と SCL の間に異物が挟まりやすくなるリスクがあります．そのため装用時は細心の注意を払い，装用直後に異物感があるような場合は，一度取り外して SCL の内面を保存液などで丁寧に洗浄し，異物感のない状態で装用するように指導することが重要です．

　装用直後の異物感は通常 2〜3 分して SCL の動きが安定すると消退することが多く，患者はそのまま問題ないと判断しがちです．しかし SCL と角膜の間にある異物は雑菌などが含まれる可能性があり，後に重篤な角膜潰瘍などの発症リスクを高めるため徹底した指導を行うことが不可欠です．

下眼瞼は軟らかいが，上眼瞼が硬い眼

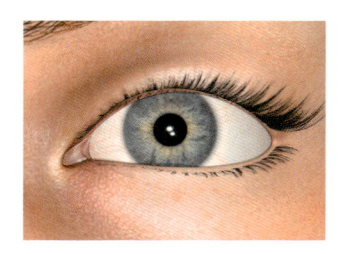
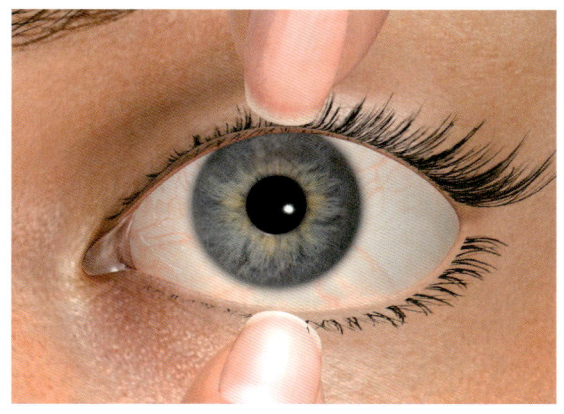

　SCL の上部を上眼瞼と角膜で挟んで強く圧迫しているので，角膜と輪部結膜の形状が SCL のベースカーブによく沿っている場合には安定したフィッティングが得られます．薄くて軟らかな素材の SCL では瞬目時に外れてしまうことがあるため，少し硬めの素材を選びます．スティープなベースカーブでは固着を生じやすいので，瞬目時の SCL の動きを観察することが重要です．

上眼瞼は軟らかいが，下眼瞼が硬い眼

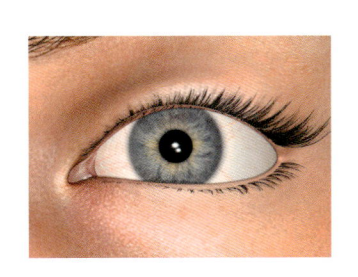
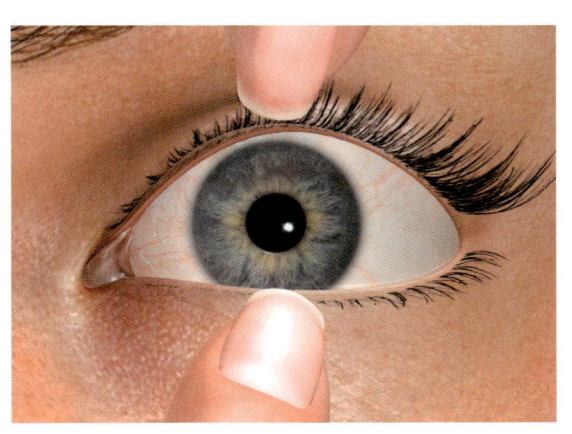

　SCL の下部を下眼瞼と角膜で挟んで強く圧迫しているので，良好なフィッティングが得られる SCL であれば安定して装用できます．SCL の下部が下眼瞼に押し上げられてしまうほど眼瞼の圧迫が強い場合には良好なセンタリングが維持できないので，表面の滑りが良い SCL を用いると安定することがあります．装脱

時の注意は「眼瞼が硬く，思うように四白眼が作れない眼」に準じます．

2. 細目

指先で容易に四白眼が作れる眼

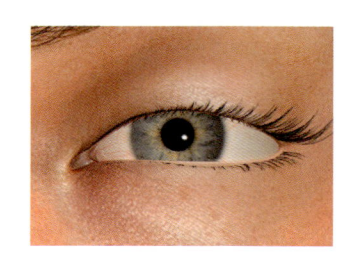
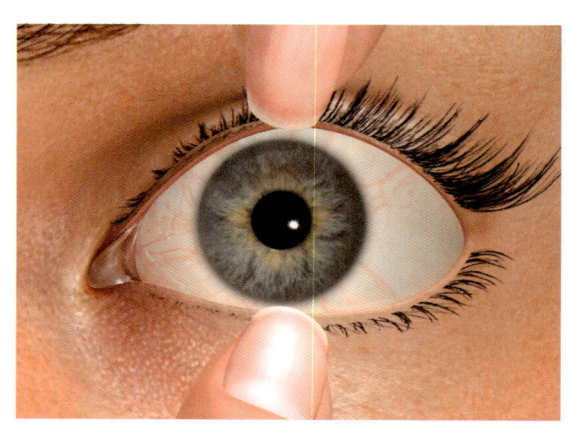

眼瞼の形状は細目でも，指先で十分に開瞼できる場合は「普通の眼」と同じように SCL 処方と装用指導が行えます．

眼瞼が硬く，思うように四白眼が作れない眼

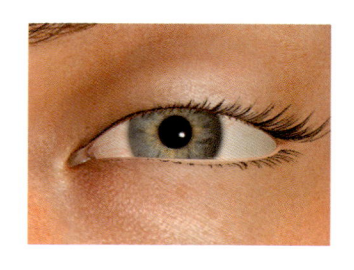
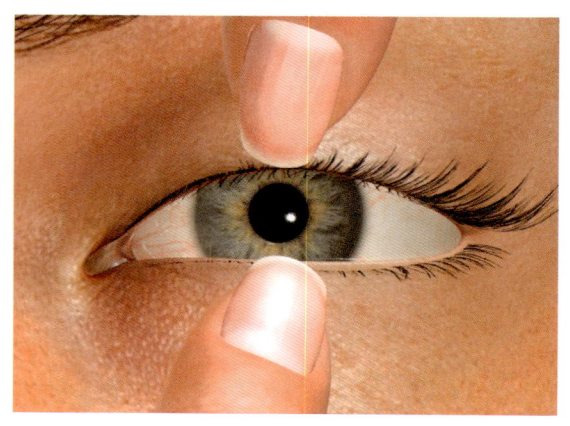

細目で，眼瞼に柔軟性がなく十分に開瞼できない場合には，SCL の使用を諦めてもらうしかありません．もし，角膜と輪部結膜の形状に最適なフィッティン

グが得られる SCL が存在し装脱操作が可能であったとしても，装着時に角膜と SCL の間に異物が挟まりやすく，強い異物感や痛みが生じた際に容易に取り外せないことがあります．さらに，眠気を感じてから外そうとする場合，スムーズに取り外すことが難しくなるなど，安全に装用を継続するのは困難です．この点を患者に丁寧に説明することが重要です．それでも SCL の使用を希望する場合には，装脱操作に十分なゆとりをもたせ，特に装用直後の異物感に細心の注意を払い，無理をしないように指導します．

下眼瞼は軟らかいが，上眼瞼が硬い眼

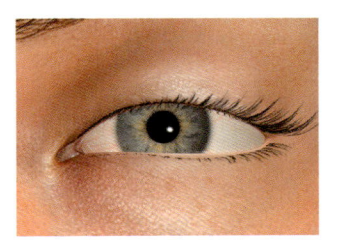 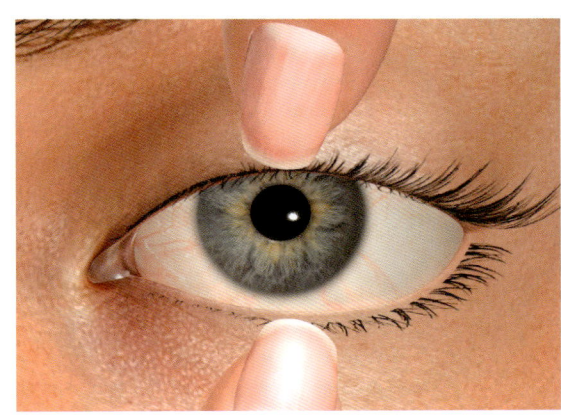

「普通の眼」の「下眼瞼は軟らかいが，上眼瞼が硬い眼」に準じます．SCL 装用時には，特に眼を強く下転（下方視）するよう指導することで，装用指導をスムーズに進めることが可能です．鏡を正面ではなく下に置くなどの工夫が必要です．装用時に SCL が上眼瞼に触れないように注意しましょう．

Chapter
1
最適解を導くための前提知識

Chapter
2
快適さが得られる矯正度数の最適解

Chapter
3
コンタクトレンズ処方の最適解

Chapter
4
臨床症例で学ぶ最適解

上眼瞼は軟らかいが，下眼瞼が硬い眼

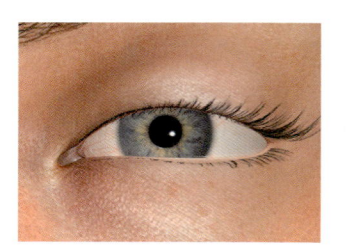
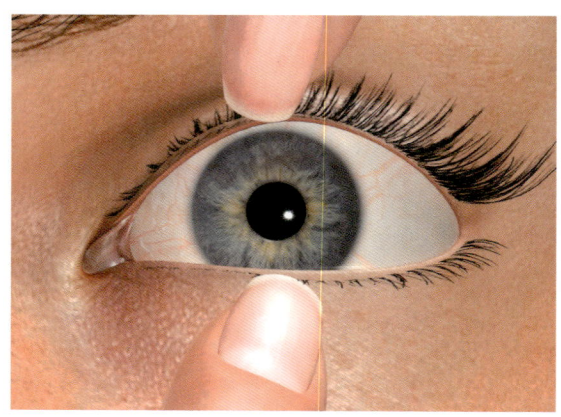

　「普通の眼」の「上眼瞼は軟らかいが，下眼瞼が硬い眼」に準じます．上方視を促しても開瞼幅は十分に広がらないので，清潔に装用することが困難な眼です．指導を重ねても適切な装用が困難な場合，十分な開瞼が得られない眼と判断し，SCL の使用を断念するよう患者に勧めましょう．SCL は誰でも利用できるものではないことを明確に伝え，SCL による眼障害発症のリスクを回避するための指導も，処方の重要な技術の一つです．

Chapter
1
最適解を導くための前提知識

Chapter
2
快適さが得られる矯正度数の最適解

Chapter
3
コンタクトレンズ処方の最適解

Chapter
4
最適解 臨床症例で学ぶ

③ コンタクトレンズの 処方スキームと装用指導

患者の眼とまぶたの形状から最適なソフトコンタクトレンズ（SCL）の銘柄を想定しながら，次の流れで処方を行いましょう．

1. 眼瞼と涙液の観察

瞬目と眼瞼

細隙灯顕微鏡で眼を見たら，まず瞬目を観察します．スムーズに開瞼・閉瞼ができるか，閉瞼時に完全に眼瞼が閉じているか，自然な開瞼状態で瞳孔が眼瞼で覆われていないかなども大切な所見です．

涙液量

次に眼をあけてもらい，涙液メニスカス（tear meniscus：TM）を観察します．

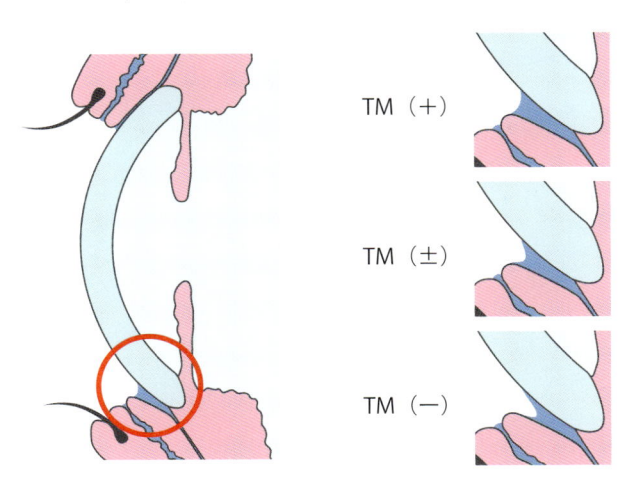

TM（＋）

TM（±）

TM（－）

下眼瞼縁と角膜の間に存在する涙液の量を観察し，TM のくぼみの程度によって＋，±，－の３段階に分類します.

● 涙液メニスカス（＋）

　涙液が自然なメニスカスを形成しています. 十分に角膜を潤せる涙液量です.

● 涙液メニスカス（±）

　涙液のメニスカスにやや不自然なくぼみが形成されています. 涙液量はわずかに少なく感じますが，角膜を潤せる涙液量です.

● 涙液メニスカス（－）

　涙液のメニスカスのくぼみが強く，涙液の引きつれが観察されます. 一見して涙液量の少なさを感じます. 角膜を潤すには足りない涙液量です.

　慣れないうちは判断が難しいですが，観察を続けているとおおよその感覚は次第に身についてきます.

涙液層破壊時間

　次は軽い瞬目を行ってもらった後，可能な限り開瞼を維持するように指示して，涙液層破壊時間（break-up time：BUT）を測定します. ストップウォッチを用いる必要はなく，心のなかでカウントする程度でよいでしょう.
　慣れないうちはフルオレセインで涙液を染色して観察しますが，慣れればフルオレセインを用いなくても BUT は測定できます. フルオレセイン液が角膜を刺激することで開瞼維持が困難になる症例があるため，可能な限りフルオレセインによる染色は行わないほうがよいです.

涙液状態によるソフトコンタクトレンズ処方の可否

　TM の観察と BUT の測定から涙液の状態を判断し，SCL 処方の可否を判定します.

涙液状態による筆者の処方判定基準 （文献1を参考に作成）

BUT＼TM	＋	±	－
≧4秒	△	×	×
5〜9秒	○	△	×
10〜14秒	○	○	△
15秒≦	○	○	○

○：安心して処方できる．△：警戒しながら処方を試みる．
×：できれば処方したくない．

○：涙液を基準とする SCL の選択では，どの種類を用いても問題ありません．

△：含水率が低く，乾燥に強い素材の SCL を選択します．患者が安全に SCL を使用するためには，涙液の量や質が不足していることを明確に伝え，SCL の使用を諦めるよう提案することが重要です．ただし，患者が SCL の使用をどうしても希望する場合には，普段より異物感が強いと感じたときに無理に装用を続けず，必ずすみやかに眼科を受診するよう，丁寧かつ強調して指導する必要があります．

×：涙液の質と量が SCL の装用には適していないため，SCL の装用によって眼障害を起こすリスクが高いことを患者に説明して，処方を断念します．

涙液の自浄作用と殺菌作用

　かつて HEMA 素材の SCL が主流だった頃，SCL による角膜傷害の発症が頻発していました．それを改善させるため，酸素透過率の高いシリコーンハイドロゲル素材のレンズが開発されました．しかし，それによって一部の有識者の間で「素材が進化して十分な酸素を通すようになったので，SCL の処方は遠くがよく見える度数を決めるだけでよい」とする誤った認識がもたれることがあります．

　涙液は角膜を健康に保つために，次のような役割を果たしていることを忘れてはいけません．涙液の役割は，角膜に酸素を届けるだけではないのです．

　①異物の除去：ほこりやゴミなどの異物が眼に入ると，涙を分泌して洗い流す．

　②抗菌作用：涙に含まれるリゾチームという酵素が細菌を分解し，感染を防ぐ．

　③潤滑作用：眼の表面を潤して乾燥を防ぐとともに，角膜と結膜の摩擦を軽減する．

④栄養補給：角膜には血管がないため，涙が酸素や栄養素を供給する．

　SCL が適切なフィッティングで装用されている場合，SCL と角膜の間にある涙液は 1 瞬目あたり約 1% が入れ替わるとされています（なお，ハードコンタクトレンズでは 1 瞬目あたり 15〜20% です）．涙液量の 1% は，わずかに思えるかもしれません．しかし SCL が角膜に固着することで涙液の交換が途絶えてしまえば，涙液の生体保護作用は完全に失われ，角膜を危険な状態にさらすことになります．

　コンタクトレンズ診療では，生体の生理機能を常に考慮しながら携わっていただきたいと切望します．

2. 屈折検査

　涙液の状態が SCL の装用に適していると判断できれば，次は屈折検査を行います．

他覚的屈折検査

　オートレフラクトメータを用いて，可能な限り適切な値が得られるように注意を払って他覚的屈折値を求めます．同時に，オートケラトメータで角膜曲率半径も求めます．

自覚的屈折検査

　続いて，自覚的屈折検査です．筆者が推奨する視力測定のフローチャート（p.35 参照）に従って検査すれば，短時間で測定が可能になります．自覚的屈折検査の後は，両眼で見ているときに快適な矯正度数を両眼同時雲霧法で求めます．

3. 矯正度数の決定

　矯正度数が ± 4.00 D 以上であれば頂点間距離補正を行って，SCL 矯正に必要な度数を求めます．テストレンズを装用してから処方度数を求めようとすると，慣れない SCL が入っている刺激で見え方が不安定になり適切な矯正度数を決め

られなくなります。眼鏡レンズで快適な矯正度数を決定して，その度数を SCL に置き換えるだけと考えたほうがよいでしょう．

4. テストレンズの選択

　矯正度数が求まったら，次はテストレンズの選択です．SCL が快適に安全に装用できるベースカーブ（B.C.）は，**弱主経線角膜曲率半径＋1 mm ± 0.2 mm** です．この範囲にあるベースカーブと先に求めた矯正度数をもつテストレンズを選択します．テストレンズは，できれば患者自身に入れてもらうのではなく，処方者が入れるほうがよいです．初めての SCL は患者自身ではスムーズに装着することができないため，そのときの眼への刺激が後の矯正視力の確認に影響を及ぼして正しい処方ができなくなる場合があります．

5. フィッティングの確認

　SCL の装着ができたら，まず細隙灯顕微鏡を用いて装用状態を観察します．確認すべきポイントは，次の5点です．

① **SCL がきれいに装用されているか（SCL 表面に汚れがないか）**
② **SCL と角膜の間に異物が混入していないか**
③ **SCL の中心と角膜の中心は正しく位置しているか（センタリング）**
④ **瞬目によって SCL が適切に動いているか**
⑤ **SCL の周辺が結膜に食い込んだり，過度に浮き上がったりしていないか**

シリコーンハイドロゲル素材レンズのフィッティング評価

　かつて HEMA（ヒドロキシエチルメタクリレート）を主成分とする含水素材の薄い SCL が一般的であったときには，下眼瞼の上から SCL を押し上げて，スムーズに動けば固着していないと判断していた時代もありました（プッシュアップテスト）．しかし，現在主流になっているシリコーンハイドロゲル素材のレンズでは，プッシュアップでフィッティング状態を判断するのは適切ではありません．シリコーンハイドロゲル素材のレンズは表面が滑りやすい特性をもち，たとえ吸着していても，プッシュアップで容易に動いてしまいます．そのため，フィッ

Chapter
1
最適解を導くための前提知識

Chapter
2
快適さが得られる矯正度数の最適解

Chapter
3
コンタクトレンズ処方の最適解

Chapter
4
臨床症例で学ぶ最適解

ティングの確認には自発瞬目による SCL の動きを観察する必要があります．正面視で動きが確認しにくい場合には，上方視で瞬目してもらうと観察しやすくなります．上方視ならば 1 mm 程度の動きが適切です．さらに SCL の周辺が結膜に食い込んでいたり（スティープ），浮き上がったり（フラット）していないかも観察します．SCL の固着所見を見逃さないよう，注意深く観察することが重要です．

角膜頂点への接触状態

　すべての SCL で安定した矯正効果を得るために最も大切なのは，角膜頂点（アペックス）への接触状態です．接触状態は次のように分類できます．

● アピカルタッチ（apical touch）

SCL が角膜頂点に均一に接触している状態です．

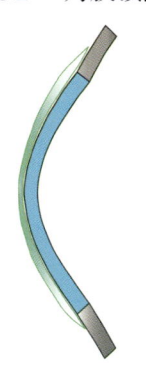

特 徴

　SCL 内面と角膜の形状が一致しているため涙液レンズは形成されず，SCL 度数が正しく機能します．ベースカーブ ≒ 弱主経線角膜曲率半径 ＋0.8〜1.2 mm がアピカルタッチを得られやすい範囲です．

● アピカルクリアランス（apical clearance）

SCL と角膜頂点の間に涙液層が形成される状態です．

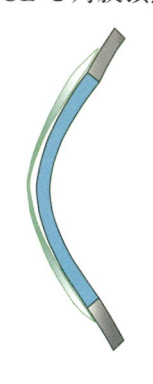

特 徴

　SCL 内面よりも角膜曲率がフラットなときに，SCL 内面と角膜の間に涙液レンズが形成されます．瞬目や乾燥状態によって度数が変化するため，安定した矯正が得られません．ベースカーブの大きい SCL に変更しましょう．同じベースカーブでも SCL の銘柄によってフィッティングが異なります．

Chapter
1
の前提知識
最適解を導くため

Chapter
2
矯正度数の最適解
快適さが得られる

Chapter
3
処方の最適解
コンタクトレンズ

Chapter
4
最適解
臨床症例で学ぶ

● リムクリアランス（limbal clearance）

角膜の周辺部で SCL と角膜の間に涙液層が形成される状態です.

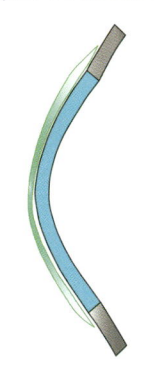

特　徴

　SCL 内面よりも角膜曲率がスティープなときに，角膜頂点の狭い部分だけはレンズに接触して，すぐ脇の SCL 周辺部には浮き上がりができます. そのため SCL がたわみ，涙液レンズが不安定な乱視を作り出して安定した矯正が得られません. ベースカーブの小さい SCL に変更しましょう. 同じベースカーブでも SCL の銘柄によってフィッティングが異なります.

6. 矯正視力の確認

　フィッティング状態が良好であることが確認できたら，次に矯正視力を確認します. 初めて SCL を使用する場合は涙液量が増加している可能性があるため，状態が安定するまで少し待ってから測定します. 矯正度数は両眼同時雲霧法で確認済みであり，その度数を SCL に置き換えただけなので，SCL 装用時には両眼での視力を確認するのみに留めます. 視力値が多少不安定であっても，SCL の装用に慣れることで安定する可能性があります. そのためすぐに度数を変更するのではなく，2～3日間のテスト装用に慣れてから度数の調整を検討するのが望ましいです.

7. 装用指導（クリーンケア）

　ある程度の満足できる見え方が得られていたら，装用指導を行います. 筆者はクリーンケアを推奨しています. クリーンケアの基本は「コンタクトレンズに触れる手は不潔にしない」です.

ソフトコンタクトレンズを装着する手順

①準備：手を洗う前に SCL が1枚ずつ封入されている容器（ブリスターパック）を開封して，手洗いで水しぶきがかからない場所に置く.

②手洗い：石鹸を使用して手と指を丁寧に擦り洗いして，石鹸を十分に洗い流す．

③手の拭き取り：清潔なタオルなどで手を拭くが，SCLに触れる指先と反対の手のひらは拭かない．指先の水滴が気になるときには，空中で軽く振って自然乾燥させる．

④取り出し：SCLを装用する人差し指（利き手の指先）でSCLを容器から取り出す．このときに爪でSCLを突き刺さないように注意する．爪による破損部位が角膜を傷つけて，角膜潰瘍を引き起こすリスクがある．

⑤形状と裏表の確認：SCLを反対の手のひら（拭いていない部分）にのせて，SCLが正しく「お椀型」になるように人差し指ですくい上げる．ここまでは，手洗いをした後に拭き取っていない清潔な部分でしかSCLには触れていない．SCLを眼の高さにもっていき，裏表を確認する．もし，指先に触れている部分がSCLの表でない場合には，もう一度，反対の手のひらに置き，裏返しにして人差し指ですくい上げ，裏表を再度確認する*．

⑥装用：SCLの内面が正しく上方にあれば，非利き手の人差し指で上眼瞼を支え，利き手の中指で下眼瞼を支えて，鏡を見ながらそっとSCLを角膜中央にのせる．このときに眼瞼や睫毛にSCLの内面が触れないように眼を十分大きく開けて装用する．睫毛や眼瞼に触れてSCLの内面に汚れが付着すると，この汚れが角膜に傷を付けて，失明に至るような重篤な角膜潰瘍の原因になる場合がある．

*ソフトコンタクトレンズの裏表の確認

　たいていのSCL装用指導マニュアルには，裏表を「杯型（裏）」と「お椀型（表）」のような見た目の形で区別するように記載されています．しかし実際に筆者自身がこの方法で見ても，最近のSCLは見た目で裏表を区別しにくいものが多いです．特に，装用感を改良するためにラウンドエッジのSCLが登場した頃からそのように感じています．実はもっと簡単に裏表がわかる方法があります．

①準備：ブリスターパックを開ける前に軽く振って，SCLが容器の底や蓋に張り付いていない状態をつくる．

②観察：容器を開けたときにレンズの表面を観察すると，表が上ならレンズの中央部がきらりと光って存在感がある．反対に裏が上だと全く存在感がない．

③指での確認：さらに，そっと人差し指を近づけると，表が上になっている場合は"ポコン，ポコン"と指がはねつけられる感覚がある．反対に裏が上になっている場合は全く抵抗なく底まで指が到達し，そこからゆっくりと指を引き当てると指先の腹にSCLが張り付いて上がってくる．

④取り扱い：表が上であれば親指と人差し指でつまんで取り出し，反対の手のひらでSCLを人差し指の先端に移動させて，装用する．裏が上で指先に張り付いていれば，反対の手のひらにおろして，人差し指で拾い直して装用する．

この感覚をマスターすれば，眼を閉じていてもSCLの裏と表がわかるようになります．ぜひ試してみてください．

ソフトコンタクトレンズを取り外す手順

● 1日使い捨てソフトコンタクトレンズ

① SCLを取り出す利き手の親指と人差し指を石鹸できれいに洗う．タオルなどでは拭かず，指先の水滴が気になる場合は空中で軽く手を振って，自然乾燥させる．SCLの素材によっては，指先が濡れすぎたり乾きすぎたりすると滑りやすくなる場合があるため，適度な水分を保つよう調整する．

②非利き手の人差し指で上眼瞼を支え，利き手の中指で下眼瞼を支える．洗浄した清潔な利き手の親指と人差し指でSCLをつまんで外す．

レンズの取り外しを成功させる指導のコツ

・**視線と鏡の位置**：外すときには鏡でしっかり眼を見て行いますが，鏡は目線よりも高い位置に置いて（あるいは顎を引いて），眼球を上転させます．下眼瞼が開いて作業しやすくなります．

・**レンズを下げる**：利き手の人差し指でSCLの中央付近に触れて，角膜輪部よりも下に位置するまで引き下ろします．この動作は，角膜の上よりも結膜の上でSCLをつまんだほうが，レンズの張りが弱くなっていてつまみやすいためです．

時間が経つと SCL は元の位置に戻るので，すばやく次の動作に移りましょう．

・**つまむコツ**：SCL は親指と人差し指でつまみます．薄い HEMA 素材であれば容易につまめますが，近年の主流であるシリコーンハイドロゲル素材では表面が滑りやすく容易にはつまめません．そこで，わずかに眼球へ押しつけるように，「つまむ」というよりは「つねる」感覚で SCL を折りたたむとつかみやすくなります．

・**手の位置**：利き手を正面から眼に向かうように構えると，爪が先に眼球に触れることがあります．手のひらを可能な限り頬に近づけて，下方から眼に向かうよう構えると，爪が長くても指の腹でレンズに触れることができます．SCL の取り外しでは爪を短く切るよう指導している施設もありますが，ネイルに時間とお金を掛けている人もいるので，可能な限り個人に寄り添った指導を行いましょう．

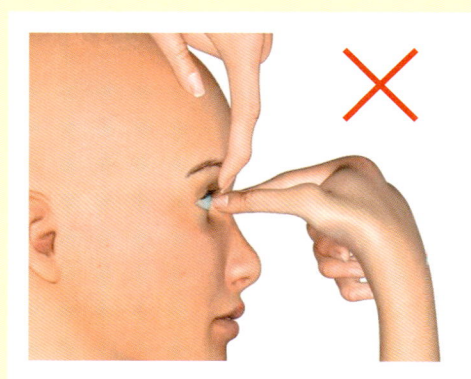

真正面を見て前から指先を近づけると，手が妨げとなり鏡で自分の眼が見えず，爪が先に眼球に触れることがある．

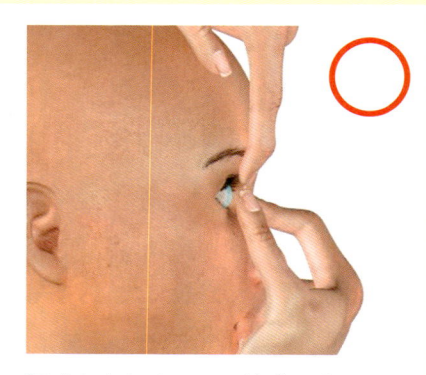

眼球を上転させて，結膜の上で SCL をつねるように折りたたみ指の腹でつまみ出す．

● 頻回交換，定期交換，従来型ソフトコンタクトレンズ（繰り返し使用する場合）

① 保存容器の蓋を開けて，保存液あるいは MPS 液を容器の半分程度まで注ぎ，蓋をして軽く振って容器内を洗浄する．

② 洗浄した液を捨て容器を空にした後，SCL が浸かる 8 分目程度に消毒液あるいは MPS 液を注いで，手洗いで水しぶきがかからない場所に置く．容器の蓋は不潔にならないよう内面が上になるように置くこと．また，消毒液や MPS 液の容器は蓋を開けたまま，準備しておく．

③石鹸で両手を十分に洗浄して，清潔なタオルなどで手を拭く．装着するときと同様に，利き手の人差し指・親指と非利き手の手のひらは拭かない．指先の水滴が気になる場合は，空中で軽く振って自然乾燥させる．

④非利き手の人差し指で上眼瞼を支え，利き手の中指で下眼瞼を支える．洗浄した清潔な利き手の親指と人差し指でSCLをつまんで外す（コツは前述を参照）．

⑤外したSCLを非利き手のくぼませた手のひらに置いて，保存液やMPS液を注ぐ．SCLの両面を軽く擦り洗いする．SCLを裏返すときにもつまみ上げないで，利き手の指先だけで行う．また，保存液やMPS液の容器は鷲づかみにしない．清潔を維持したい人差し指と親指は容器に触れないように心掛ける．

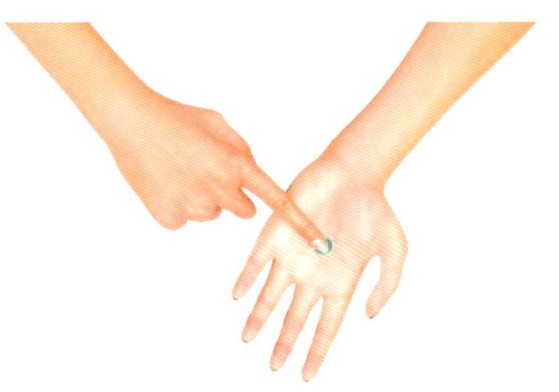

SCL の洗浄も一本指で！

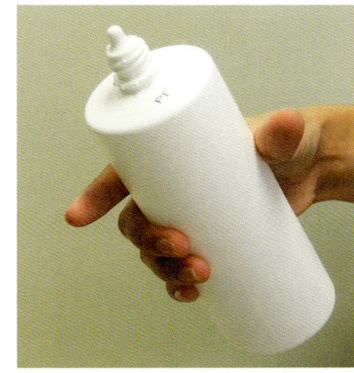

ボトルは自分の手のひらサイズに
合う容器を選ぶのもおすすめ．

⑥くぼませた手のひらにおいたSCLに保存液やMPS液を注ぎ，軽く叩き洗いをするようにすすぐ．SCLはつまみ上げないで指先でしっかり抑えて，手のひらを返すことで溶液を捨てる．

⑦⑥を3回ほど繰り返したら，清潔な利き手の人差し指と親指でSCLをつまんで，保存容器に入れて蓋をする．一連の動作中，SCLに触れる手指の清潔維持に努める．

　装用指導が終わったらもう一度，SCLが適切に装用されているかを細隙灯顕微鏡で確認して，試し装用を開始します．数日間の試し装用の後に受診してもらい，安全に装用が継続できていればSCLの処方を行います．

Chapter
1
最適解を導くための前提知識

Chapter
2
快適さが得られる矯正度数の最適解

Chapter
3
コンタクトレンズ処方の最適解

Chapter
4
臨床症例で学ぶ最適解

8. 定期検査の指導

適切な来院と定期検査

● 来院の間隔

- テスト装用期間：1日使い捨て SCL なら 2〜3 日，2週間頻回交換や定期交換 SCL なら 1 週間程度
- 処方後の受診：1ヵ月後頃，3ヵ月後

● 定期検査の間隔

　違和感がない場合には 3ヵ月ごと．装用に特に問題がないと医師が判断した場合には，6ヵ月ごとも可．

必須の問診事項

- 使用頻度：毎日か，週に何日か，月に何日か
- 継続使用時間：1日の装用時間（規則的か，不規則か）
- 使用期間が守られているか
  1日使い捨て SCL は同じレンズを繰り返し使用していないか
  2週間頻回交換レンズは同じレンズを 2 週間を超えて使用していないか
  1ヵ月あるいは 3ヵ月定期交換レンズは同じレンズを 1ヵ月あるいは 3ヵ月を超えて使用していないか
  → 眼の健康のため使用期間をしっかり守るように指導する
- ケア指導の効果：クリーンケアが正しく継続できているか
  頻回交換，定期交換レンズおよび従来型 SCL では，保存ケースを定期的に交換しているか（理想的には 3ヵ月以内で新しい保存ケースに交換する）
  保存ケースを毎日水洗い乾燥しているか（前日使用した保存液に注ぎ足して使用しないか）
  → 眼障害予防のためにケア方法を確認し指導する
- 見え方：遠方や近方，日常生活での見え方
- 付帯症状：眼の疲れ，ドライアイ，頭痛，肩こりなど

検査事項

● オーバーレフラクトメータ

矯正状態の確認.

● 矯正視力検査

両眼視力, 片眼視力, 近方視の不満や付帯症状がある場合は近方視力を測定.

● 細隙灯顕微鏡検査

1. フィッティング状態

SCL のセンタリング, 動き, 固着の有無, 結膜圧迫の有無の確認.

2. クリーンケアの継続状態

SCL 上の涙液状態, 表面の汚れの有無, 内面と角膜の間に異物が存在していないか.

例として, 装用に慣れた頃に SCL 内面と角膜の間に異物が挟まっているのが観察され, クリーンケアの継続を確認したところ, 忙しさから SCL の扱いがいい加減になっていたとのこと. SCL 内面と角膜の間の異物は角膜に傷をつけることがあり, 雑菌を含む場合も多いので, 気がつかないうちに角膜感染症を発症し失明に至るリスクがあることを伝え, クリーンケアをあらためて指導したことがあります.

3. 角膜の所見

上眼瞼を上げて角膜上部, 下眼瞼を引き下げて角膜下部をそれぞれ観察します. 角膜上部は角膜血管侵入（パンヌス）が最も生じやすい部位です. 普通の眼や, 上三白眼など下眼瞼が角膜を大きく覆う眼では, 角膜下部にもパンヌスが生じやすいです. 検査ではフィッティングが良好に思われても, 通常の使用中に SCL の動きが悪くなったり, 固着したりすることがあり, 角膜の酸素不足がパンヌスの形成を引き起こすことがあります. パンヌスの成長を観察する場合は SCL のベースカーブや素材, サイズなどの変更が必要です. パンヌスが瞳孔領まで進むと羞明や矯正困難な不正乱視の原因となるため, 早期に対処する必要があります.

定期検査の必要性の伝え方

● 屈折値の変動

　眼の屈折は常に変動しており，眼の使い方によって近視や乱視の度数が変わることがあります．屈折が変化した場合には，眼の健康を保つために SCL の度数や種類を変えなければならないことがあります．

● ソフトコンタクトレンズのフィッティング状態

　SCL の装用を続けることで，フィッティング状態が変化することがあります．また，生活環境や花粉症などの季節的な要因で変化することがあります．自分では気づかなくても，定期検査で見つけられることがあります．実際に，2 週間頻回交換 SCL を使用していて，眼の乾きがひどくゴロゴロするといってドライアイの点眼薬で対処していたら定期検査で花粉症の影響であることがわかり，花粉の季節だけ 1 日使い捨て SCL へ変更したところ，異物感が解消したという人もいます．

● ソフトコンタクトレンズの適合性のチェック

　ゴロゴロする異物感や充血を認める場合には，眼瞼を翻転して結膜面を観察します．結膜濾胞が見られる場合，花粉症ではなく SCL 素材へのアレルギー反応が原因の可能性があります．SCL の素材を変更することで，結膜濾胞が消退し異物感もなくなった患者もいます．

　自分では気づけない異常の原因が，定期検査で見つかることも少なくありません．付帯症状は加齢に伴う乱視の変化や初期老視症状の可能性があり，それに対応した SCL に変更するとさらに快適な SCL 生活を送ることができます．患者自身が異常を感じなくても定期検査を続けることは，患者の眼の健康のためにとても大切です．

文献
1） 梶田雅義：コンタクトレンズ装用の適否と BUT および Tear Meniscus．日コレ誌 31：143-147，1989．

Chapter
1
最適解を導くため
の前提知識

Chapter
2
快適さが得られる
矯正度数の最適解

Chapter
3
コンタクトレンズ
処方の最適解

Chapter
4
臨床症例で学ぶ
最適解

4 コンタクトレンズでの乱視矯正とハードレンズの処方

乱視を眼鏡レンズで矯正する場合，乱視が強度（－3.50 D 超）であるほどレンズの中央から離れた部分は適切に矯正されません．円柱レンズのもつ収差のため，快適に見えるのはレンズ中央の狭い範囲だけになります．そのため，かつて"乱視の矯正はハードコンタクトレンズ（HCL）のほうが良い"とされていた時代がありました．しかしながら，乱視用ソフトコンタクトレンズ（SCL）の改良と普及により，その常識が変化しています．

1. ソフトコンタクトレンズによる乱視矯正が適している場合

以前は SCL の軸回転抑制に優れた乱視用 SCL がなかったので，SCL では乱視矯正ができませんでした．最近では乱視用 SCL が改良され普及してきたので，眼鏡で矯正できる程度の乱視は以下の理由で，球面 HCL よりも乱視用 SCL のほうが快適さを提供できるようになっています．

ハードレンズのオルソケラトロジー効果と眼鏡

オケージョナルユーザー（眼鏡とコンタクトレンズを使い分けている人）では，HCL 使用後に起こる角膜の形状変化と眼鏡レンズによる矯正との相性がよくありません．HCL は角膜乱視を矯正しますが，HCL のオルソケラトロジー効果によってコンタクトレンズを外した後もしばらくは，角膜乱視が矯正された状態が続きます．このため本来の乱視を矯正した眼鏡を使用すると，オルソケラトロジー効果が消退するまで見え方が安定しません．

調節力の低下と遠近両用レンズ

　加齢に伴い調節力が低下して遠近両用レンズが必要になると，HCL では角膜乱視も矯正できるので，遠近両用 HCL が適切に使用できます．しかし，HCL は角膜乱視をほとんど完全に矯正するため，加齢による調節力の低下で乱視のもつ偽調節を利用できなくなり，調節に負担がかかるようになります．また加齢による水晶体の倒乱視化に伴い，HCL で角膜乱視が完全に矯正されると残余倒乱視が出現してくることもあります．遠近両用レンズで快適さを提供するには，HCL ではなく SCL の使用が適しています．近年，遠近両用乱視用 SCL が登場していますが，いまだ販売しているメーカーや種類は十分ではありません．遠近両用乱視用 SCL の普及が待たれるところです．

直乱視の見え方のイメージ

　乱視は，縦方向と横方向でピントが合う距離が異なる状態です．そのため，乱視によって生じるボケ像が気にならない場合，緑矢印の範囲は眼をピント合わせしなくても鮮明に見える範囲になります．これを「偽調節」と呼びます．

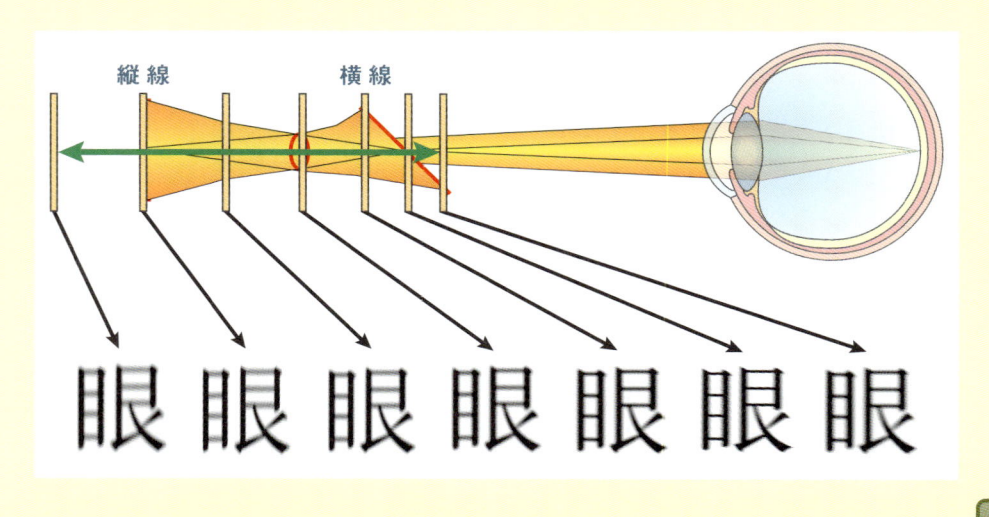

Chapter
1
最適解を導くための前提知識

Chapter
2
快適さが得られる矯正度数の最適解

Chapter
3
コンタクトレンズ処方の最適解

Chapter
4
臨床症例で学ぶ最適解

2. ハードコンタクトレンズによる乱視矯正が適している場合

眼鏡でも快適な矯正が得られないような 4.00 D を超える強度の角膜乱視の矯正は，乱視用 SCL が開発された今も，乱視を適切に矯正するために HCL での乱視矯正が望ましいです．特に強い輪部乱視では，良好な矯正視力が得られ装用感も良い両面トーリック HCL がおすすめです．コンタクトレンズ処方に携わる医療者は，両面トーリック HCL の処方を習得しましょう．

両面トーリックレンズ（Bi-THCL）の処方方法

両面トーリック HCL の処方では，2 つのベースカーブ（B.C.1 と B.C.2）を決定し，適切な度数を設定します．

● 角膜弱主経線方向のベースカーブ（B.C.1）の決定

1．トライアルレンズの装用

まず，素材が硬めのトライアル球面 HCL を装用します（補助 HCL としての使用）．角膜弱主経線曲率に近いベースカーブをもつ球面レンズは，強主経線方向に対して非常にフラットなため，角膜乱視が強い場合は異物感が強く出ることがあります．開瞼が難しい場合は，点眼麻酔薬を使用します．

2．初期選択

B.C.1 の第一選択として，角膜弱主経線曲率（K1）に 0.05 mm 程度加えたレンズを採用します．

3．フィッティング評価

フルオレセイン染色パターンを観察し，パラレルなフィッティングが得られるベースカーブを B.C.1 として決定します．

トライアル球面ハードコンタクトレンズを装用したときのフルオレセイン染色パターン

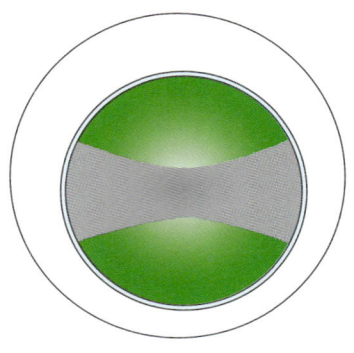

スティープ
フィッテイングがスティープなため，ベースカーブの数値を大きくする

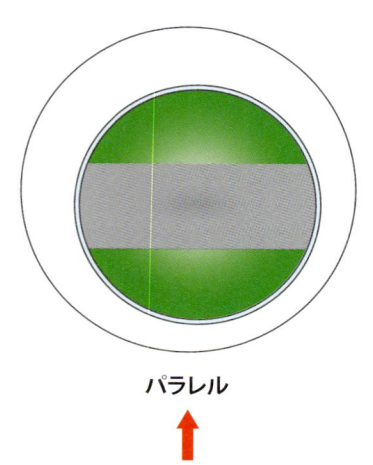

パラレル

パラレルとなるベースカーブをBC1に採用する

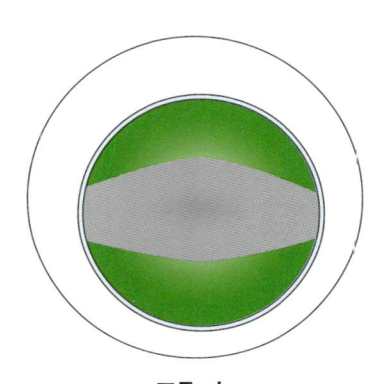

フラット
フィッテイングがフラットなため，ベースカーブの数値を小さくする

● 角膜強主経線方向のベースカーブ（B.C.2）の決定

1．計算式

弱主経線角膜曲率半径（mm）をK1，強主経線角膜曲率半径（mm）をK2とし，B.C.2を次の式で算出します．

B.C.2 ＝ K2 ＋（B.C.1−K1）＋ 0.05

2．ポイント

過度な圧迫を避けるため，角膜強主経線のほうをさらに0.05 mmゆるめに設定するのがポイントです．端数が出た場合は，0.05 mm単位で大きいほうに近似します．「K1とB.C.1の差」と「K2とB.C.2の差」をほぼ等しく保つことを目的とします．

Chapter
1
最適解を導くための前提知識

Chapter
2
快適さが得られる矯正度数の最適解

Chapter
3
コンタクトレンズ処方の最適解

Chapter
4
臨床症例で学ぶ最適解

● 処方度数の決定

1．矯正視力検査

　トライアル球面 HCL を装用した状態で屈折検査を行い，追加補正値（球面度数 S，円柱度数 C）を求めます．円柱軸は必ず，角膜弱主経線方向に一致させます．

2．処方する球面度数（Ps）

　処方する両面トーリック HCL の球面度数は，トライアル球面 HCL の度数に S の角膜頂点間距離補正値を加えた値で決定します．

3．処方する円柱度数（Pc）

　両面トーリック HCL の円柱度数は，次の式で求めます（角膜屈折率 1.3375，空気屈折率 1.0000 としたとき）．

$$Pc = 1000 \times (1.3375 - 1.0000)\left(\frac{1}{B.C.1} - \frac{1}{B.C.2}\right) + C$$

　通常，C（追加円柱度数）は不要なため，次の簡略式を用います．

$$Pc = 337.5 \times \left(\frac{1}{B.C.1} - \frac{1}{B.C.2}\right)$$

　この式は，球面 HCL が矯正する角膜乱視の度数を Bi-THCL の円柱度数に置き換えるためのものです．

4．両面トーリックレンズの処方度数

B.C.1/B.C.2／S 球面度数 Ps　C 円柱度数 Pc／9.0 mm

　通常，角膜横径が 12 mm 前後の標準的な眼であればレンズサイズは 9.0 mm でよく，Bi-THCL の乱視軸は角膜弱主経線方向に一致するので，乱視軸を指定する必要はありません．筆者はこれまで多くの Bi-THCL を処方していますが，サイズはすべて 9.0 mm で作製しており，それ以外のサイズの Bi-THCL は処方したことがありません．

5．オーダー

　処方度数が決定したら，アイミーハード II・バイトーリック（強度角膜乱視用の高酸素透過性 HCL）をオーダーメイドするか，対応可能な施設に患者を紹介します．

5 遠近両用コンタクトレンズ 処方のコツと使い方指導

1. 単焦点ソフトコンタクトレンズ との違い

遠近両用ソフトコンタクトレンズ（SCL）の処方では，患者に"快適"な見え方を提供するために単焦点 SCL とは異なる処方のコツとポイントがあります．

フィッティングが特に重要

遠近両用 SCL では，フィッティング（センタリングとアピカルタッチ）が特に重要です．ベースカーブの選択とセンタリングは，単焦点レンズ以上に慎重に行う必要があります．その理由は，レンズの光学設計にあります．単焦点 SCL は全体が同一度数のため，センタリングが少しずれても矯正効果に大きな影響はなく（わずかな乱視が生じる程度），視力はほとんど維持されます．一方，遠近両用 SCL は中央から周辺にかけて度数が段階的に変化する構造をもつため，センタリングがわずかにずれるだけで意図した矯正度数が変わります．

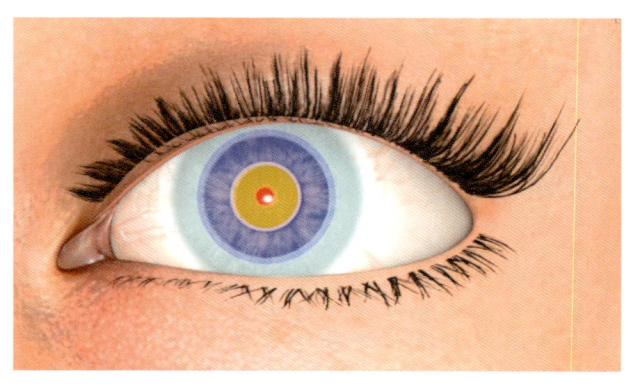

適切なフィッティングが得られている SCL では，瞬目によってわずかに上下の動きがあり，固着していない．そして，センタリングが良い場合，開瞼中は SCL の中心部分が瞳孔中心に位置している．

Chapter
1
最適解を導くための前提知識

Chapter
2
快適さが得られる矯正度数の最適解

Chapter
3
コンタクトレンズ処方の最適解

Chapter
4
臨床症例で学ぶ最適解

フィッティングでは，次の２点に留意します．

① SCL の光学中心が眼球の光軸に一致して安定していること
② SCL が角膜に正しく接触している（アピカルタッチである）こと

フィッティングが悪い状態でいくら度数を変更しても，快適な見え方は得られません．フィッティングでは，オーバーレフラクトメータで矯正状態を確認します．

正しいフィッティング

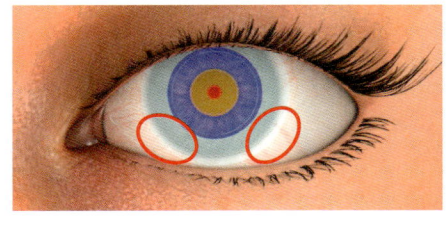

横ズレ

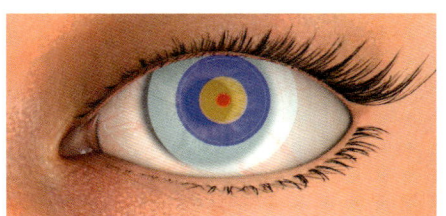

SCLの動きを ◯ 付近で見るとわかりやすい．

上ズレ

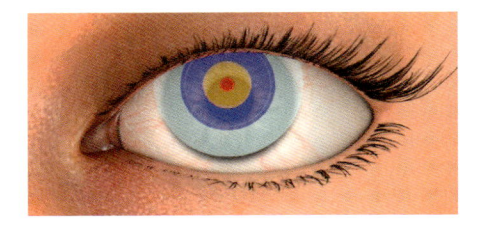

下ズレ

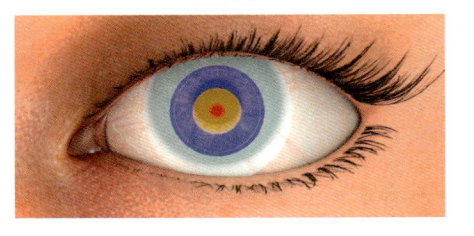

SCL のズレは，角膜曲率とベースカーブの適合性に大きく依存します．横ズレや上ズレは，ベースカーブが角膜曲率に対してフラットな場合に起こりやすくなります．これは，レンズが角膜上で不安定になり，眼瞼の圧力や眼球運動で上方や横に移動するためです．この場合はベースカーブを小さくしてタイトにすると改善します．一方，下ズレはベースカーブがスティープな場合に起こりやすく，レンズが角結膜に密着するため，開瞼時にレンズを引き上げるための上眼瞼の摩擦が生じにくくなるためと考えられます．これを解消するには，ベースカーブを大きく（ゆるく）します．なお，下ズレを「ベースカーブがゆるいせい」と誤解する人が多いですが，実際はスティープが主因であることが多いので注意が必要です．ズレは主にベースカーブで調整可能ですが，レンズサイズや涙液量も影響する場合があります．オーバーレフで測定ごとに度数や軸度が変化するような乱視が出ていれば，フィッティング不良のことが多いです．また，オートレフラクトメータのモニターでもフィッティングを確認しましょう．遠近両用 SCL におけるオーバーレフ値の球面度数は SCL の種類によって異なるため，度数の数値自体は気にする必要はありません．測定ごとの数値の変動を観察し，数値が安定していれば大丈夫です．

矯正度数は，見たい距離と近点距離をイメージする

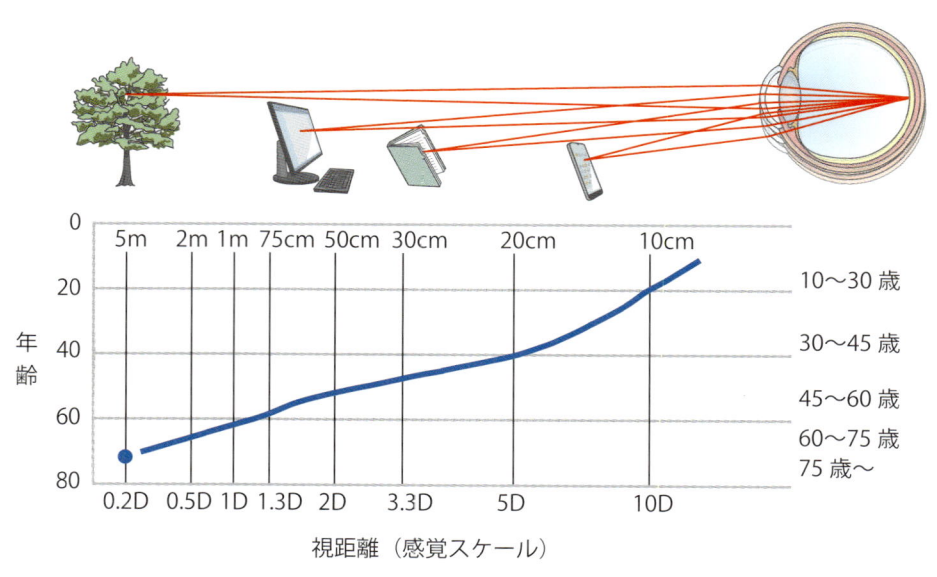

──は平均的な人の近点距離を示す．

　遠近両用 SCL の処方では，「年齢によって変化する患者の標準的な調節力」と「SCL を使用する環境や目的」に合わせた矯正度数をイメージします．スマートフォンを 16〜17 cm の距離で見ている人では，正視（遠くがよく見える矯正用具を使用の場合を含む）の場合，6 D の調節力が必要なため 30 歳程度で明視の限界に達します．読書距離が 30 cm の人では同様に 3.3 D の調節力が必要なため 45 歳程度で明視の限界です．PC 画面を 75 cm で見ている人では同様に 1.3 D の調節力が必要なため 60 歳程度で明視の限界です．目的の作業をするのに何 D の度数を補助すれば患者に "快適な環境" を提供できるかをイメージすることが，快適な矯正用具の提供と眼精疲労治療の基本になります．もし眼精疲労の訴えがある場合には，年齢相応の調節力ではなく「利用できる調節力」を近点距離計や調節機能解析装置を用いて測定し，不足しているため補助に必要な調節力を求めて適切な矯正度数を提供します．

● 遠近両用レンズ選択のイメージ

　遠近両用レンズの選択では，朦輪が作る被写界深度（焦点が合っているように見える範囲）と網膜像の鮮明さをイメージしましょう（p.29 参照）．正確には加入度数とは呼べませんが，考えるうえでの参考となる近似値を「加入度数」として次の表で示します．

単焦点レンズ

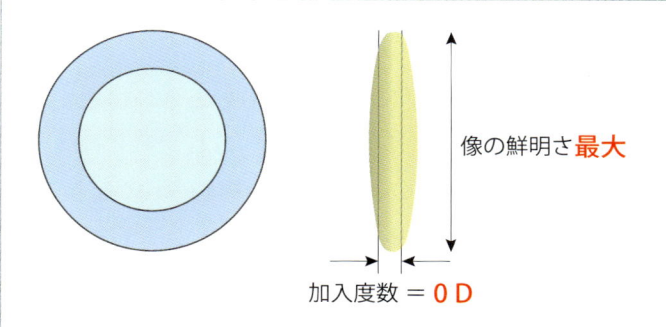

像の鮮明さ **最大**

加入度数 ＝ **0 D**

調節補助はほとんどないが，シャープに結像する

遠近両用レンズ

低加入度数タイプ

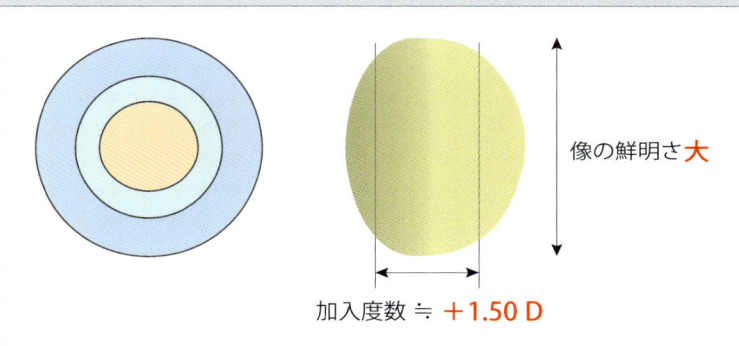

像の鮮明さ **大**

加入度数 ≒ **＋1.50 D**

調節補助はわずかにあるが，像のシャープさは少し低下する

中等度加入度数タイプ

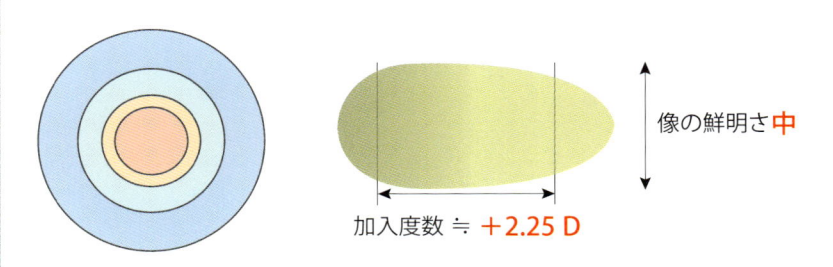

像の鮮明さ **中**

加入度数 ≒ **＋2.25 D**

調節補助は少し増加するが，像のシャープさは低下する

高加入度数タイプ

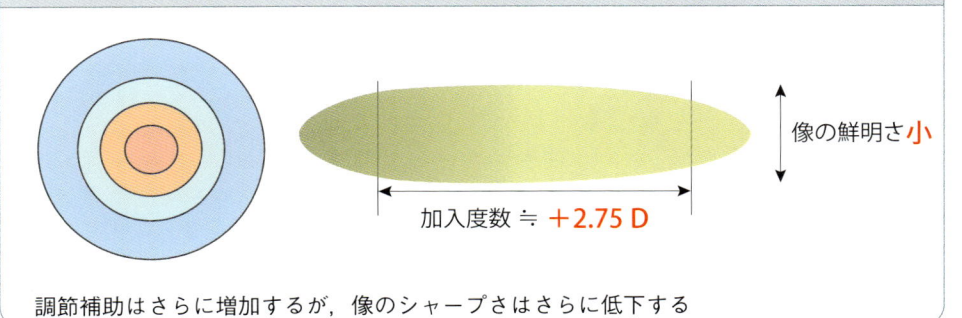

像の鮮明さ **小**

加入度数 ≒ **＋2.75 D**

調節補助はさらに増加するが，像のシャープさはさらに低下する

● 各年代と視距離のイメージ

1. 単焦点レンズにおける見え方の変化

　単焦点レンズで遠方がよく見えるように矯正した場合，若いときには遠くから近くまで見えますが，年齢とともに調節力が低下することで30歳以降にはスマートフォンの明視がつらくなります．45歳以降になると読書距離がつらくなります．60歳以降にはPC画面もつらくなり，それ以上の年齢になると日常視が快適ではなくなります．

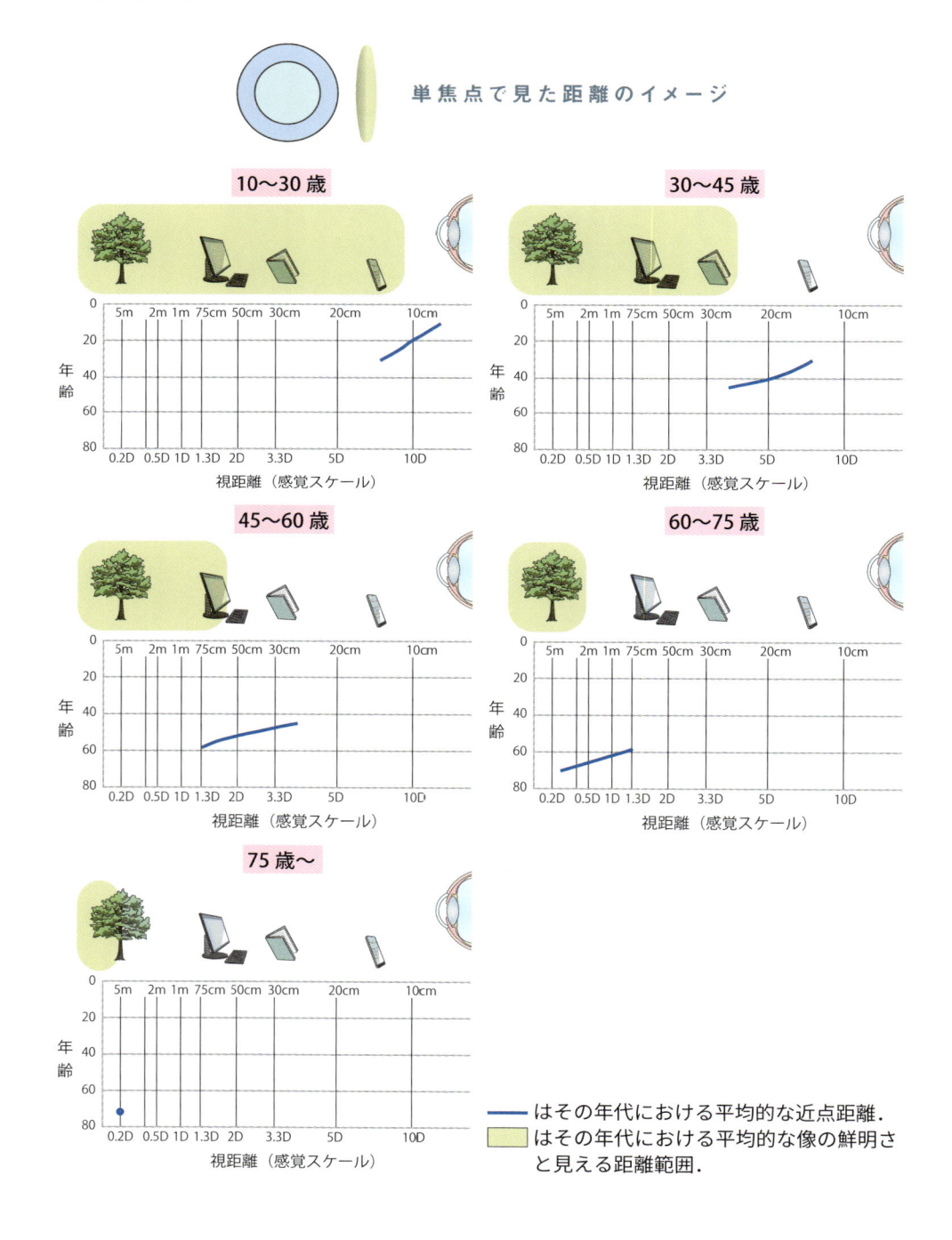

単焦点で見た距離のイメージ

2. 遠近両用レンズの低加入度数タイプにおける見え方の変化

低加入度数の遠近両用 SCL を用いて遠くの見え方に妥協が得られる矯正を行うと，すでに 30 歳頃でスマートフォンの使用や読書のときのピント合わせにかかる眼の負担が少なくなっているのを感じてもらえます．45 歳頃になると PC 作業で快適さが得られますが，読書距離には少し無理がかかっているのがわかります．

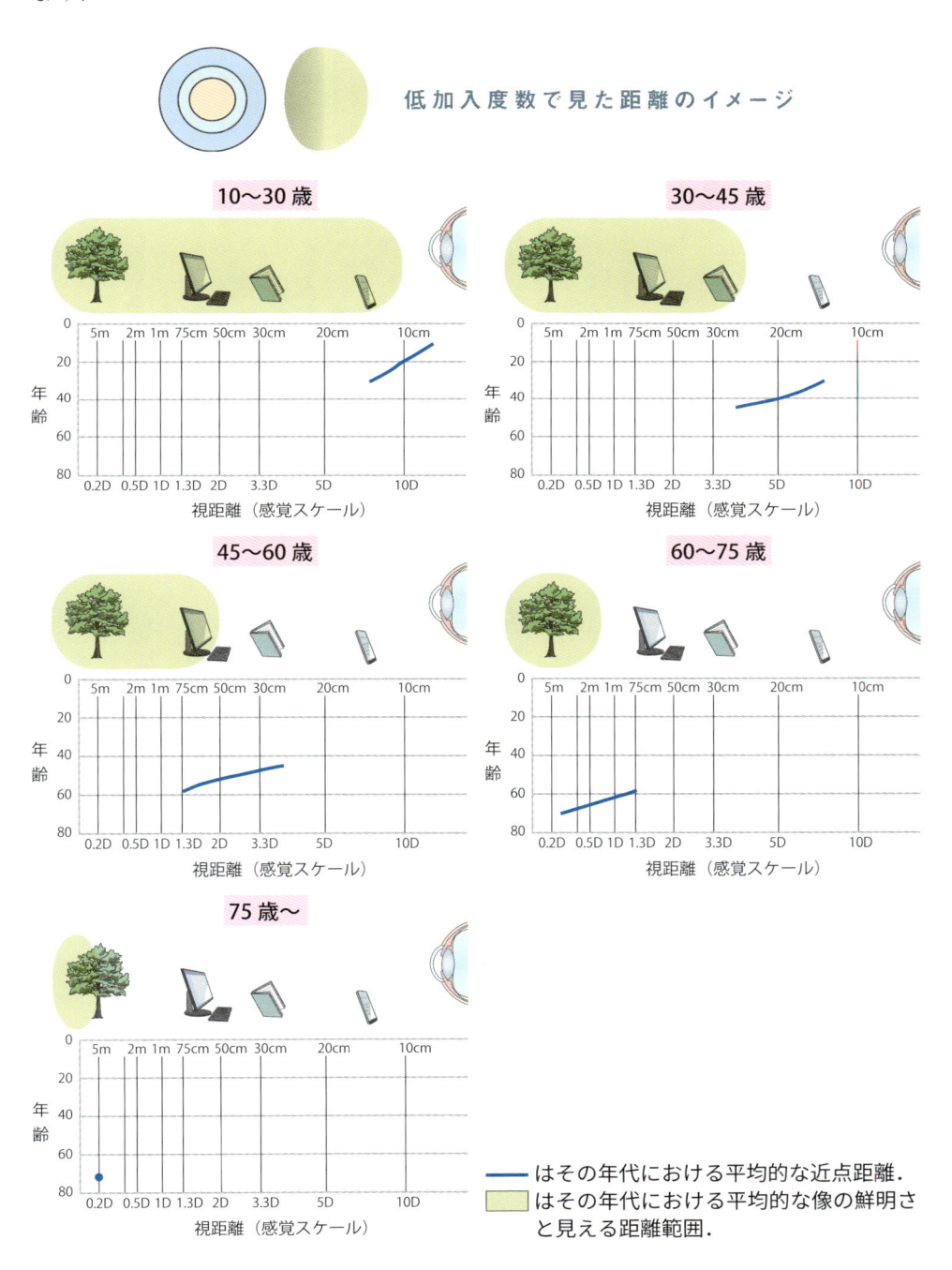

低加入度数で見た距離のイメージ

―― はその年代における平均的な近点距離．
▢ はその年代における平均的な像の鮮明さと見える距離範囲．

3．遠近両用レンズの中等度加入度数タイプにおける見え方の変化

　中等度加入度数の遠近両用SCLでは，遠くから近くまで全体に見え方の鮮明さが低下します．しかしその見え方に耐えられる人であれば，45歳頃までならば，スマートフォンの距離から遠くまで不自由なく見ることができます．60歳頃では読書距離から遠くまでは不自由なく快適に見ることができますが，スマートフォン画面の見え方には不満が残ります．

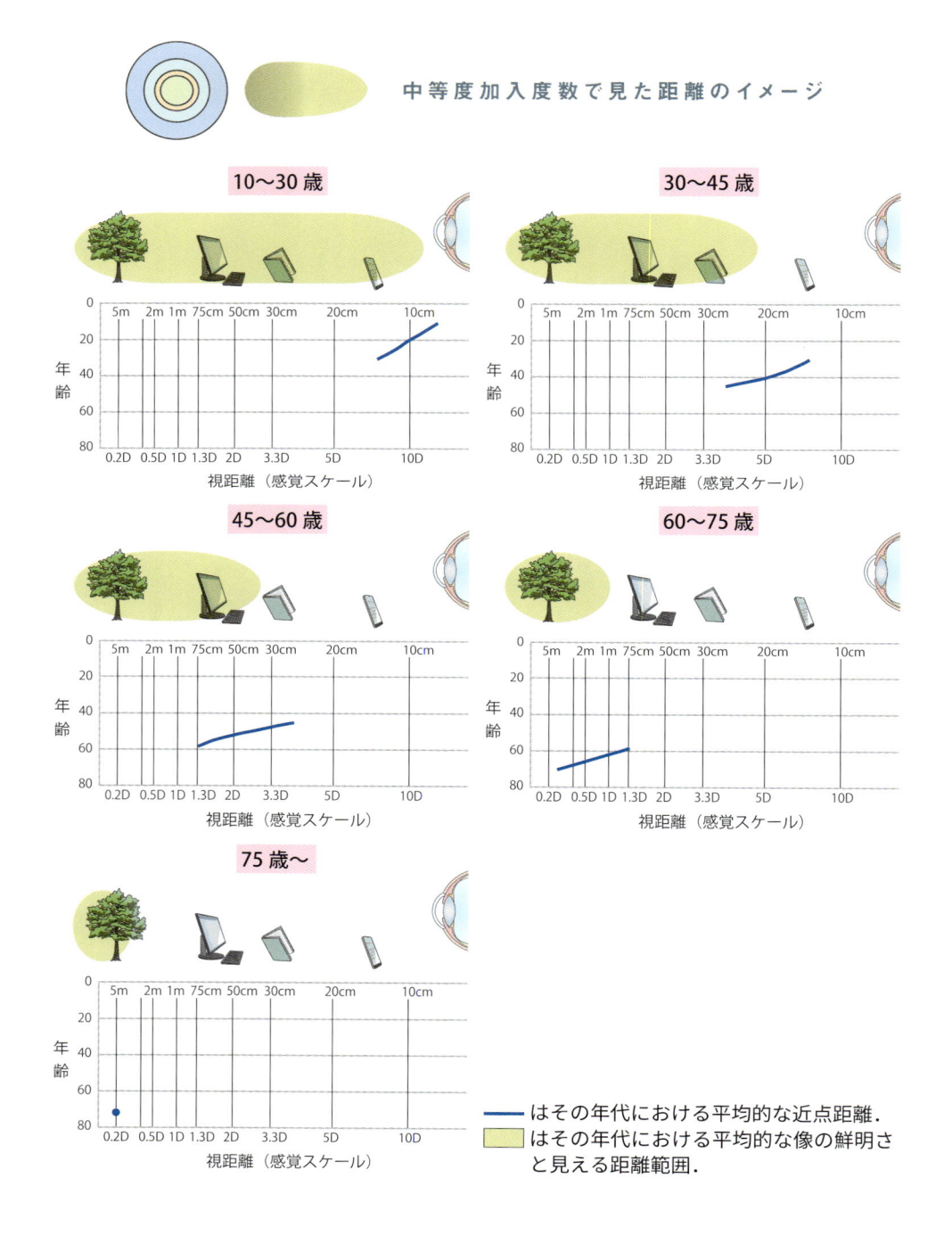

中等度加入度数で見た距離のイメージ

── はその年代における平均的な近点距離．

　　はその年代における平均的な像の鮮明さ
　　と見える距離範囲．

4. 遠近両用レンズの高加入度数タイプにおける見え方の変化

　高加入度数の遠近両用 SCL では，遠くから近くまで全体的な見え方の鮮明さは中等度加入度数よりもさらに低下します．しかしその見え方に耐えられる人であれば，60 歳以上になっても日常生活に不自由なく快適に見ることができます．それでも夜間や高速道路の自動車運転では見え方に不安が生じ，スマートフォンの文字も少し大きくしないと読み取れなくなります．

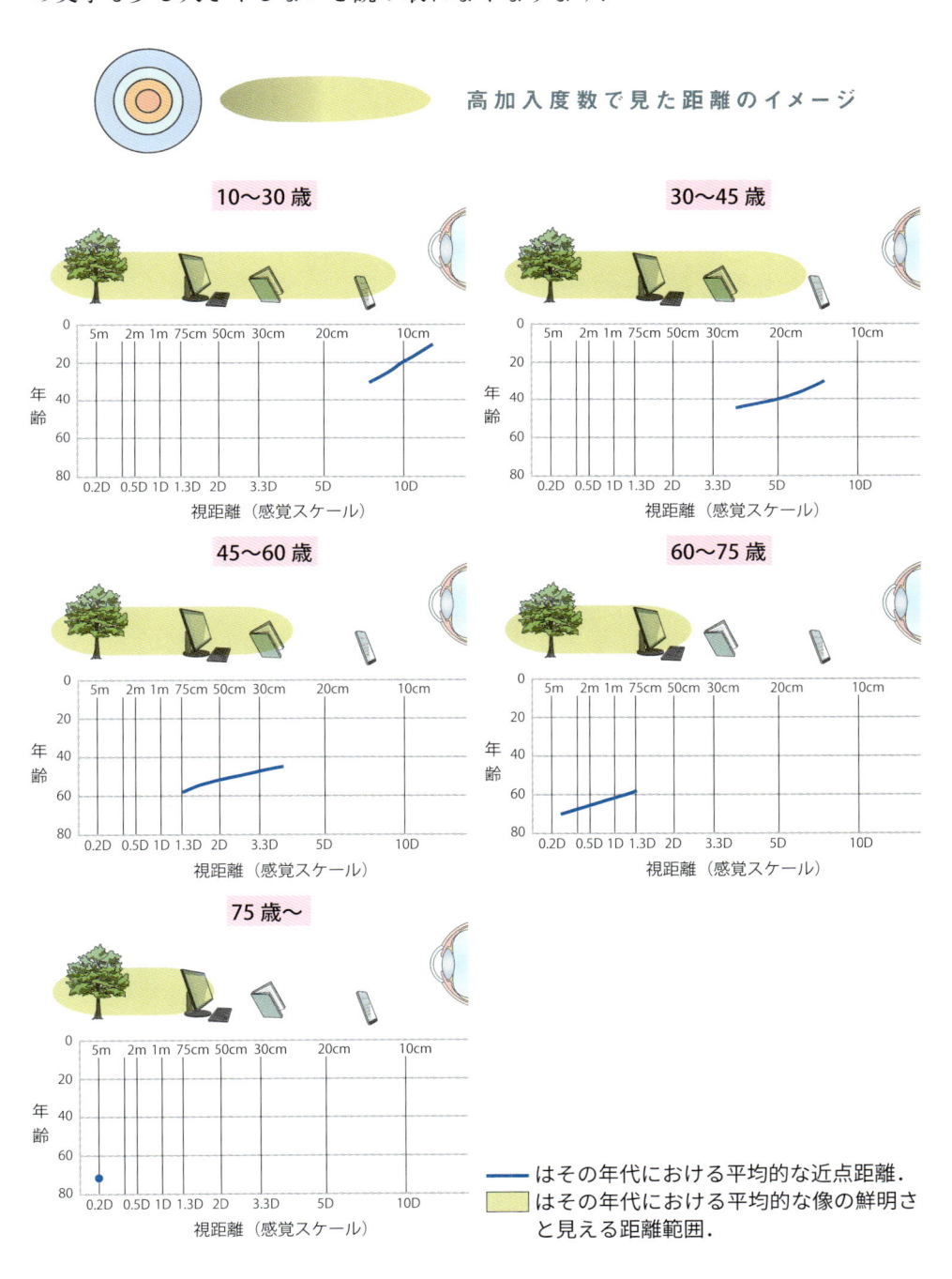

高加入度数で見た距離のイメージ

はその年代における平均的な近点距離．
はその年代における平均的な像の鮮明さと見える距離範囲．

遠近両用 SCL では加入度数が増すと朦朧が大きくなり，網膜像はぼけてきます．このボケ像を傍中心窩でうまく捉え，"不快な見え方" と感じないように大脳でうまく処理できる人だけが快適に使用することができます．わずかなボケ像にも不快を訴える症例には，どんなにがんばっても遠近両用 SCL は処方できないことを理解しておきましょう．

2. 処方難易度と症例の特徴

遠近両用 SCL を処方する難易度は，症例の特徴で大まかに分類することができます．

最も処方が容易な症例

遠近両用 SCL の装用に最も向いているのは，裸眼遠方視力が低下している未矯正の遠視眼です．この症例はコンタクトレンズの装用自体を拒むことが多いですが，一度装用して快適さを体験すれば使用のモチベーションが高まり，継続して装用したいと思うようになります．

● 処方のコツ

オートレフ値に ＋1.00 D を加えた遠用重視タイプの低加入度数の遠近両用 SCL を選択してみましょう．裸眼よりも少しだけ遠くがよく見えて，裸眼よりも近くがよく見える状態を提供できれば，処方は大成功です．遠くを最大限見える矯正を提供すると手元の見え方に不足を感じて，近くの見え方も改善するように求められます．そこで，加入度数を上げると遠くの見え方が悪くなり遠近両用 SCL に不満が生じて，処方に失敗します．遠くの見え方は低下してきた裸眼視力よりもわずかに良い程度に抑えて，近くの見え方の改善を目指すのがコツです．

● 注 意

すでに老眼鏡を使用している患者では，一気に処方の難易度が高くなります．老眼鏡で近くがよく見える状態を経験している人では，SCL でも同じように近くが見える状態を望む傾向があります．遠近両用 SCL では老眼鏡と同様にくっきりと手元が見えるようにはできないことを納得させられれば，処方は可能です．

2 番目に処方が容易な症例

　次に遠近両用 SCL の装用に向いているのが，手元作業が多く低矯正の単焦点コンタクトレンズで過ごしている近視眼です．この症例は中間距離重視タイプの遠近両用 SCL を選択してみましょう．コンタクトレンズを使用したいというモチベーションが高いため，遠近両用 SCL の見え方を受け入れてくれやすいです．遠近両用 SCL の存在を知らない患者が多い印象があります．

● 処方のコツ

　使用中のコンタクトレンズ度数に−0.50 D あるいは−0.75 D を加えた，中間距離重視タイプの低加入度数あるいは中等度加入度数の遠近両用 SCL を選択してみましょう．中間距離重視タイプの遠近両用レンズは，中間距離の見え方が単焦点レンズで度数を下げて見ていた中間距離の見え方とそれほど変わりません．遠くの見え方は，度数を下げて使用していた単焦点レンズの見え方よりも鮮明に見えますので，満足度は高くなります．

● 注 意

　老眼鏡や自動車運転用の眼鏡などを併用している患者へは，処方の難度が極端に高くなります．遠近両用 SCL は単焦点レンズ眼鏡を併用しても，単焦点 SCL と単焦点レンズ眼鏡を組み合わせたときのようには鮮明に見えません．そのため，これまで使用していた単焦点 SCL と単焦点レンズ眼鏡の組み合わせのほうが，見え方に対する満足度は高くなります．もちろん，遠近両用 SCL の度数や眼鏡の加入度数を調整しても，単焦点 SCL と単焦点レンズ眼鏡の組み合わせに優る矯正は提供できません．

3 番目に処方が容易な症例

　次に遠近両用 SCL の装用に向いているのが，過矯正のコンタクトレンズを装用中で眼精疲労の症状がある場合です．この症例は調節機能に異常があることが多いです．過矯正を是正した度数で低加入度数の遠近両用 SCL を用い，遠くの視力は今までより悪くなることを承諾してもらいましょう．

● 処方のコツ

　比較的若年者に多いため，年齢からすると遠近両用 SCL の使用を躊躇されま

Chapter
1
最適解を導くための前提知識

Chapter
2
快適さが得られる矯正度数の最適解

Chapter
3
コンタクトレンズ処方の最適解

Chapter
4
臨床症例で学ぶ最適解

すが，"調節異常の緩和のため"と説明して装用してもらいましょう．疲れにくく快適な見え方のため，処方が成立します．ポイントは，累進屈折力レンズの加入度数は控えめに，朦輪の拡大をイメージして処方することです．

● 注 意

これまで装用していた矯正用具の度数が強すぎであったことが眼精疲労の原因だとしっかり説明して，理解してもらいましょう．遠くの見え方にある程度の妥協をしてもらえ，疲れの減少に意識を向けてもらえれば，処方は成功です．

朦輪のイメージで変わる遠近両用ソフトコンタクトレンズ処方

遠近両用 SCL は，レンズに収差を加えることで朦輪を拡大するレンズです．すなわち，「加入度数を増す」とは「収差を大きくする」ことを意味します．そして，収差の設計は銘柄によって異なりますが，累進屈折力レンズの加入度数による見え方が変化する方向性は同じなのです．当然ですが，個人の眼もそれぞれ異なる収差をもっています．この個人の眼の収差と遠近両用 SCL がもつ収差が合わさって 1 つの朦輪をつくり，網膜に映像を投影します．

そのため，ある銘柄のテストレンズを装用したときに全く快適な見え方が得られなかった場合には，同じ銘柄のレンズで度数を変更するよりも別の銘柄を試すほうが効果的です．もちろんこのときには，低加入度数のレンズで試します．そのレンズである程度の妥協が得られ，使えそうであることがわかり，もし手元をもう少し鮮明に見えるようにしたいという希望があれば，基本度数を変えずに加入度数を上げて調整します．そのときには「遠方の見え方が悪くなるのは避けられませんよ」と説明します．

遠近両用 SCL の処方スキルは，"マッチングテクニック"だと思えてきます．遠近両用 SCL の収差が個人の眼の収差とうまく調和すると，眼の負担を軽減する快適な「偽調節」（焦点の奥行き）が得られます．このしくみがイメージできるようになると，処方の成功率が大きく上がるでしょう．1 つの銘柄だけで挑戦しないで，患者の眼と相性の良いレンズが選択できるように複数の銘柄を取り扱うことが大切です．

処方に慣れても躊躇する難しい症例

逆に，遠近両用SCLを処方した経験が増えてレンズの選択に慣れたとしても，処方を躊躇する症例が一定数存在します．

①近業を裸眼で行っている近視眼
②遠方視力が良好な遠視眼
③過矯正のコンタクトレンズに老眼鏡を併用している近視眼
④老眼鏡を使用している遠視眼

これらの症例は，遠近両用SCLを装用すると必ずどこかの距離が現状の矯正よりも見えにくくなります．①〜④の特徴をもつ患者には，遠近両用SCLを試みてもよいですが，深入りしないことが大切です．「あなたが裸眼あるいは眼鏡でよく見える距離は，どのような遠近両用SCLを用いても，裸眼や眼鏡と同じように鮮明に見えるようにはできません」としっかり伝えることが大切です．そのうえでも見え方に納得してもらえなければ，早々に撤収するのが賢明です．

3. 球面度数の決め方と処方時の注意点

遠近両用SCLを使用して快適な見え方を提供するために，処方する球面度数を次の流れで決定します．

球面度数決定の流れ

①オートレフ値を参照して，最良視力が得られる最弱屈折値（自覚的屈折値）を求める．
②自覚的屈折値を参照して，両眼同時雲霧法で最適矯正度数を求める．
③最適矯正度数の頂点間距離補正値を求めて，コンタクトレンズ度数とする．
④コンタクトレンズ使用中であればオーバーレフ値を用いて追加矯正度数を求め，両眼同時雲霧法で最適追加矯正度数を求めて，処方するコンタクトレンズ度数を決定する．

最大の注意点

　処方時には遠近両用SCLのテストレンズを装用した状態で，追加矯正を行わないことが重要です．その理由は，遠近両用SCLを装用して遠くが最も見えやすい状態が，レンズの遠用度数部分を通して見ているときとは限らないからです．テストレンズの装用直後に矯正度数を変更すれば，中間距離や近用度数で遠くを見る矯正を求めてくることもあり得ます．

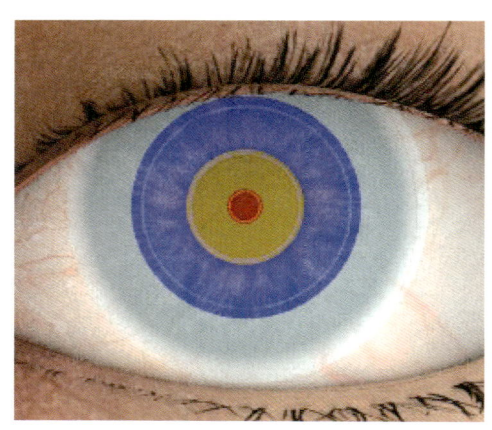

● 近用度数
● 中間距離度数
● 遠用度数

遠近両用SCLの度数分布（レンズの種類によって多少異なる）．

　特に中間距離重視タイプでは，中間距離の部分が最も鮮明に見える度数に感じる傾向があります．遠近両用SCLを装用した状態で追加度数を求めようとすると，中間距離で遠くが最も見えやすい度数を選択してしまいます．しかも，中間距離の度数は累進屈折力レンズに設計されていることが多いので，やはり遠くも鮮明には見えません．遠近両用SCLでは，遠用度数で網膜に結像する遠くの映像を脳が自然に受け入れられるかどうかが，処方成否の重要なポイントとなります．
　また，遠近両用SCLを処方する際は，その場で最終度数を決定しようとしないことが大切です．度数の変更は，患者が遠近両用SCLの装用に慣れてから行います．トライアルSCLを3種類試しても見え方に満足しない場合には，「遠近両用SCLの不耐症です」と伝えて，処方を中止します．

Chapter
1
最適解を導くための前提知識

Chapter
2
快適さが得られる矯正度数の最適解

Chapter
3
コンタクトレンズ処方の最適解

Chapter
4
臨床症例で学ぶ最適解

4. 装用のための使い方指導

　遠近両用 SCL の最終度数を決定する前に，まずはトライアル SCL をテスト装用し，患者に見え方についてしっかりと説明します．

説明のポイント

- 遠近両用 SCL は見え方に慣れると見やすくなるため，SCL は 1 日の途中から使うより起床直後から使用したほうが見やすい．
- 目つき（眼瞼の開瞼程度や横目使いなど）を変えると，見え方が変わる．
- 見え方に満足しない場合は，見たいところを見たまま顔を左右上下斜め方向に振ってみると，眼と SCL の位置関係がわずかにずれて見え方が変わる．

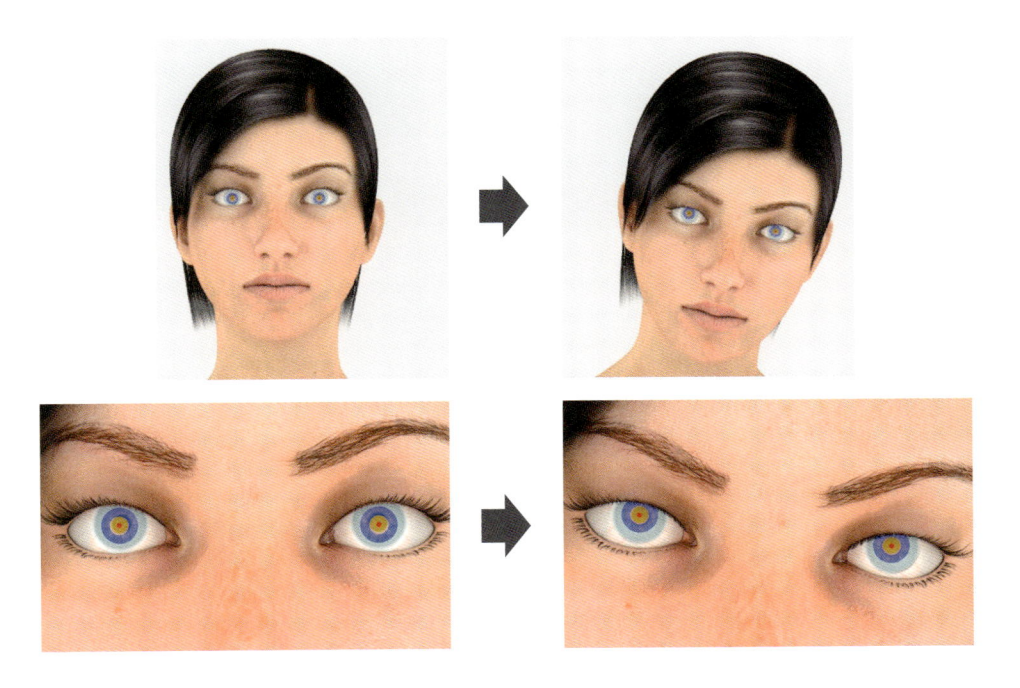

　「もし，遠くの掲示板の文字が見えにくいときには，見たいところを見たまま，首を傾げてみてくだい．ゆっくり動かしていくとわずかに見やすいところと見えにくいところが出てきます．この見やすい位置はいつでも同じように見えるので，見やすい位置を覚えて，使えるようにしましょう．速く動かしすぎると見えやすいところを通り越してしまうので，できる限りゆっくり顔を動かしてください」と話しただけで，遠近両用 SCL を快適に利用できるようになった患者も多くいます．

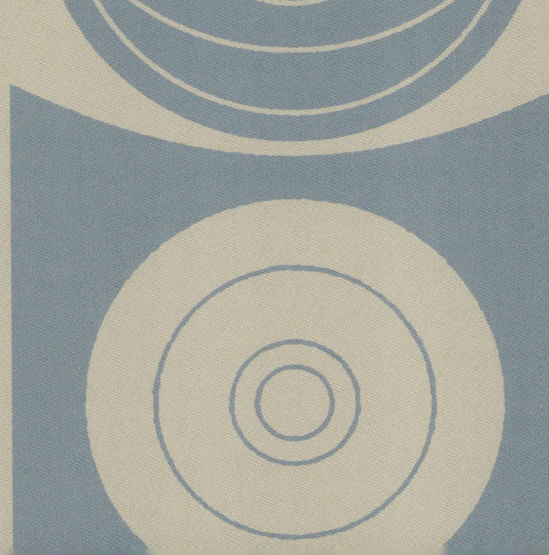

Chapter **4**

臨床症例で学ぶ
最適解

症例 1 初めての装用① 基本の処方

(23歳 女性 職業 事務職)

主訴

コンタクトレンズを装用したい

希望のコンタクトレンズ

1日使い捨てSCL

現症

これまでは必要なときだけ眼鏡を使用していた

眼とまぶたの形状

普通の眼．指による開瞼で容易に四白眼が作れる

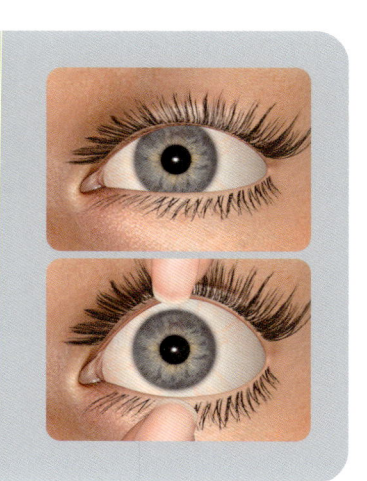

検査結果①

視力

RV＝0.5（1.2×S−2.00 D），LV＝0.4（1.2×S−2.75 D）

オートレフ値

R）S−2.50 D⌒C−0.50 D Ax156°，L）S−3.25 D⌒C−0.25 D Ax24°

ケラトメータ値

R）7.92 mm／7.67 mm　C−1.25 D Ax175°

L）7.91 mm／7.66 mm　C−1.25 D Ax73°

所持眼鏡

R）S−1.75 D，L）S−1.75 D

POINT

●使用中の眼鏡度数で特に不満はない．

●普通の眼で，眼瞼も普通の軟らかさ．装脱に必要な開瞼幅は容易に確保できる．

●角膜乱視は両眼ともに−1.25 Dであるが，全乱視が小さく，自覚的屈折検査
　では乱視矯正の必要性は感じない．

●標準的な規格のSCLで問題ない．

検査結果②

両眼同時雲霧法の視力
BV = 1.2 × [R) − 1.75 D, L) − 2.00 D]

涙液メニスカス
左右眼ともに（＋）

涙液層破壊時間
左右とも 10 秒以上

弱主経線角膜曲率半径
R) 7.92 mm, L) 7.91 mm

POINT

● 両眼同時雲霧法では快適な矯正が得られている.

● 角膜曲率半径は標準的な大きさであり, 涙液層破壊時間の結果からも SCL の装用に問題はないと判断できる.

● 眼鏡は左右で同じ度数であるが, 両眼同時雲霧の左右眼の見え方バランスでは 0.25 D の差がある. 眼鏡と同じように左右が同じ度数でもよいかもしれないが, 両眼同時雲霧時の左右バランスに違和感はなかったので, 両眼同時雲霧法のままの度数で試してみよう.

● ソフトコンタクトレンズの選択

1. **ベースカーブは弱主経線角膜曲率半径＋1 mm±0.2 mm が理想. B.C. 8.8 mm を選択**

2. **コンタクトレンズの度数は頂点間距離補正が必要ない範囲**

● トライアルレンズの選択

R) B.C. 8.8 mm/ P −1.75 D/ Size 14.1 mm

L) B.C. 8.8 mm/ P −2.00 D/ Size 14.1 mm

フィッティングの確認

矯正視力
BV = 1.2 × SCL

POINT

● 両眼ともにセンタリングは良好. 瞬目ごとの動きも適切である.

● 上方視の動きは適切である.

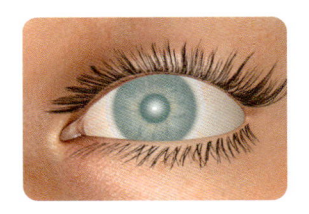

- SCL 周辺部に圧迫や浮き上がりの所見はない.
- 装用感は良好で，見え方に不満はない.

処方時の患者説明

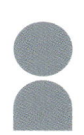

眼とまぶたの形状は標準的なので，SCL の使用に問題はないと思います．ただし，SCL も眼にとっては異物なので，正しい扱い方を覚えましょう．これからお教えするクリーンケアを必ずマスターして，続けてください.

経過

3日間テストレンズを使用した後の受診時

矯正視力

$RV = 1.0 \times SCL$，$LV = 1.0 \times SCL$，$BV = 1.2 \times SCL$

特に異常を認めないことを確認して，1日使い捨て SCL を処方した.

本処方のポイント

　患者の眼とまぶたの形状は普通の眼で，眼瞼の柔軟性もよい．角膜曲率半径は，標準的な SCL で快適なフィッティングが得られる範囲にある．ただし，角膜は中央と周辺部で曲率半径が異なっているので，ケラトメータの値だけでベースカーブが決められるものではない．必ずテストレンズを装用して，SCL の動きと結膜への圧迫所見を詳細に観察する．理想的なフィッティングでは，SCL は角膜の上で涙液に浮いているように適合している．吸着した状態は適切なフィッティングではなく眼の健康を損なうので，絶対に避けなければならない．本症例では，眼鏡は左右同じ度数であったがオートレフ値と自覚的屈折検査で左右眼の度数差があった．そのため，両眼同時雲霧法の結果で得られた快適な度数をそのまま採用して処方した.

　コンタクトレンズの診療は SCL を処方して終わるのではなく，処方がコンタクトレンズ診療の始まりであると認識すべきである.

Chapter
1
最適解を導くための前提知識

Chapter
2
快適さが得られる矯正度数の最適解

Chapter
3
コンタクトレンズ処方の最適解

Chapter
4
臨床症例で学ぶ最適解

症例
2

単焦点ソフトコンタクトレンズ（球面）

初めての装用②
角膜曲率半径が標準の上三白眼

30歳 男性 職業 営業職

主訴

コンタクトレンズを使用したい

希望のコンタクトレンズ

1日使い捨て SCL

現症

現在の眼鏡で見え方は問題ない．営業で外出するときにコンタクトレンズを使用したい

眼とまぶたの形状

上三白眼

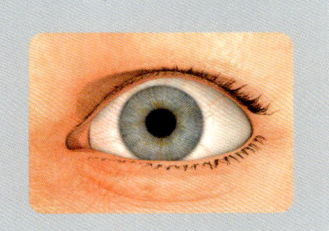

検査結果①

視力

RV = 0.4（1.2 × S − 3.25 D ○ C − 0.50 D Ax180°）

LV = 0.3（1.2 × S − 3.75 D ○ C − 0.25 D Ax170°）

オートレフ値

R）S − 3.75 D ○ C − 1.00 D Ax2°

L）S − 4.25 D ○ C − 0.75 D Ax167°

ケラトメータ値

R）7.94 mm／7.67 mm　C − 1.25 D Ax5°

L）7.90 mm／7.63 mm　C − 1.50 D Ax172°

所持眼鏡

R）S − 3.25 D ○ C − 0.50 D Ax180°

L）S − 3.50 D ○ C − 0.25 D Ax180°

2年前に作製

POINT

●眼鏡では乱視が完全に矯正されている．

- 所持眼鏡での見え方には特に不満はない.
- 全乱視よりも角膜乱視が少し強いが，SCL なので硬めの素材を選べば乱視用レンズを使うほどではない．球面度数のみで進める.

検査結果②

両眼同時雲霧法の視力

$$BV = 1.2 \times [\text{R})S - 3.25\,D \bigcirc C - 0.50\,D\ Ax180°,$$
$$\text{L})S - 3.50\,D \bigcirc C - 0.25\,D\ Ax170°]$$

涙液メニスカス

左右眼ともに（＋）

涙液層破壊時間

左右とも 10 秒以上

弱主経線角膜曲率半径

R）7.94 mm，L）7.90 mm

POINT

- 両眼同時雲霧法では快適な矯正が得られている.
- 涙液層破壊時間の結果から，SCL の装用に問題はないと判断できる.
- 上三白眼なのでレンズサイズは上眼瞼に届く程度，SCL が上眼瞼で押し下げられず，下眼瞼にずれ込まないように支えられるベースカーブがほしい.
- 角膜曲率半径は標準，フラットすぎると SCL が下眼瞼で押し上げられる．反対にスティープすぎると固着する．センタリングとフィッティングを確認する.

● ソフトコンタクトレンズの選択

1. ベースカーブは弱主経線角膜曲率半径＋1 mm±0.2 mm が理想．上三白眼のためサイズは大きめの 14.2 mm，ベースカーブは 8.7 mm を選択してみる
2. コンタクトレンズの度数は頂点間距離補正が必要ない範囲だが，今までの眼鏡の乱視矯正を考慮する

● トライアルレンズの選択

R）B.C. 8.7 mm/ P −3.50 D/ Size 14.2 mm
L）B.C. 8.7 mm/ P −3.50 D/ Size 14.2 mm

フィッティングの確認

矯正視力

$$BV = 1.2 \times SCL$$

POINT

- 両眼ともに SCL のセンタリングは良好. 瞬目ごとの動きは明確に確認できる.
- 上方視でも, SCL は下眼瞼にずれ込まない.
- SCL の結膜への圧迫や締め付けの所見はない.
- 装用感に問題はなく, 見え方に不満はない.

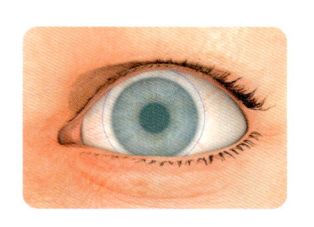

処方時の患者説明

角膜曲率半径は標準ですが, 上三白眼です. SCL のベースカーブがフラットすぎると SCL が下眼瞼で押し上げられるし, 反対にスティープすぎると固着します. サイズは少し大きめで試してみます. レンズの動きとセンタリングが良いので, これで 2〜3 日間試してみましょう.

経過

初めての SCL 使用なので, 丁寧かつ確実に装用指導を行った. 自分で装用してもらった後に, 前眼部を細隙灯顕微鏡で観察する. SCL は異物を挟むことなく適切に装用されていた. 左右各 3 枚のテストレンズを渡して, 診療を終了した.

3 日後の再診時

矯正視力

RV = 1.2×SCL, LV = 1.2×SCL, BV = 1.2×SCL

特に異常を認めないことを確認して, 1 日使い捨て SCL を処方した.

本処方のポイント

　通常は, 上眼瞼と角膜が SCL の上部を挟み込んで装用を安定させるが, 上三白眼では開瞼時に上眼瞼が角膜の上に位置しない. SCL の上縁がわずかでも上眼瞼でくわえ込めていれば, SCL が下方にずれ落ちるのを抑制できる. 下眼瞼が SCL を押し上げたり, SCL が下眼瞼にずれ込んだりしてセンタリングが損なわれないようなベースカーブとレンズ素材の選択が大切である. ベースカーブが過度にフラットであれば前者になり, 表面が過度に滑りやすいと後者になる. 瞬目ごとに SCL が適切に動き, センタリングが良好なレンズを選びたい.

初めての装用③
角膜曲率半径が標準の四白眼

（ 18歳 女性 職業 学生 ）

主訴
コンタクトレンズを使いたい

希望のコンタクトレンズ
特になし

現症
これまで眼鏡で特に問題はないが，文化祭のときにコンタクトレンズを使いたい

眼とまぶたの形状
四白眼

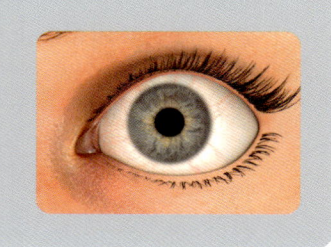

検査結果①

視力
RV＝0.3（1.2×S－3.75 D），LV＝0.5（1.2×S－3.00 D）

オートレフ値
R）S－4.25 D⌒C－0.75 D Ax15°，L）S－3.50 D⌒C－0.75 D Ax169°

ケラトメータ値
R）7.94 mm／7.64 mm　C－0.75 D Ax174°
L）7.95 mm／7.67 mm　C－0.75 D Ax171°

所持眼鏡
R）S－3.50 D，L）S－2.50 D
3ヵ月前に新調

POINT

● 自覚的屈折検査では，両眼ともに乱視矯正の必要性は感じない．

● 所持眼鏡は適正矯正である．

● 眼鏡の見え方で問題はないので，同じ程度の矯正を考える．

検査結果②

両眼同時雲霧法の視力

BV = 1.2 × [R) S − 3.50 D, L) S − 2.50 D]

涙液メニスカス

左右眼ともに（＋）

涙液層破壊時間

左右とも 7 秒．問題はないがやや短めである．四白眼が影響しているかもしれない

弱主経線角膜曲率半径

R）7.94 mm, L）7.95 mm

POINT

- 両眼同時雲霧法では快適な矯正が得られている．眼鏡度数と同じ．
- 涙液層破壊時間は少し短めではあるが，涙液メニスカスが十分に観察できるので，SCL の装用に問題はないと判断できる．
- 乾燥に強い素材の SCL を用いる．

● ソフトコンタクトレンズの選択

1. ベースカーブは弱主経線角膜曲率半径＋1 mm±0.2 mm が理想．四白眼のため，少しきつめに B.C. 8.8 mm を選択
2. コンタクトレンズの度数は頂点間距離補正が必要ない範囲

● トライアルレンズの選択

R）B.C. 8.8 mm/ P −3.50 D/ Size 14.1 mm

L）B.C. 8.8 mm/ P −2.50 D/ Size 14.1 mm

フィッティングの確認

矯正視力

BV = 1.2 × SCL

- 両眼ともに SCL のセンタリングは良好で，瞬目ごとの動きも良好．
- SCL の結膜への圧迫や締め付けの所見はない．
- 装用感に問題はなく，見え方に不満はない．

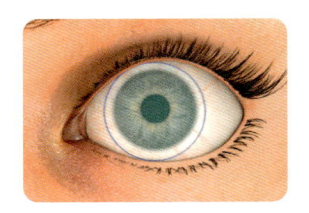

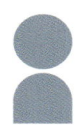

ぱっちりした四白眼で涙の量は十分あります．しかし涙の質がやや不足気味ですので，乾燥に強いタイプの SCL であれば問題はないと思います．2〜3 日間使用してみて，大丈夫そうであれば処方しましょう．

経過

初めての SCL 使用なので，丁寧かつ確実に装用指導を行った．自分で装用してもらった後に前眼部を細隙灯顕微鏡で観察すると，問題はなさそうであった．左右各 3 枚のテストレンズを渡して，診療を終了した．

3 日後の再診時

矯正視力

RV = 1.0 × SCL，LV = 1.0 × SCL，BV = 1.2 × SCL

特に異常を認めないので，1 日使い捨て SCL を処方した．

本処方のポイント

　通常は，上眼瞼と角膜が SCL の上部を挟み込んで装用を安定させるが，本症例は四白眼なので開瞼時に上眼瞼によるレンズの圧迫が少ない．急な瞬目であっても，SCL がずれたり外れたりしないようなレンズを選択する必要がある．角膜曲率半径は標準範囲内なので，安定して装用できる SCL のベースカーブは右眼 8.61〜9.01 mm，左眼 8.56〜8.96 mm である．ベースカーブの選択に問題はないが，涙液層破壊時間を考慮して，乾燥に強い素材を勧める．処方時には，少し開瞼を維持した後で急に強い瞬目をしてもらい，SCL が角膜上で過度に動いたり脱落しそうにならないかを確認しておくことが大切である．

Chapter
1
の前提知識
最適解を導くため

Chapter
2
快適さが得られる
矯正度数の最適解

Chapter
3
コンタクトレンズ
処方の最適解

Chapter
4
臨床症例で学ぶ
最適解

単焦点ソフトコンタクトレンズ（球面）

症例 4　初めての装用④　角膜曲率半径が大きめの四白眼

16歳 女性 職業 学生

主訴

コンタクトレンズを初めて装用したい

希望のコンタクトレンズ

初めてなので1日使い捨て SCL にしたい

現症

これまでは眼鏡を常用している

眼とまぶたの形状

四白眼．上下眼瞼ともに少し硬め

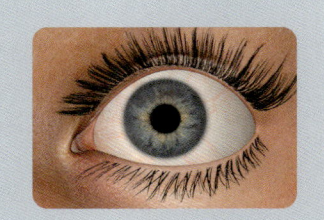

検査結果①

視力

$RV = 0.3(1.2 \times S - 3.00\,D)$，$LV = 0.5(1.2 \times S - 2.50\,D)$

オートレフ値

R）$S - 3.50\,D \subset C - 0.25\,D\ Ax134°$，L）$S - 2.75\,D \subset C - 0.50\,D\ Ax24°$

ケラトメータ値

R）$7.95\,mm / 7.78\,mm$　$C - 1.25\,D\ Ax175°$

L）$7.99\,mm / 7.74\,mm$　$C - 1.25\,D\ Ax177°$

所持眼鏡

R）$S - 3.00\,D$，L）$S - 2.25\,D \subset C - 0.50\,D\ Ax180°$

3ヵ月前に新調

POINT

- 自覚的屈折検査では，左眼の乱視矯正の必要性を感じない．
- 所持眼鏡での見え方には特に不満はない．
- $C - 0.75\,D$ 未満の乱視用 SCL は製造されていないので，このまま球面度数のみで進める．

検査結果②

両眼同時雲霧法の視力

$BV = 1.2 \times [R) - 2.75\ D,\ L) - 2.25\ D]$

涙液メニスカス

左右眼ともに（＋）

涙液層破壊時間

左右とも 10 秒以上

弱主経線角膜曲率半径

R）7.95 mm，L）7.99 mm

> **POINT**
> - 両眼同時雲霧法では快適な矯正が得られている．
> - 涙液層破壊時間の結果から，SCL の装用に問題はないと判断できる．

● ソフトコンタクトレンズの選択

1. **ベースカーブは弱主経線角膜曲率半径＋1 mm±0.2 mm が理想．四白眼で眼瞼のくわえ込みによる SCL の安定が得られないので，少しきつめに B.C. 8.8 mm を選択**
2. **コンタクトレンズの度数は頂点間距離補正が必要ない範囲**

● トライアルレンズの選択

R）B.C. 8.8 mm/ P −2.75 D/ Size 14.1 mm

L）B.C. 8.8 mm/ P −2.25 D/ Size 14.1 mm

フィッティングの確認

矯正視力

$BV = 1.2 \times SCL$

- 両眼ともに SCL のセンタリングは良好．瞬目ごとの動きはわずかだが明確に確認できる．
- 上方視では，動きは少ないがしっかり確認できる．
- SCL の結膜への圧迫や締め付けの所見はない．
- 装用感に問題はなく，見え方に不満はない．

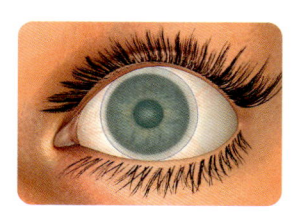

処方時の患者説明

四白眼で角膜曲率半径が標準より少し大きめなので，SCL の使用は難しいかもしれません．うまく合うレンズがあったらラッキーだと思います．できるだけ眼に合いそうなレンズを試してみましょう．

経過

初めての SCL 使用なので，丁寧かつ確実に装用指導を行った．自分で装用してもらった後に前眼部を細隙灯顕微鏡で観察すると，SCL は適切に装用されていた．

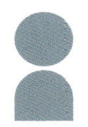

うまく装用できていても，瞬きの間隔が長くなったときに強く瞬きをすると，SCL がつぶれて外れてしまうことがあります．必ず眼鏡や予備の SCL を持ち歩くように心掛けてください．

左右各 3 枚のテストレンズを渡して，診療を終了した．

3 日後の再診時

矯正視力

RV = 1.0 × SCL，LV = 1.0 × SCL，BV = 1.2 × SCL

特に異常を認めないことを確認して，1 日使い捨て SCL を処方した．

本処方のポイント

　通常は，上眼瞼と角膜が SCL の上部を挟み込むことで装用を安定させるが，四白眼では開瞼時に上眼瞼が角膜の上に位置しない．さらに本症例は角膜曲率半径が大きめであるため，上眼瞼が SCL を上方に引き上げる力が加わりにくい．そのため，ベースカーブは少しきつめで，サイズはやや大きめの SCL を選択した．また，素材が少し硬めの SCL を試してみたところ，上眼瞼が SCL をわずかにくわえ込み，SCL の下方ずれを生じることなく安定した装用ができた．

　角膜曲率半径が大きい四白眼では特に，強く瞬目したときに SCL が外れてしまうことがあるので，薄くて軟らかい素材の SCL は避けたほうがよい．また，SCL の処方が難しいことを事前に患者へ伝えておくと，処方するときに処方者の心理的負担が軽減される．

症例 5

初めての装用⑤ 角膜曲率半径が大きめで，涙液メニスカスがやや少ない

19歳 女性 職業 学生

主訴

コンタクトレンズを使いたい

希望のコンタクトレンズ

初めてなので1日使い捨て SCL にしたい

現症

これまでは眼鏡で矯正している．今の眼鏡はあまりよく見えないが，不自由はしていない

眼とまぶたの形状

普通の眼

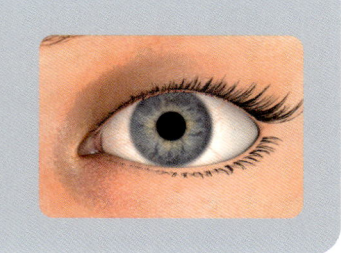

検査結果①

視力

$RV = 0.2(1.2 \times S - 5.00\,D)$，$LV = 0.2(1.2 \times S - 4.50\,D)$

オートレフ値

R）$S - 5.50\,D \subset C - 0.50\,D\ Ax70°$，L）$S - 5.00\,D \subset C - 0.75\,D\ Ax123°$

ケラトメータ値

R）8.07 mm／7.87 mm　$C - 1.00\,D\ Ax5°$

L）8.14 mm／7.91 mm　$C - 1.00\,D\ Ax168°$

所持眼鏡

R）$S - 4.00\,D$，L）$S - 3.50\,D$

1年前に作製

POINT

●他覚的屈折検査では弱い乱視を認めるが，自覚的屈折検査では乱視矯正の必要性を認めない．

●使用中の眼鏡で乱視は矯正されていない．

●角膜曲率半径がやや大きめであることに配慮する．

Chapter
1
最適解を導くための前提知識

Chapter
2
快適さが得られる矯正度数の最適解

Chapter
3
コンタクトレンズ処方の最適解

Chapter
4
臨床症例で学ぶ最適解

検査結果②

両眼同時雲霧法の視力

$BV = 1.2 \times [R)S-4.75\,D,\ L)S-4.25\,D]$

涙液メニスカス

左右眼ともに（±）

涙液層破壊時間

左右とも 10 秒以上

弱主経線角膜曲率半径

R）8.07 mm，L）8.14 mm

POINT

● 両眼同時雲霧法では快適な矯正が得られている．

● 涙液メニスカスはやや少ないが涙液層破壊時間は十分なので，SCL の装用に問題はないと判断できる．

● ソフトコンタクトレンズの選択

1. ベースカーブは弱主経線角膜曲率半径＋1 mm±0.2 mm が理想．普通の眼で角膜曲率半径がやや大きめなので，B.C. 9.0 mm を選択

2. コンタクトレンズの度数は頂点間距離補正が必要で
   R）S−4.49 D，L）S−4.04 D

● トライアルレンズの選択

R）B.C. 9.0 mm/ P −4.25 D/ Size 14.2 mm

L）B.C. 9.0 mm/ P −4.00 D/ Size 14.2 mm

所持眼鏡が少し弱めの度数でも大きな不満はなさそうだったので，低い値に近似して選択する

フィッティングの確認

矯正視力

$BV = 1.2 \times SCL$

● 両眼ともに SCL のセンタリングは良好で，瞬目ごとの動きも良好．

● 上方視の動きも問題ない．

● SCL の結膜への圧迫や締め付けの所見はない．

● 装用感に問題はなく，眼鏡よりもはるかに見えて不満はない．

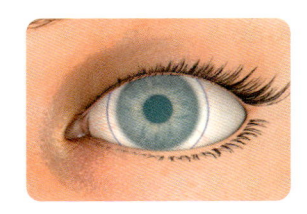

処方時の患者説明

普通の眼ですが角膜曲率半径がやや大きめのため，ベースカーブは 9.0 mm を使用してみましょう．涙の量はわずかに少なく感じますが涙の質は良好なので，SCL の装用に支障はないと思います．2〜3 日間使用してみて，問題がなければ処方しましょう．

経過

初めての SCL 使用なので，丁寧かつ確実に装用指導を行った．自分で装用してもらった後で，前眼部を細隙灯顕微鏡で観察すると SCL は適切に装用されていた．左右各 3 枚のテストレンズを渡して，診療を終了した．

3 日後の再診時

矯正視力

RV = 1.2×SCL，LV = 1.2×SCL，BV = 1.2×SCL

特に異常を認めないことを確認して，1 日使い捨て SCL を処方した．

本処方のポイント

　普通の眼であるため，眼瞼の形状による SCL の種類選択に配慮の必要はない．角膜曲率半径がやや大きめなので，安定して装用できる SCL のベースカーブは右眼 8.87〜9.27 mm，左眼 8.94〜9.34 mm である．B.C. 9.0 mm を選択すれば，特に問題はない．涙液メニスカスがやや少ないので，乾燥に強い素材の SCL を選択するよう配慮するのがよい．フラットなベースカーブの SCL では上方視でレンズが下方に過度にずれることがあるので，上方視時の SCL の動きに特に注意を払う必要がある．また，角膜の曲率半径が大きい症例では輪部の形状もフラットなことが多いので，SCL の周辺が結膜に食い込む所見がないことを入念に観察することが重要である．

Chapter
1
最適解を導くための前提知識

Chapter
2
快適さが得られる矯正度数の最適解

Chapter
3
コンタクトレンズ処方の最適解

Chapter
4
臨床症例で学ぶ最適解

単焦点ソフトコンタクトレンズ（球面）

症例 6 初めての装用⑥ 角膜曲率半径が大きめで，角膜乱視の矯正効果を期待

（ 19歳 男性 職業 学生 ）

主訴

コンタクトレンズを使用したい

希望のコンタクトレンズ

初めてなので1日使い捨てSCLがよい

現症

これまでは眼鏡を使用していて，見え方に特に不満はない

眼とまぶたの形状

普通の眼

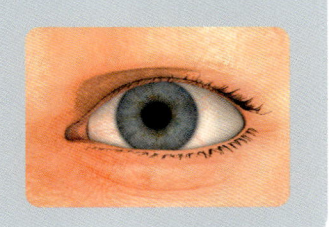

検査結果①

視力

$RV = 0.2(1.2 \times S - 7.00 \, D \bigcirc C - 0.75 \, D \, Ax160°)$

$LV = 0.2(1.2 \times S - 7.75 \, D \bigcirc C - 0.50 \, D \, Ax180°)$

オートレフ値

R）$S - 7.50 \, D \bigcirc C - 1.50 \, D \, Ax164°$，L）$S - 8.25 \, D \bigcirc C - 1.25 \, D \, Ax176°$

ケラトメータ値

R）$8.23 \, mm / 7.92 \, mm$　$C - 1.50 \, D \, Ax168°$

L）$8.26 \, mm / 8.01 \, mm$　$C - 1.25 \, D \, Ax177°$

所持眼鏡

R）$S - 6.50 \, D \bigcirc C - 0.75 \, D \, Ax180°$，L）$S - 6.50 \, D \bigcirc C - 0.75 \, D \, Ax180°$

2年前に作製

矯正視力：$RV = 0.8 \times JB$，$LV = 0.7 \times JB$

POINT

● 今まで処方された眼鏡では，乱視矯正が行われている．

● 所持眼鏡での見え方には特に不満はない．

検査結果②

両眼同時雲霧法の視力

$BV = 1.2 \times [R) S - 6.50\,D \frown C - 1.00\,D\ Ax160°,$

$L) S - 7.25\,D \frown C - 0.75\,D\ Ax180°]$

涙液メニスカス

左右眼ともに（＋）

涙液層破壊時間

左右とも 10 秒以上

弱主経線角膜曲率半径

R）8.23 mm，L）8.26 mm

POINT

- 所持眼鏡での両眼同時雲霧法では，快適な矯正が得られている．使用している眼鏡の度数は，右眼はほぼ適正矯正，左眼が若干弱く，わずかなモノビジョン矯正になっている．
- 涙液層破壊時間の結果から，SCL の装用に問題はないと判断できる．
- 製造されている乱視用 SCL の最小乱視度数は −0.75 D であり，全乱視と角膜乱視が一致していることから，少し硬い素材の SCL を用いれば乱視矯正の必要はなさそうである．

● ソフトコンタクトレンズの選択

1. ベースカーブは弱主経線角膜曲率半径＋1 mm±0.2 mm が理想．角膜乱視のわずかな矯正に期待して，少し硬めの素材で B.C. 9.0 mm を選択
2. コンタクトレンズの度数は頂点間距離補正が必要で

    R）S−6.03 D⌒C−0.75 D Ax160°

    L）S−6.67 D⌒C−0.63 D Ax180°

    これまでの眼鏡度数がやや低矯正であり，若干モノビジョン矯正になっている．SCL の矯正度数は，R）S−6.00 D，L）−6.00 D を試してみたい．

● トライアルレンズの選択

R）B.C. 9.0 mm/ P −6.00 D/ Size 14.2 mm

L）B.C. 9.0 mm/ P −6.00 D/ Size 14.2 mm

SCL 度数は，眼鏡のモノビジョン状態をそのまま採用する

フィッティングの確認

矯正視力

$BV = 1.2 \times SCL$

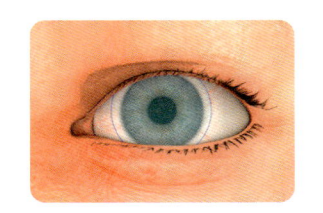

- 両眼ともに SCL のセンタリングは良好．瞬目ごとに動きはしっかりと確認できる．
- 上方視の動きも適切で，過度な動きはない．
- SCL の結膜への圧迫や締め付けの所見はない．
- 装用感に問題はなく，両眼での見え方に不満はない．

処方時の患者説明

普通の眼ですが角膜曲率半径は大きめなので，ベースカーブ9.0 mm がかろうじて使用できる眼です．眼鏡では乱視が矯正されていますが，全乱視が角膜乱視と同じなので，少し硬い素材の SCL を使用すれば大丈夫だと思います．

経過

初めての SCL 使用なので，丁寧かつ確実に装用指導を行った．自分で装用してもらった後で前眼部を細隙灯顕微鏡で観察すると，SCL は適切に装用されていた．左右各3枚のテストレンズを渡して，診療を終了した．

3日後の再診時

矯正視力

$RV = 1.0 \times SCL, \quad LV = 0.8 \times SCL(S - 0.75\,D), \quad BV = 1.2 \times SCL$

眼鏡と掛け替えても特に違和感はないとのことで，1日使い捨て SCL を処方した．

本処方のポイント

　本症例は眼瞼の形状が普通の眼なので，SCL の種類の選択は特にこだわらなくてもよい．角膜曲率半径が大きめで，弱主経線角膜曲率半径が右眼8.23 mm，左眼8.26 mm である．安定して装用できる SCL のベースカーブは右眼9.03〜9.43 mm，左眼9.06〜9.46 mm の範囲である．眼鏡では乱視が完全に矯正されていたが，SCL では硬めの素材を選び，角膜乱視に対してある程度の矯正効果を期待した．

症例 7

初めての装用⑦ スポーツに使用の小目

25歳 男性　職業 システムエンジニア

主訴

野球をやっているので，試合中にコンタクトレンズを使用したい

希望のコンタクトレンズ

1日使い捨てSCL

現症

これまでは眼鏡で矯正していた．野球の試合中も眼鏡で特に問題はなかったが，小雨のなかでは見えにくいことが多かったので，試合のときだけにコンタクトレンズを使用したい

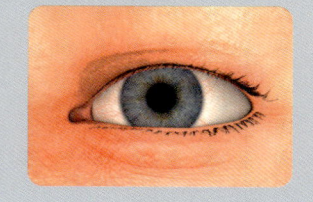

眼とまぶたの形状

小目

検査結果①

視力

$RV = 0.1(1.2 \times S - 7.00\,D)$，　$LV = 0.1(1.2 \times S - 8.50\,D)$

オートレフ値

R）$S - 7.50\,D \frown C - 0.25\,D \ Ax153°$，　L）$S - 9.00\,D$

ケラトメータ値

R）7.67 mm／7.52 mm　$C - 0.75\,D \ Ax155°$

L）7.61 mm／7.51 mm　$C - 0.50\,D \ Ax23°$

所持眼鏡

R）$S - 6.00\,D$，　L）$S - 7.50\,D$

2年前に作製

矯正視力：$RV = 0.8 \times JB$，　$LV = 0.8 \times JB$

POINT

●強度の近視だが，度数が弱めの眼鏡を装用している．これはシステムエンジニアには都合がよい．

- 所持眼鏡での見え方に不満はない.

検査結果②

両眼同時雲霧法の視力
BV $= 1.2 \times$ [R) S -6.50 D, L) S -8.00 D]

涙液メニスカス
左右眼ともに（＋）

涙液層破壊時間
左右とも 10 秒以上

弱主経線角膜曲率半径
R) 7.67 mm, L) 7.61 mm

POINT
- 両眼同時雲霧法では快適な矯正が得られている.
- 涙液層破壊時間の結果から, SCL の装用に問題はないと判断できる.
- 小目で, 角膜曲率半径は標準である.

● ソフトコンタクトレンズの選択

1. ベースカーブは弱主経線角膜曲率半径＋1 mm ±0.2 mm が理想. 小目であるが角膜曲率半径は標準なので, 外すときの負担を少なくするために軟らかくて表面が滑りにくい SCL を選択
2. コンタクトレンズの度数は頂点間距離補正が必要で
   R) S−6.03 D, L) S−7.30 D

● トライアルレンズの選択

R) B.C. 8.6 mm/ P −6.00 D / Size 14.2 mm
L) B.C. 8.6 mm/ P −7.00 D / Size 14.2 mm
強度近視で眼鏡は少し弱めの度数なので, SCL の度数はそれほど強くしなくても矯正視力に対する不満は出ないと考えて, 低い値に近似する

フィッティングの確認

矯正視力
BV $= 1.2 \times$ SCL

- 両眼ともに SCL のセンタリングは良好. 瞬目ごとの動きは明確に確認できる.
- 上方視では, 動きが少ないがしっかり確認できる.

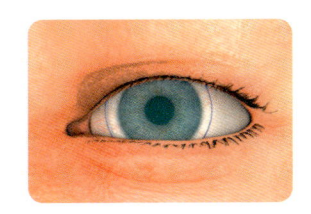

- SCL の結膜への圧迫や締め付けの所見，周辺部の浮き上がり所見もない．
- 装用感に問題はなく，見え方は眼鏡よりも格段に見やすいとのこと．

処方時の患者説明

小目のため，サイズが小さめの SCL にしたいのですが，それより
もレンズの外しやすさを優先して軟らかく外しやすい SCL を選択
してみました．開瞼幅も小さいので，レンズをうまく出し入れでき
るかの練習をがんばってみましょう．装脱操作に問題がなければ2〜
3日間使用してみて，大丈夫であれば処方しましょう．
試合のときだけに使用したいとのことですが，SCL と眼鏡では見
え方に差があります．近視が強いので，SCL では眼鏡よりも見る
ものが大きく見えます．そのため球威や球速が違って感じられ，思
わぬミスをすることがあります．SCL を使用するのであれば，普
段の練習中も使用するのが望ましいです．まず2〜3日は毎日，練
習中も続けて使用してみてください．

経過

初めての SCL 使用なので，丁寧かつ確実に装用指導を行った．予測通り，装
脱操作に少し手こずったようだったが，1時間ほどかけて何とかできるようになっ
た．自分で装用してもらった後で，前眼部を細隙灯顕微鏡で観察すると SCL
は適切に装用されており，SCL の内面に異物を挟んでいなかった．左右各4枚
のテストレンズを渡して，診療を終了した．受診時には必ず装用してくるよう
に指導した．

3日後の再診時

矯正視力

RV = 1.0 × SCL，LV = 1.0 × SCL，BV = 1.2 × SCL

装脱操作はスムーズにできるようになったとのことだった．前眼部所見，フィッ
ティングにも特に異常を認めないことを確認して，1日使い捨て SCL を処方した．

本処方のポイント

　小目に対しては，レンズサイズと外しやすさを考慮した SCL の選択が大切である．外しやすいレンズは装用が難しい場合があるため，時にはレンズ銘柄の変更が必要なこともある．また，小目では表面が滑りやすい SCL を自分で外せないことがあるので，SCL の使用経験者であっても必ず自分で確実に外せるかを確認してから，テスト装用を開始する必要がある．小目の場合，角膜中央部の曲率半径がフラットでも周辺部はスティープな傾向がある．そのため SCL の周辺部に浮き上がりが生じて，より小さいベースカーブの SCL へ変更しなければならないこともある．装用後のフィッティング評価には，特に注意を払う必要がある．

　なお，強度の屈折異常眼で「球技の試合中だけに SCL を使用したい」という希望でも，練習時から必ず SCL を装用するように指導したほうがよい．練習では眼鏡を使用し，試合時のみに SCL を装用した場合，遠近感やスピード感が微妙に変化して予期せぬエラーを引き起こすリスクがある．これは，眼鏡では周辺視野に歪みが生じるのに対し SCL では周辺視野の歪みは生じず，また，見える像の大きさが若干異なるためである．特に球技スポーツでは，このことを患者にしっかり伝えておくことを忘れないようにしたい．

Chapter
1
最適解を導くための前提知識

Chapter
2
快適さが得られる矯正度数の最適解

Chapter
3
コンタクトレンズ処方の最適解

Chapter
4
臨床症例で学ぶ最適解

症例 **8**

初めての装用⑧ 強度近視

（ 36歳 女性 職業 主婦（育児中） ）

主訴
コンタクトレンズを使いたい

希望のコンタクトレンズ
1日使い捨て SCL

現症
これまで眼鏡で生活してきたが，育児中で子どもが指を眼鏡枠に入れて外してしまうので，コンタクトレンズにしたい

眼とまぶたの形状
普通の眼

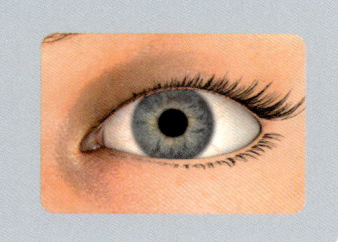

検査結果①

視力
RV = 0.04（1.2×S − 11.25 D），LV = 0.05（1.2×S − 10.75 D）

オートレフ値
R）S − 11.75 D⊂C − 0.50 D Ax116°，L）S − 11.25 D⊂C − 0.25 D Ax175°

ケラトメータ値
R）7.81 mm／7.76 mm　C − 0.25 D Ax175°
L）7.76 mm／7.60 mm　C − 0.75 D Ax174°

所持眼鏡
R）S − 9.50 D，L）S − 9.00 D
5〜6年前に作製
矯正視力：RV = 0.8×JB，LV = 0.8×JB，BV = 1.0×JB

POINT
●自覚的屈折検査では，他覚的屈折値で予測するよりも弱い度数で良好な視力が得られる．

- 強度近視だが，両眼視力で患者の満足が得られれば弱めの矯正で十分である．
- 所持眼鏡での見え方には特に不満はない．
- 眼の形状も角膜曲率半径も標準的なので，SCL の選択に注意すべき点はない．

検査結果②

両眼同時雲霧法の視力
$BV = 1.0 \times [R)S - 10.00\,D,\ L)S - 9.50\,D]$

涙液メニスカス
左右眼ともに（＋）

涙液層破壊時間
左右とも 10 秒以上

弱主経線角膜曲率半径
R）7.81 mm，L）7.76 mm

POINT
- 両眼同時雲霧法では快適な矯正が得られている．
- 涙液層破壊時間の結果から，SCL の装用に問題はないと判断できる．

● ソフトコンタクトレンズの選択

1. ベースカーブは弱主経線角膜曲率半径＋1 mm±0.2 mm が理想．普通の眼なので特に考慮すべき点はない
2. コンタクトレンズの度数は頂点間距離補正が必要
   R）S－8.92 D，L）S－8.53 D

● トライアルレンズの選択

R）B.C. 8.8 mm/ P －8.50 D / Size 14.2 mm
L）B.C. 8.8 mm/ P －8.00 D / Size 14.2 mm

フィッティングの確認

矯正視力
$BV = 1.0 \times SCL$

POINT
- 両眼ともに SCL のセンタリングは良好．瞬目ごとの動きは明確に確認できる．
- 上方視でも動きは確認できる．
- SCL の結膜への圧迫や締め付けの所見はない．

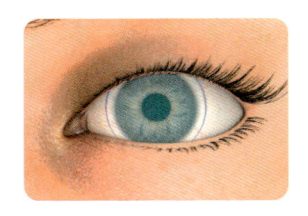

- 装用感に問題はなく，見え方に不満はない．
- 眼鏡よりも，よく見えるとのこと．

処方時の患者説明

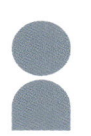

普通の眼ですので，コンタクトレンズを使用することに問題はありません．育児中なので度数はあまり強くしないでおきましょう．近視が強いので眼鏡だと見るものが小さく見えています．コンタクトレンズにすると見るものが眼鏡よりも大きく見えますので，コンタクトレンズのほうがよく見えるという感じがあると思います．2〜3日間試してみましょう．

経過

初めての SCL 使用なので，丁寧かつ確実にクリーンケアと装用の指導を行った．自分で装用してもらった後に前眼部を細隙灯顕微鏡で観察すると，SCL は適切に装用されていた．左右各3枚のテストレンズを渡して，診療を終了した．

3 日後の再診時

矯正視力

$RV = 0.8 \times SCL$, $LV = 0.8 \times SCL$, $BV = 1.0 \times SCL$

特に異常を認めないことを確認して，1 日使い捨て SCL を処方した．

本処方のポイント

　強度近視の場合，眼鏡では周辺視野の歪みが気になるため，弱めの度数で使用している人が多い．初めてコンタクトレンズを使用するときに完全矯正の度数で試すと，患者は視界が大きく明るく感じられて感激することが多いが，注意が必要である．一度コンタクトレンズで完全矯正を経験した眼は，眼鏡の見え方に物足りなさを感じるようになる．さらに完全矯正では，近方視で調節力を余計に必要とするため眼が疲れやすくなる．疲れを訴え始めてから度数を下げると，今度は遠方視に不満を訴えるようになる．初めから眼鏡と同等かやや見やすい程度に矯正しておけば，もちろん見えやすさに感激があり，かつ疲労を軽減でき，長期的には老視を自覚する時期を遅らせることができる．特に，育児中の親子が向き合う距離はスマートフォンを見る距離よりも近いので，快適な育児の提案のためにも，視力にある程度の満足が得られれば低矯正を提供したい．

Chapter
1
・・・・・
の前提知識を導くため最適解

Chapter
2
・・・・・
快適さが得られる矯正度数の最適解

Chapter
3
・・・・・
コンタクトレンズ処方の最適解

Chapter
4
・・・・・
臨床症例で学ぶ最適解

単焦点ソフトコンタクトレンズ（球面）

症例 **9**

装用レンズの変更① 角膜曲率半径が標準で，疲労感と乾燥感が強い

29歳 男性 職業 システムエンジニア

主訴
眼の疲労感と乾燥感がひどい

希望のコンタクトレンズ
2週間頻回交換SCL

現症
2週間頻回交換SCLを使用するようになってから，眼の疲れと乾燥感がひどくなった．眼鏡では何ともなかったのでSCLが合っていないように思って訴えても，現在の度数で問題はないといわれている

眼とまぶたの形状
普通の眼

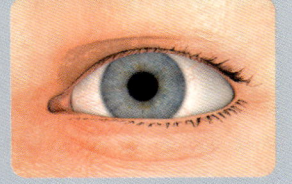

検査結果①

視力
$RV = 0.2(1.2 \times S - 7.50\ D)$，$LV = 0.4(1.2 \times S - 5.25\ D)$

オートレフ値
R）$S - 8.00\ D \supset C - 0.25\ D\ Ax108°$，L）$S - 5.75\ D \supset C - 0.25\ D\ Ax20°$

ケラトメータ値
R）7.87 mm／7.80 mm　$C - 0.25\ D\ Ax155°$

L）7.87 mm／7.75 mm　$C - 0.50\ D\ Ax25°$

所持眼鏡
R）$S - 5.50\ D$，L）$S - 5.25\ D$

5〜6年前に作製

使用中のSCLデータ
R）B.C. 8.8 mm／ P $-7.50\ D$／ Size 14.0 mm

L）B.C. 8.8 mm／ P $-5.00\ D$／ Size 14.0 mm

- 所持眼鏡で特に問題はない.
- 使用中の SCL での見え方に不満はない.
- 眼鏡の度数はモノビジョンになっているが，SCL の度数はやや過矯正である.

検査結果②

両眼同時雲霧法の視力

BV = 1.2 × [R）S－7.75 D，L）S－5.50 D]

涙液メニスカス

左右眼ともに（＋）

涙液層破壊時間

左右とも 8 秒．SCL を外した直後の値としては問題ない

弱主経線角膜曲率半径

R）7.87 mm，L）7.87 mm

- 両眼同時雲霧法では快適な矯正が得られているが，矯正がやや強い傾向にある.
- 斜位近視の可能性がある．眼鏡ではモノビジョン矯正で輻湊負荷を軽減している可能性がある.
- 涙液層破壊時間の結果から，SCL の装用に問題はないと判断できる.
- 交代遮閉試験を行ったところ，外斜位が確認できた.

● ソフトコンタクトレンズの選択

1. ベースカーブは弱主経線角膜曲率半径＋1 mm±0.2 mm が理想．普通の眼なので，SCL の選択に配慮はいらない
2. コンタクトレンズの度数は頂点間距離補正が必要で，両眼同時雲霧法の結果から適正矯正を目指せば

   R）S－7.00 D，L）S－5.00 D

   であるが，眼鏡と同様にモノビジョン矯正を目指してみたい

● トライアルレンズの選択

R）B.C. 8.8 mm/ P －5.50 D/ Size 14.0 mm

L）B.C. 8.8 mm/ P －5.00 D/ Size 14.0 mm

Chapter
1
の前提知識
最適解を導くための

Chapter
2
快適さが得られる
矯正度数の最適解

Chapter
3
コンタクトレンズ
処方の最適解

Chapter
4
臨床症例で学ぶ
最適解

フィッティングの確認

矯正視力

BV = 1.2×SCL

POINT

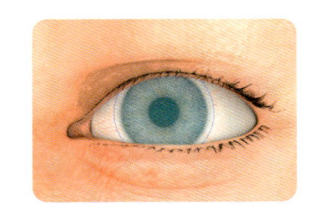

- 両眼ともに SCL のセンタリングは良好. 瞬目ごとの動きは明確に確認できる.
- 上方視でも動きはしっかり確認できる.
- SCL の結膜への圧迫や締め付けの所見はない.
- 眼鏡と同じような自然な見え方で, 装用感に問題はなく, 見え方に不満はない.

処方時の患者説明

眼瞼や角膜の形状は標準的で, 涙液にも特に問題はありません. ただ, 外斜位があります. 両眼視はできているのですが, 斜位近視が働いて, 両眼視をすると近視が強まるようです. これが SCL 使用時に眼の疲れを生じさせて乾燥感を引き起こしていたように思います. 眼鏡は右眼の度数を弱くしたモノビジョンで処方されていますが, 斜位近視に対処するためだったのでしょう. 眼鏡と同じようなモノビジョン矯正を行えば, SCL の違和感はなくなるはずです. 1週間ほど試してみてから, 検討しましょう.

経過

SCL を使用中だったが, 手を洗わないで装脱操作を行おうとするほどのいい加減さであった. クリーンケアを丁寧かつ確実に指導してから, 自分で装用してもらった後に前眼部を細隙灯顕微鏡で観察すると, SCL は異物を挟むことなく装用されていた. 1週間後の受診を促して, 診療を終了した.

1週間後の再診時

矯正視力

RV = 0.6×SCL, LV = 1.2×SCL, BV = 1.2×SCL

「眼鏡のときと同じように違和感はなく, 眼の疲れや乾燥感も全くなかった」とのことだった. 天然の不同視があり, SCL による矯正に左右差をつけたほうが快適だった. SCL は適切に装用されており, 特に異常を認めないことを確認して, 2週間頻回交換 SCL を処方した.

本処方のポイント

　コンタクトレンズの装用者が眼疲労感やドライアイを訴える場合，矯正状態に問題があることが多い．本症例では「眼鏡だと症状が起こらない」という患者の訴えが解決の糸口になった．矯正用具を処方する際にはこれまで使用していた矯正用具をすべて持参してもらい，その使用状況を詳細に聴取することが大切である．特に，眼の乾燥感を強く訴える場合はドライアイと即決しないで，調節に負担がかかっていないかを慎重に確認し，可能性があればまずはそれを最初に解消することが大切である．

単焦点ソフトコンタクトレンズ（球面）

装用レンズの変更② 角膜曲率半径が小さめの細目で，乾燥感が強い

（ 29歳 女性 職業 システムエンジニア ）

Chapter
1
最適解を導くための前提知識

Chapter
2
快適さが得られる矯正度数の最適解

Chapter
3
コンタクトレンズ処方の最適解

Chapter
4
臨床症例で学ぶ最適解

主訴

コンタクトレンズが合わない．乾燥感が強く，ドライアイといわれている

希望のコンタクトレンズ

1日使い捨てSCL

現症

これまで様々なSCLを試してきたが，どれもしっくりしない．先日，他院で乾燥しにくいSCLを試させてもらって帰った．確かに乾燥感がほとんどなく装用感は良かったが，レンズの表面が滑って外せず，夜間救急病院で外してもらった

眼とまぶたの形状

細目（やや奥目）

検査結果①

視力

RV＝0.5（1.2×S－3.25 D⊂C－0.25 D Ax90°），LV＝0.3（1.2×S－4.50 D）

オートレフ値

R）S－3.75 D⊂C－0.75 D Ax91°，L）S－5.00 D

ケラトメータ値

R）7.58 mm／7.51 mm　C－0.25 D Ax148°

L）7.69 mm／7.47 mm　C－1.25 D Ax148°

所持SCLのデータ

R）B.C. 8.5 mm／P －3.25 D／Size 14.1 mm

L）B.C. 8.5 mm／P －4.25 D／Size 14.1 mm

POINT

● 自覚的屈折検査では，両眼ともにSCLでの乱視矯正の必要性を感じない．

● 他院で試したSCLは装用感や見え方に問題はない．ただ，自分では外せない．

検査結果②

両眼同時雲霧法の視力

$BV = 1.2 \times [R)S - 3.00\ D \subset C - 0.25\ D\ Ax91°,\ L)S - 4.25\ D]$

涙液メニスカス

左右眼ともに（＋）

涙液層破壊時間

左右とも 10 秒以上

弱主経線角膜曲率半径

R）7.58 mm，L）7.69 mm

POINT

- 両眼同時雲霧法では快適な矯正が得られている．
- 涙液層破壊時間の結果から，SCL の装用に問題はないと判断できる．
- 角膜曲率半径は標準〜やや小さめ．細目でやや奥目なので，SCL のフィッティングと自分で外せるかが重要である．ベースカーブが小さいレンズを選択するが，SCL を確実に外せることを確認してから処方する．

● ソフトコンタクトレンズの選択

1. ベースカーブは弱主経線角膜曲率半径＋1 mm±0.2 mm が理想．細目で角膜曲率半径がやや小さめなので，他院で試した SCL とは別の乾燥に強いレンズを試してみる．ベースカーブは 8.6 mm
2. 試した SCL で見え方は良かったとのことなので，同じ度数でよい
3. 試した SCL の装用感を経験するとほかのレンズに変更するのはかなり難しい．しかし自分で外せないのは重大な問題である

● トライアルレンズの選択

R）B.C. 8.6 mm/ P −3.00 D / Size 14.2 mm
L）B.C. 8.6 mm/ P −4.25 D / Size 14.2 mm

フィッティングの確認

矯正視力

$BV = 1.2 \times SCL$

POINT

- 両眼ともに瞬目ごとの動きは少し大きいが，SCL のセンタリングは良好である．

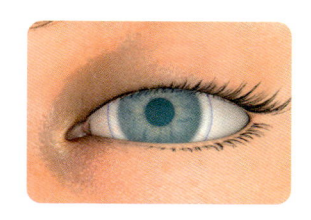

- ●上方視でも動きは良好で，上方に動きすぎることもない．
- ●SCL の周辺部に浮き上がり所見はない．
- ●ベースカーブを大きくしてもこの SCL なら大丈夫そうである．
- ●装用感に問題はなく，見え方に不満はない．

処方時の患者説明

細目でやや奥目，角膜曲率半径が小さめなので，うまくレンズが外せれば以前に試した SCL が最も良いのですが，自分で外せなくては安心して使用できません．この SCL は以前に試したレンズほど乾燥に強くはありませんが，それでもかなり乾燥に耐えられるレンズなので，試してみましょう．

経過

SCL 使用経験者だが，SCL の種類が異なると装脱の感触も異なるので，自分で出し入れができることを確認した．さらに，自分で装用してもらった後に前眼部を細隙灯顕微鏡で観察し，SCL が適切に装用できていることを確認した．左右各 3 枚のテストレンズを渡して，診療を終了した．

3 日後の再診時

矯正視力

RV = 1.2×SCL，LV = 1.2×SCL，BV = 1.2×SCL

「外しにくくはなかった．乾燥もそれほど感じなくて，快適だった」とのことだった．特に異常を認めないことを確認して，1 日使い捨て SCL を処方した．

本処方のポイント

　細目でかつ奥目気味の眼では，SCL を患者が自分で問題なく外せるかを確認することを忘れてはいけない．SCL 使用経験者であれば装用指導はしなくても大丈夫だろうと判断しがちであるが，表面に親水性素材をもつシリコーンハイドロゲルレンズは装用感が優れる一方で，レンズ表面が滑りやすく外せないことがある．特に，角膜と SCL 内面の曲率が沿うように装用されると，SCL を角膜上で折りたたむことが難しく，外すのが困難になる．上方視で SCL を下の結膜まで引き下ろし，思いきりつねるように SCL を折りたたむと外しやすくはなるが，どうしても自分では外せない患者もいる．レンズの種類を変更する際は，患者が自分で装脱できることを必ず確認してから SCL を渡すことを徹底したい．

単焦点ソフトコンタクトレンズ（球面）

装用レンズの変更③ 角膜曲率半径が小さめの上三白眼で，異物感が強い

26歳 男性 職業 営業職

主訴

コンタクトレンズが合わない

希望のコンタクトレンズ

1日使い捨てレンズ

現症

インターネットを見ていたら安かったので購入した．眼鏡度数を知っていたので，それと同じ度数で注文した．ゴロゴロした異物感が強く，よく見えない

眼とまぶたの形状

上三白眼

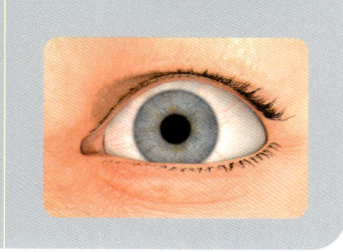

検査結果①

視力

RV = 0.5(1.2×S−1.75 D)，LV = 0.5(1.2×S−2.00 D⌒C−0.25 D Ax180°)

オートレフ値

R）S−2.25 D⌒C−0.50 D Ax177°，L）S−2.50 D⌒C−0.75 D Ax4°

ケラトメータ値

R）7.36 mm／7.19 mm　C−1.00 D Ax175°

L）7.45 mm／7.20 mm　C−1.50 D Ax7°

使用中のSCLデータ

R）B.C. 9.0 mm／P −1.75 D／Size 14.2 mm

L）B.C. 9.0 mm／P −2.00 D／Size 14.2 mm

POINT

- 上三白眼なので，上眼瞼の挟み込みによるSCLの安定が得られない．
- 眼鏡と同じ度数でSCLを購入していることから，ほぼ完全矯正の見え方を経験している．

- 使用中の SCL は眼科で処方されたものではない.

検査結果②

両眼同時雲霧法の視力
BV = 1.2×[R)S − 1.50 D, L)S − 2.00 D]

涙液メニスカス
左右眼ともに（＋）

涙液層破壊時間
左右とも 6 秒. 上三白眼で不完全な瞬目が起こることがあるためと考えられる

弱主経線角膜曲率半径
R）7.36 mm, L）7.45 mm

POINT

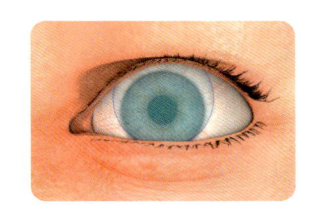

- 両眼同時雲霧法では快適な矯正が得られている.
- 角膜曲率半径が標準よりも小さい.
- 使用中の SCL は，下眼瞼がレンズを押し上げて，上方に移動した状態で安定している.

● ソフトコンタクトレンズの選択

1. ベースカーブは弱主経線角膜曲率半径＋1 mm±0.2 mm が理想. 上三白眼のため，少しきつめの B.C. 8.3 mm を選択
2. コンタクトレンズの度数は頂点間距離補正が必要ない範囲

● トライアルレンズの選択

R）B.C. 8.3 mm/ P −1.75 D/ Size 14.2 mm

L）B.C. 8.3 mm/ P −2.00 D/ Size 14.2 mm

「見えにくい」と言われないために，使用中の SCL と同じ度数で試してみる

フィッティングの確認

矯正視力
BV = 1.2×SCL

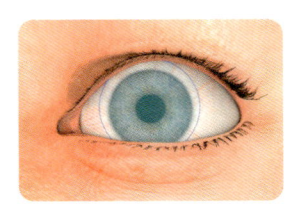

- 両眼ともに SCL のセンタリングは良好で，瞬目ごとに動きも良好.
- 上方視では，動きはしっかり確認できる.
- SCL の結膜への圧迫や締め付けの所見はない.
- 装用感に問題はなく，見え方に不満はない.

処方時の患者説明

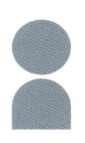

上三白眼で，お使いのSCLのベースカーブがフラットであったことから下眼瞼がレンズを押し上げて角膜の中央で安定せず，上方に移動していたのがゴロゴロする原因だったと思います．角膜曲率半径が標準よりも小さめなので，コンタクトレンズのベースカーブをそれに合わせてスティープなものにすれば，安定するはずです．2～3日間試してみて良ければ，処方しましょう．

経過

友人から教わったSCLの取り扱い方法で装脱操作を行っていたので，あらためて丁寧に装用指導を行った．自分で装用してもらった後に前眼部を細隙灯顕微鏡で観察して，SCLが適切に装用されていることを確認した．左右各3枚のテストレンズを渡して，診療を終了した．

3日後の再診時

矯正視力

RV = 1.2×SCL，LV = 1.2×SCL，BV = 1.5×SCL

違和感は全くなくなったとのことだった．特に異常を認めないことを確認して，1日使い捨てSCLを処方した．

本処方のポイント

　通常，上眼瞼と角膜がSCLの上部を挟み込んで装用を安定させるが，上三白眼では開瞼時に上眼瞼が角膜の上に位置しない．さらに，本症例のようにSCLのベースカーブがフラットな場合，下眼瞼がSCLを押し上げることで上方に移動させてセンタリングが維持できない．また，ベースカーブが過度にスティープだとSCLが下眼瞼に滑り込んで下方にずれてしまい，センタリングが得られない．そのため，角膜曲率半径が小さめの上三白眼ではSCLの素材とベースカーブの選択に苦慮することが多い．

　本症例では矯正度数をもう一段階下げることも検討したが，一度完全矯正や過矯正を経験した眼は両眼での適正矯正度数を容易には受け入れてくれないことが多い．そのため最初から，これまで使用していたSCLと同じ度数で試すことにした．患者の満足度は高く，「レンズの種類が違うと，こんなに装用感が違うんですね」と驚いていたのが印象的だった．

Chapter
1
最適解を導くための前提知識

Chapter
2
快適さが得られる矯正度数の最適解

Chapter
3
コンタクトレンズ処方の最適解

Chapter
4
臨床症例で学ぶ最適解

単焦点ソフトコンタクトレンズ（球面）

症例 12 装用レンズの変更④ 角膜曲率半径が大きめの四白眼で，乾燥感が強いⅠ

23歳 女性 職業 事務職

主訴

コンタクトレンズ使用時の乾燥感

希望のコンタクトレンズ

1日使い捨てSCL

現症

1年前から1日使い捨てSCLを使用している．乾燥感が強く，普段はそれなりに見えてはいるが，大事なときに見えにくくなる．今のSCLが合っていないような気がするが，見え方が不安定なのはドライアイのためだといわれて人工涙液を処方されている

眼とまぶたの形状

四白眼

検査結果①

視力

$RV = 0.2 (1.2 \times S - 5.75\,D)$，$LV = 0.2 (1.2 \times S - 6.25\,D)$

オートレフ値

R) $S - 6.25\,D \subset C - 0.50\,D\;Ax8°$，L) $S - 6.75\,D \subset C - 0.25\,D\;Ax165°$

ケラトメータ値

R) 8.14 mm／7.87 mm　$C - 1.25\,D\;Ax1°$

L) 8.18 mm／7.96 mm　$C - 1.00\,D\;Ax7°$

所持眼鏡

R) $S - 5.00\,D$，L) $S - 5.50\,D$

1年前に作製

使用中のSCLデータ

R) B.C. 8.5 mm／ P $-6.00\,D$／ Size 14.2 mm

L) B.C. 8.5 mm／ P $-6.50\,D$／ Size 14.2 mm

矯正視力：RV = 1.2×SCL,　LV = 1.2×SCL

POINT

- 使用中の SCL のベースカーブがスティープ.
- 使用中の SCL で見え方が悪いと訴えているが，度数は過矯正であり，SCL 視力は左右眼ともに 1.2 で良好.
- 乾燥感を訴えている.
- 装用中の SCL の周辺部が結膜に食い込んでいる所見を認める.

検査結果②

両眼同時雲霧法の視力
BV = 1.2×[R)S − 5.50 D,　L)S − 6.00 D]

涙液メニスカス
左右眼ともに（＋）

涙液層破壊時間
左右とも 7 秒．SCL を外した直後の値としては問題ないと考えてよい

弱主経線角膜曲率半径
R) 8.14 mm,　L) 8.18 mm

POINT

- 両眼同時雲霧法では快適な矯正が得られている.
- 涙液層破壊時間と涙液メニスカスから，SCL の装用に問題はないと考えられる.
- 角膜曲率半径が標準よりも大きい.
- 使用中の SCL のベースカーブがスティープなことから，瞬目直後にはアピカルタッチが得られて見え方は良好になるが，開瞼時にはアピカルクリアランスの状態で涙液レンズが形成されて，矯正視力を低下させている可能性がある.

● ソフトコンタクトレンズの選択

1. ベースカーブは弱主経線角膜曲率半径＋1 mm±0.2 mm が理想．四白眼のため SCL は硬めの素材で，ベースカーブは少しきつめが望ましい．B.C. 9.0 mm が適切である
2. コンタクトレンズの度数は両眼同時雲霧法の値を頂点間距離補正して
R) S−5.16 D,　L) S−5.60 D

● トライアルレンズの選択

R) B.C. 9.0 mm/ P −5.25 D/ Size 14.2 mm
L) B.C. 9.0 mm/ P −5.50 D/ Size 14.2 mm

使用中の過矯正 SCL に配慮して，右眼は強い度数に近似させる

フィッティングの確認

矯正視力

BV = 1.2×SCL

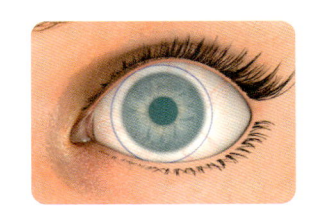

- 両眼ともに SCL のセンタリングは良好．瞬目ごと
の動きはわずかだが明確に確認できる．
- 上方視では，動きは少ないがしっかり確認できる．
- SCL の結膜への圧迫や締め付けの所見はない．
- 装用感が良く，見え方は非常に良いと感激している．

処方時の患者説明

四白眼で角膜曲率半径が 8.00 mm を超えると，SCL の素材とベースカーブに注意を払う必要があります．通常の軟らかくて薄い SCL では角膜周辺部の形状にうまく沿わないため，ずれやすくなります．そのためにベースカーブがスティープな SCL が選択されて，SCL を角膜に貼り付ける処方をされることが多いのです．瞬きをして SCL が角膜に貼り付いているうちは見え方は安定していますが，開瞼を維持していて SCL の中央部分が角膜から浮き上がると，真ん中にできた涙液レンズが見え方を悪くします．この涙液レンズを打ち消すのに必要な分の度数を上げないとよく見えないので，SCL が過矯正で処方されることになります．これが眼の疲れを生じさせて，乾燥感の原因になっていたと思われます．まずは 2〜3 日間使用してみて，良ければ処方しましょう．

経過

SCL 使用中であったが装脱操作はできていなかったので，装用とクリーンケアの指導を丁寧に行った．

3 日後の再診時

矯正視力

RV = 1.2×SCL，LV = 1.0×SCL，BV = 1.2×SCL

「乾燥感は全くなく，見え方で嫌な思いもしなくなった．とても快適」とのことだったので，フィッティングに異常を認めないことを確認して 1 日使い捨て SCL を処方した．

本処方のポイント

　角膜曲率半径が 8.00 mm を超える場合，SCL のベースカーブに注意を払う必要がある．本症例では，使用していた SCL のベースカーブが 8.5 mm だった．角膜に貼り付くことでセンタリングが保たれていたので，処方されたのだと考えられる．最初に B.C. 8.8 mm の SCL を装用したところセンタリングが保てず，レンズが下方にずれてしまったために，さらにスティープなベースカーブ（8.5 mm）が選択されたのだろう．今回，B.C. 9.0 mm の SCL はレンズサイズが 14.2 mm で少し大きいこともあり，装用すると SCL が上眼瞼で引き上げられて安定したセンタリングが維持できた．

　通常は上眼瞼と角膜が SCL の上部を挟み込んで装用を安定させるが，四白眼では開瞼時に上眼瞼が角膜の上に位置しない．さらに角膜曲率半径が大きめであれば，上眼瞼が SCL を上方に引き上げる力が加わりにくい．その場合，ベースカーブは少しきつめでサイズは少し大きめの SCL を選択する．本症例ではさらに素材が少し硬めの SCL を用いたところ，上眼瞼が SCL をわずかにくわえ込み，SCL の下方ずれを生じることなく安定した装用が得られた．

　角膜曲率半径が大きい四白眼では，SCL の処方が難しいことを事前に患者へ伝えておくと，処方するときに処方者の心理的負担が軽減される．特に，強く瞬目したときに SCL が外れてしまうことがあるので，薄くて軟らかい素材の SCL は避けたほうがよい．

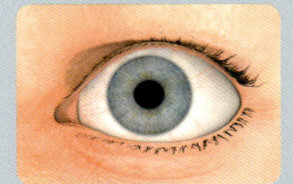

Chapter
1

最適解を導くための前提知識

Chapter
2

快適さが得られる矯正度数の最適解

Chapter
3

コンタクトレンズ処方の最適解

Chapter
4

臨床症例で学ぶ最適解

<table>
<tr><td>症例
13</td><td>**単焦点ソフトコンタクトレンズ（球面）**
装用レンズの変更⑤ 角膜曲率半径が
大きめの四白眼で，乾燥感が強いⅡ</td></tr>
</table>

単焦点ソフトコンタクトレンズ（球面）

装用レンズの変更⑤ 角膜曲率半径が大きめの四白眼で，乾燥感が強いⅡ

29歳 男性 職業 事務職

主訴

眼の乾燥感と疲労感．コンタクトレンズを新しくしたい

希望のコンタクトレンズ

これまで通り 2 週間頻回交換 SCL がよい

現症

コンタクトレンズ使用中で乾燥感がひどく，ドライアイといわれている．見え方はあまり良くなく，眼が疲れやすい．何度か別の SCL も試したが，自分に合うレンズで最も乾かないものが現在の SCL といわれている

眼とまぶたの形状

四白眼

検査結果①

視力

RV = 0.2(1.2×S−4.50 D⌒C−0.50 D Ax160°)

LV = 0.3(1.2×S−3.75 D⌒C−1.00 D Ax180°)

オートレフ値

R) S−5.00 D⌒C−1.00 D Ax163°，L) S−4.25 D⌒C−1.50 D Ax6°

ケラトメータ値

R) 8.07 mm／7.77 mm　C−1.50 D Ax173°

L) 8.10 mm／7.65 mm　C−2.25 D Ax3°

使用中の SCL データ

R) B.C. 8.5 mm/ P −4.50 D/ Size 14.2 mm

L) B.C. 8.5 mm/ P −4.00 D/ Size 14.2 mm

POINT

- 角膜曲率半径からすれば，使用しているベースカーブはスティープすぎる．
- 使用している SCL の度数はほぼ完全矯正〜過矯正だが，見え方に満足が得られていない．
- 乾燥感の訴えが強い．

検査結果②

両眼同時雲霧法の視力

$BV = 1.2 \times [$R$)S - 4.25\,D \bigcirc C - 0.50\,D$ Ax160°,

$L)S - 3.50\,D \bigcirc C - 1.00\,D$ Ax180°$]$

涙液メニスカス

左右眼ともに（＋）

涙液層破壊時間

左右とも 8 秒．SCL を外した直後の値としては問題ないと考える

弱主経線角膜曲率半径

R）8.07 mm，L）8.10 mm

POINT

- 両眼同時雲霧法では快適な矯正が得られている．全乱視は角膜乱視よりも小さい．
- 涙液層破壊時間の結果から，SCL の装用に問題はないと判断できる．
- 涙液の質と量に問題はないので，乾燥感の原因は SCL の度数とフィッティングと考えられる．

● ソフトコンタクトレンズの選択

1. ベースカーブは弱主経線角膜曲率半径＋1 mm±0.2 mm が理想．四白眼のため，ベースカーブは少しスティープにしたい
2. コンタクトレンズの度数は頂点間距離補正が必要で
   R）S−4.04 D◯C−0.45 D，L）S−3.36 D◯C−0.91 D
   左眼の乱視を矯正するかの検討が必要である．角膜曲率半径は大きい

● トライアルレンズの選択

R）B.C. 8.6 mm/ P −4.25 D / Size 14.0 mm

L）B.C. 8.7 mm/ P −3.25 D◯C−0.75 D/ Size 14.5 mm

左眼にあわせて右眼には同じ種類の球面 SCL を装用してみる

Chapter
1
最適解を導くための前提知識

Chapter
2
快適さが得られる矯正度数の最適解

Chapter
3
コンタクトレンズ処方の最適解

Chapter
4
臨床症例で学ぶ最適解

フィッティングの確認

両眼ともに SCL が下方にずれてしまいセンタリングが保てない．SCL のずれ方からするともっとベースカーブをフラットにしたいが，2 週間頻回交換レンズで乾燥に強い SCL は製造されていない．もし，乾燥感の原因がスティープなフィッティングであるとすれば，HEMA 素材の SCL に変更しても問題はないかもしれない．ただし，規格にないため乱視矯正はできない．これらことを患者に伝えて再トライする．

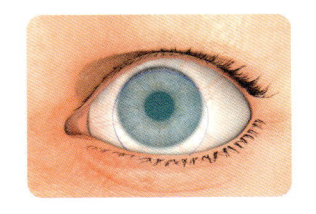

● 2 回目　トライアルレンズの選択

R）B.C. 9.0 mm／ P －4.25 D ／ Size 14.0 mm
L）B.C. 9.0 mm／ P －3.50 D ／ Size 14.0 mm
乱視矯正をしない分，左眼の度数を 1 段階上げてみる

フィッティングの再確認

矯正視力
$BV = 1.2 \times SCL$

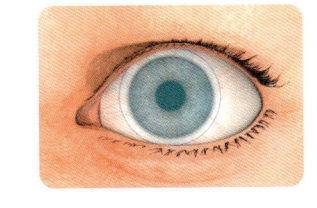

POINT
- 両眼ともに SCL のセンタリングは良好で，瞬目ごとの動きも良好．
- 上方視でも，動きは小さいが良好である．
- SCL の結膜への圧迫や締め付けの所見はない．
- 装用感に問題はなく，これまでの SCL よりも楽によく見える気がするとのこと．

処方時の患者説明

四白眼では SCL が下方ずれを起こしやすいため，ややスティープなベースカーブを選択します．しかし乾燥感の訴えがあったため，これまでの処方はシリコーンハイドロゲル素材から選ぼうとして苦労していたようです．下方ずれへの対応は，最初にベースカーブをフラットにするのが定石です．ただし，希望する 2 週間頻回交換レンズは 8.8 mm が製造されている SCL の上限です．SCL の固着やずれも乾燥感の原因になりうることを考慮して，ベースカーブが 9.0 mm の HEMA 素材のレンズを試してみると解決することがあります．これを 1 週間ほど試してみて，良ければ処方しましょう．

これまで SCL を装用していたので，装脱操作の指導は必要がない．HEMA 素材でレンズが薄いのでこすり洗いなど少し不安かもしれないので，手を抜かないでクリーンケアができるよう丁寧に指導した．1 週間後の受診を促して，診療を終了した．

1 週後の再診時

矯正視力

RV = 1.0×SCL，LV = 0.9×SCL，BV = 1.0×SCL

乾燥感は全く気にならず，ドライアイの点眼液も使っていないとのこと．特に異常を認めないことを確認して，2 週間頻回交換 SCL を処方した．

本処方のポイント

　通常は，上眼瞼と角膜が SCL の上部を挟み込んで装用を安定させるが，四白眼では開瞼時に上眼瞼が角膜の上に位置しない．さらに，角膜曲率半径が大きめの場合は，上眼瞼が SCL を上方に引き上げる力が加わりにくい．そのためベースカーブは少しきつめで，サイズは少し大きめのレンズを選択したいが，本症例では 2 週間頻回交換 SCL を希望しているため SCL の銘柄に選択の余地はない．おそらく前医では，SCL の下方ずれを抑える目的であえてベースカーブがスティープな SCL を選択して，角膜に貼り付けようとしていたと推測される．これが乾燥感や見え方の不安定さ，結膜充血を招いていた．乾燥に強くはない HEMA 素材だが 9.0 mm の SCL を思い切って選択したところ，安定したフィッティングと良好な装用感が得られた．HEMA がシリコーンハイドロゲルに劣るわけではない．フィッティングの適合性が装用の快適さを左右する鍵であることをあらためて認識すべきである．

Chapter
1
最適解を導くための前提知識

Chapter
2
快適さが得られる矯正度数の最適解

Chapter
3
コンタクトレンズ処方の最適解

Chapter
4
臨床症例で学ぶ最適解

単焦点ソフトコンタクトレンズ（球面）

症例 14　装用レンズの変更⑥　角膜曲率半径が大きめの下三白眼で，異物感が強い

29歳　男性　職業　システムエンジニア

主訴
見え方が安定しない

希望のコンタクトレンズ
2週間頻回交換SCL

現症
数年前から2週間頻回交換SCLを使用している．乾燥感がひどかったので，半年前にシリコーンハイドロゲル素材のレンズに変更してもらった．乾燥感は幾分よくなったが，それでもまだゴロゴロする感じと，午後には充血が気になる．ドライアイといわれて点眼しており，点眼直後はよいが，すぐに見えにくくなる．見え方が不安定で，よく見えるときと見えにくいときの差が激しい

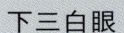

眼とまぶたの形状
下三白眼

検査結果①

視力
$RV = 0.5(1.2 \times S - 2.50 \, D \subset C - 0.25 \, D \, Ax90°)$

$LV = 0.5(1.2 \times S - 2.25 \, D \subset C - 0.50 \, D \, Ax80°)$

オートレフ値
R）$S - 3.00 \, D \subset C - 0.75 \, D \, Ax88°$，　L）$S - 2.75 \, D \subset C - 1.00 \, D \, Ax76°$

ケラトメータ値
R）$8.30 \, mm \diagup 8.27 \, mm$　$C \pm 0.00 \, D \, Ax0°$

L）$8.28 \, mm \diagup 8.14 \, mm$　$C - 0.75 \, D \, Ax48°$

使用中の SCL データ

R）B.C. 8.8 mm／ P −2.50 D／ Size 14.0 mm

L）B.C. 8.8 mm／ P −2.25 D／ Size 14.0 mm

POINT

● 自覚的屈折検査を見ると，眼鏡ならば乱視矯正が必要である．SCL では，右眼乱視の矯正は必要なく左眼乱視はそれほど強くない．角膜乱視と全乱視の軸がずれているので，球面 SCL のほうが適している．

● 見えやすいときの見え方には不満はなさそう．

● ドライアイと診断されているが疑わしい．

検査結果②

両眼同時雲霧法の視力

BV ＝ 1.2 ×［R）S − 2.50 D ⌒ C − 0.25 D Ax90°，L）S − 2.25 D ⌒ C − 0.50 D Ax80°］

涙液メニスカス

左右眼ともに（±）

涙液層破壊時間

左右とも 7 秒．SCL を外した直後の値としては問題ない

弱主経線角膜曲率半径

R）8.30 mm，L）8.28 mm

POINT

● 両眼同時雲霧法では快適な矯正が得られている．

● 涙液層破壊時間の結果から，SCL の装用に問題はないと判断できる．

● 角膜曲率半径は標準よりも大きめである．

● ソフトコンタクトレンズの選択

1. ベースカーブは弱主経線角膜曲率半径＋1 mm ±0.2 mm が理想．ベースカーブは 9.00 mm 以上が望ましい．下三白眼のため，上眼瞼で SCL を安定化させるためにレンズサイズは大きめのほうがよい

2. コンタクトレンズの度数は頂点間距離補正が必要ない範囲

Chapter
1
・・・・・
の前提知識
最適解を導くため

Chapter
2
・・・・・
矯正度数の最適解
快適さが得られる

Chapter
3
・・・・・
処方の最適解
コンタクトレンズ

Chapter
4
・・・・・
最適解
臨床症例で学ぶ

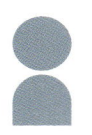 現在使用中のSCLは角膜曲率半径に対してベースカーブが小さめで，常に角膜の下方にずれた状態で安定しています．強い瞬きでSCLは上方に引き上げられますが，レンズサイズが少し小さめなので上眼瞼が十分に支えられず，動きが大きくなったことで感じる異物感だと思います．2週間頻回交換SCLをご希望とのことですが，角膜の形状に合う2週間頻回交換レンズはHEMA素材しかありません．

以前はHEMA素材のSCLを使用していたが今よりも乾燥感がひどかったので，シリコーンハイドロゲル素材にしてほしい．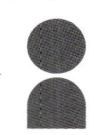

 試してみないとわかりませんが，シリコーンハイドロゲル素材でレンズサイズが大きいSCLは1日使い捨てタイプしかありません．眼に合うかどうか試してみましょう．

● トライアルレンズの選択

R）B.C. 9.00 mm/ P －2.50 D/ Size 14.2 mm
L）B.C. 9.00 mm/ P －2.25 D/ Size 14.2 mm

フィッティングの確認

矯正視力
$BV = 1.2 \times SCL$

POINT

- 両眼ともにSCLのセンタリングは良好．上眼瞼がSCLをしっかりくわえ込んで，動きはわずかである．
- 上方視でも，動きは少ないがしっかり確認できる．
- SCLの結膜への圧迫や締め付けの所見はない．
- 装用感に問題はなく，見え方に不満はない．

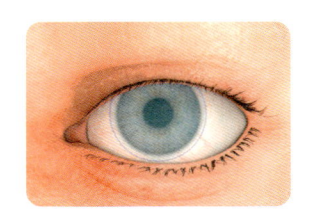

処方時の患者説明

 下三白眼で角膜曲率半径が大きめなので，SCLのベースカーブとサイズの選択が大切です．今までの乾燥感や異物感の原因がSCLのフィッティングだったとすれば，このSCLでかなり改善すると思います．2～3日間使用してみて，よさそうであれば処方します．

経過

SCL 使用中だったので，装用指導は不要であった．一度自分で装用してもらった後に前眼部を細隙灯顕微鏡で観察すると，SCL は適切に装用されていた．左右各 3 枚のテストレンズを渡して，診療を終了した．

3 日後の再診時

矯正視力

$RV = 1.2 \times SCL$, $LV = 1.0 \times SCL$, $BV = 1.2 \times SCL$

特に異常を認めないことを確認して，1 日使い捨て SCL を処方した．

本処方のポイント

通常は，上眼瞼と角膜が SCL の上部を挟み込むことで装用を安定させる．下眼瞼も，ある程度は SCL が下眼瞼にずれ込まないように支えているが，下三白眼では下眼瞼による支えが不足するので，上眼瞼がしっかりくわえ込めるだけのレンズサイズが必要である．角膜曲率半径が大きめの場合には，上眼瞼が SCL を上方に引き上げる力を強めるため，ベースカーブをフラット気味にして処方する．本症例では少し硬めの素材を用いたところ，SCL の下方ずれを生じることなく安定した装用ができた．患者が SCL を 2 日間使用した感想は，「これまでと装用感が全く違った」とのことで，これと同じデザインの 2 週間頻回交換 SCL が製造されていないことに不満を述べていた．筆者も全く同感である．

Chapter
1

最適解を導くための前提知識

Chapter
2

快適さが得られる矯正度数の最適解

Chapter
3

コンタクトレンズ処方の最適解

Chapter
4

臨床症例で学ぶ最適解

症例
15

単焦点ソフトコンタクトレンズ（球面）

装用レンズの変更⑦　角膜曲率半径が大きめの下三白眼で，乾燥感と異物感が強い

33歳　男性　職業　中学校教諭

主訴

眼の充血，乾燥感と異物感

希望のコンタクトレンズ

2週間頻回交換SCL

現症

SCLを使用していて充血と乾燥感が続いたので，他院で酸素透過率の高いSCLを勧められて変えてみた．しかし改善しないどころか，異物感も強く感じるようになった

眼とまぶたの形状

下三白眼

検査結果①

視力

$RV = 0.2(1.2 \times S - 6.00 \ D \bigcirc C - 0.50 \ D \ Ax120°)$, $LV = 0.2(1.2 \times S - 5.50 \ D)$

オートレフ値

R) $S - 6.75 \ D \bigcirc C - 1.00 \ D \ Ax117°$, L) $S - 6.25 \ D \bigcirc C - 0.25 \ D \ Ax38°$

ケラトメータ値

R) 8.03 mm／7.88 mm　$C - 0.75 \ D \ Ax152°$

L) 8.10 mm／7.96 mm　$C - 0.50 \ D \ Ax21°$

使用中のSCLデータ

R) B.C. 8.6 mm/ P −5.75 D/ Size 14.0 mm

L) B.C. 8.6 mm/ P −5.50 D/ Size 14.0 mm

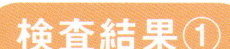

POINT

● SCLをシリコーンハイドロゲル素材に変えたが，乾燥感に変化はない．

● シリコーンハイドロゲルSCLの装用で異物感が出たのは，レンズ素材の硬さが原因かを検討する．

●右眼の乱視は，乱視用 SCL を使うほどの度数ではない．

検査結果②

両眼同時雲霧法の視力
BV = 1.2 × [R) S − 6.00 D◯C − 0.50 D Ax120°，L) S − 5.75 D]

涙液メニスカス
左右眼ともに（＋）

涙液層破壊時間
左右とも 10 秒以上

弱主経線角膜曲率半径
R）8.03 mm，L）8.10 mm

POINT

●両眼同時雲霧法では快適な矯正が得られている．

●涙液層破壊時間の結果から，SCL の装用に問題はないと判断できる．

●問題点は角膜曲率半径が大きめなことである．

●ソフトコンタクトレンズの選択

1. ベースカーブは弱主経線角膜曲率半径＋1 mm±0.2 mm が理想．角膜曲率半径は標準よりも大きめなので配慮が必要

2. 下三白眼のため，上眼瞼で SCL をくわえ込めるようなレンズサイズにする

3. コンタクトレンズの度数は頂点間距離補正が必要で
   R）S−5.60 D◯C−0.43 D，L）S−5.38 D

●トライアルレンズの選択

R）B.C. 9.0 mm/ P −5.75 D / Size 14.0 mm

L）B.C. 9.0 mm/ P −5.25 D / Size 14.0 mm

ベースカーブを優先して，フィッティングが不良であればサイズを検討する

フィッティングの確認

矯正視力
BV = 1.2 × SCL

POINT

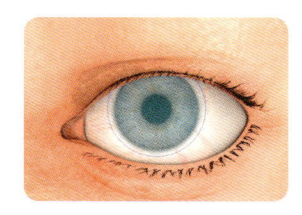

●両眼ともに SCL のセンタリングは良好．瞬目ごとの動きはわずかだが明確に確認できる．

●上方視では，動きは少ないがしっかり確認できる．

- SCL の結膜への圧迫や締め付けの所見はない.
- 装用感に問題はなく, 見え方に不満はない.

処方時の患者説明

下三白眼で角膜曲率半径が大きめなので, 角膜曲率に沿うカーブの SCL が必要ですが, 2週間頻回交換 SCL でこのサイズは HEMA 素材しかありません. 処方されていた酸素透過率の高いシリコーンハイドロゲル SCL で異物感が強かったのは, 素材が硬めでベースカーブが小さかったので, SCL の周辺部が角膜周辺の結膜に食い込んでいたためと考えます. 一度, このレンズを試してみてください.

経過

SCL 使用中のため, 装用指導は不要だった. 自分で装用してもらった後に前眼部を細隙灯顕微鏡で観察すると, SCL は適切に装用されていた. 1週間後の受診を促して, 診療を終了した.

1週間後の再診時

矯正視力

RV = 1.0×SCL, LV = 1.0×SCL, BV = 1.2×SCL

以前使っていたシリコーンハイドロゲル素材の SCL と全く異なり, 眼の締め付け感や充血も出なかったとのこと. 「眼とレンズの相性ってあるんですね」と感激していた. 特に異常を認めないことを確認して, 2週間頻回交換 SCL を処方した.

本処方のポイント

通常は, 上眼瞼と角膜が SCL の上部を挟み込むことで装用を安定させるので, 下三白眼の場合には SCL を選択する際に種類の制約は少ない. ただし, 角膜中央部分の曲率半径はオートケラトメータで測定できるが, 輪部付近の形状は容易には測定できない. 一般には角膜中央部分の曲率半径がフラットな場合, フィッティングを慎重に確認すると, スティープかタイトかを判断することができる. 一般にフィッティングがスティープなときは SCL が下方にずれやすい傾向がある. この場合フラットなベースカーブの SCL に変更すると, 下方へのずれが抑制されセンタリングが改善することが多い. この理由として "上眼瞼の内面が SCL の周辺部分を引っかけて持ち上げる力が出るため" とイメージすると理解しやす

Chapter
1
最適解を導くための前提知識

Chapter
2
快適さが得られる矯正度数の最適解

Chapter
3
コンタクトレンズ処方の最適解

Chapter
4
臨床症例で学ぶ最適解

い．一方で，下方にずれないようさらにスティープなベースカーブの SCL に変更すれば，角膜の中央に吸盤のように吸い付いて一見センタリングが改善したように思えるが，SCL の動きは悪くなり，圧迫感や乾燥感，結膜充血を引き起こすことになる．

　なお，SCL の「吸い付き」と「貼り付き」は異なる状態である．「吸い付き」はレンズが吸盤のように角膜に吸い付いて瞬目で動かない状態で，プッシュアップテストでは容易に動きが確認できる．しかし，瞬目時に SCL と角膜の間の涙液が入れ替わらないので，適切なフィッティングではない．角膜に対してスティープなベースカーブの SCL で起こる．一方，「貼り付き」は SCL が角膜に固着した状態で，プッシュアップテストでは容易に動かない．この場合にも瞬目による SCL 下の涙液交換が生じないので，角膜新生血管（パンヌス）などの原因になることがあり，好ましくない．角膜に対してフラットあるいはスティープなベースカーブの両方で起こり，SCL の素材やデザインと眼の適合性が悪いことでも起こる．

　ちなみに，コンタクトレンズが下方ずれを起こしたときにベースカーブをフラットに変更してセンタリングを改善させる方法は，HCL では定石である．

Chapter
1
最適解を導くための前提知識

Chapter
2
快適さが得られる矯正度数の最適解

Chapter
3
コンタクトレンズ処方の最適解

Chapter
4
臨床症例で学ぶ最適解

単焦点ソフトコンタクトレンズ（球面）

症例 16

装用レンズの変更⑧
角膜曲率半径が大きめの出目

32歳 女性 職業 営業職

主訴
コンタクトレンズが合わない

希望のコンタクトレンズ
1日使い捨て SCL

現症
2年前に酸素透過率の高い SCL に変えてから，レンズを入れていると黒目の周りがヒリヒリする感じが出てくる．急に眼を動かしたときに，コンタクトレンズがずれて見えにくくなることが時々ある．コンタクトトレンズが合っていないように思うが，今のコンタクトトレンズで合っているといわれている

眼とまぶたの形状
出目（やや四白眼）

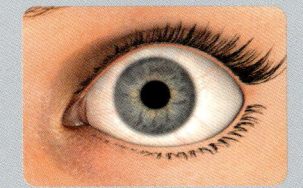

検査結果①

視力
$RV = 0.5(1.2 \times S - 2.50\,D)$，$LV = 0.7(1.2 \times S - 1.25\,D)$

オートレフ値
R) $S - 3.00\,D \frown C - 0.25\,D\ Ax37°$，L) $S - 1.75\,D \frown C - 0.25\,D\ Ax160°$

ケラトメータ値
R) 8.11 mm／7.95 mm　$C - 0.75\,D\ Ax163°$

L) 8.12 mm／7.86 mm　$C - 1.25\,D\ Ax9°$

使用中の SCL データ
R) B.C. 8.5 mm/ P $-3.00\,D$/ Size 14.2 mm

L) B.C. 8.5 mm/ P $-1.75\,D$/ Size 14.2 mm

POINT

●レンズがずれていないときの見え方には不満はない．

- 使用中の SCL のフィッティングは左右方向で結膜を締め付けていて，外してみると明らかに圧痕が確認できる.

検査結果②

両眼同時雲霧法の視力
$BV = 1.2 \times [R)S - 2.25\,D,\ L)S - 1.00\,D]$

涙液メニスカス
左右眼ともに（+）

涙液層破壊時間
左右とも 10 秒以上．SCL を外した直後でも 10 秒以上ある

弱主経線角膜曲率半径
R）8.11 mm，L）8.12 mm

POINT

- 両眼同時雲霧法では快適な矯正が得られている.
- 涙液層破壊時間の結果から，SCL の装用に問題はないと判断できる.
- 出目の傾向がありやや四白眼，かつ角膜曲率半径が大きめなので，レンズの選択は難しい.
- 問題はフィッティングにある.

● ソフトコンタクトレンズの選択

1. ベースカーブは弱主経線角膜曲率半径＋1 mm±0.2 mm が理想．角膜曲率半径からして，使用中の SCL のベースカーブが 8.5 mm はタイトでスティープなので，ベースカーブは 9.0 mm を選択してみる
2. コンタクトレンズの度数は頂点間距離補正が必要ない範囲

● トライアルレンズの選択

R）B.C. 9.0 mm/ P －2.25 D/ Size 14.1 mm
L）B.C. 9.0 mm/ P －1.25 D/ Size 14.1 mm

フィッティングの確認

矯正視力
$BV = 1.2 \times SCL$

POINT

- 見え方が不安定で，見えたり見えなかったりする.
- 両眼ともに SCL が下方にずれてしまう.

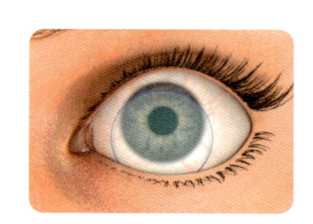

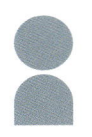

- 瞬目で SCL は上方に持ち上げられるが，開瞼と同時に下方にずれる．
- 装用感は良くない．

1 日使い捨てタイプのなかで一番大きなベースカーブのレンズで下方ずれが起こりました．このタイプでこれ以上のサイズはありません．同じ 9.0 mm ですが，HEMA 素材で SCL 自体が薄くて軟らかいため角膜の曲率半径になじみやすく，ずれや圧迫も少ない性質のレンズがあります．1 日使い捨てタイプと性質が異なるので，入れてみなければ下方ずれの有無はわかりません．

●2 回目　トライアルレンズの選択

R) B.C. 9.0 mm/ P −2.25 D/ Size 14.0 mm
L) B.C. 9.0 mm/ P −1.25 D/ Size 14.0 mm

フィッティングの再確認

矯正視力
$BV = 1.2 \times SCL$

POINT

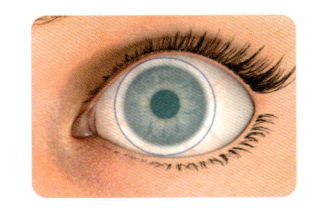

- 両眼ともにセンタリングは良好で，瞬目時の動きも良い．
- 上方視での過度なずれはなく，SCL 周辺部の結膜への圧迫もない．
- 非常に装用感が良く，見え方も安定しているとのこと．

処方時の患者説明

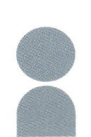

やや出目で四白眼の傾向があり角膜曲率半径が大きいので，角膜によく沿う SCL の選択が難しい眼です．おそらく前医では下方ずれを起こさないように，よりスティープなベースカーブの SCL を処方したのだと思います．この SCL の周辺部が結膜に食い込んでヒリヒリする感じを引き起こしていました．いまは 2 週間頻回交換レンズを試しています．ご希望は 1 日使い捨てタイプですが，合わないレンズを使用するよりはこちらのほうが良いと思います．一度試してみましょう．

SCLを使用中だったので，装用指導は必要なかった．クリーンケアの指導を丁寧に行った後でもう一度自分で装用してもらい，前眼部を細隙灯顕微鏡で観察するとSCLは適切に装用されていた．1週間後の受診を促して，診療を終了した．

1週間後の再診時

矯正視力

RV＝1.2×SCL，LV＝1.2×SCL，BV＝1.2×SCL

「眼を急に動かしてもずれる感じがなく，見え方も装用感も今までとは比べものにならないほど良かった」とのこと．特に異常を認めないことを確認して，2週間頻回交換SCLを処方した．

本処方のポイント

　通常は，上眼瞼と角膜がSCLの上部を挟み込むことで装用を安定させるが，四白眼では開瞼時に上眼瞼が角膜の上に位置しない．さらに本症例では角膜曲率半径が大きめのため，上眼瞼がSCLを上方に引き上げる力が加わりにくい．処方では，ベースカーブは少しきつめ，サイズは少し大きめのSCLを選択したいところだが，1日使い捨てSCLでは大きいベースカーブのほうのレンズを装用しても，フィッティングを確認すると下方ずれを起こしてしまった．このようなときは，患者が1日使い捨てSCLを希望していても「適切なフィッティングが得られるSCLは1日使い捨てタイプでは製造されていない」ことを説明し，種類を問わず適切なフィッティングが得られるSCLを勧めることが大切である．本症例で装用中のSCL度数が過矯正になっていたのは，スティープなフィッティングによる涙液レンズを打ち消すためだったと考えられる．

　SCLではセンタリングのみを重視するのではなく，適切なフィッティングを最優先しつつ，良好なセンタリングが保てるレンズを選択することが処方技術であると考えたい．

Chapter
1

最適解を導くための前提知識

Chapter
2

快適さが得られる矯正度数の最適解

Chapter
3

コンタクトレンズ処方の最適解

Chapter
4

臨床症例で学ぶ最適解

単焦点ソフトコンタクトレンズ（球面）

症例 **17**

装用レンズの変更⑨ 角膜曲率半径が大きく，乾燥感と異物感が強い

33歳 男性 職業 事務職

主訴

眼に合うコンタクトレンズがほしい

希望のコンタクトレンズ

1日使い捨てSCL

現症

コンタクトレンズを使いたくて，いろいろと処方してもらったが，異物感や乾燥感が強くて快適に使えたことがない

眼とまぶたの形状

普通の眼

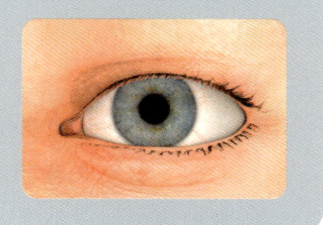

検査結果①

視力

$RV = 0.5 (1.2 \times S - 4.50\,D)$, $LV = 0.5 (1.2 \times S - 4.00\,D)$

オートレフ値

R）$S - 5.00\,D$，L）$S - 4.50\,D \subset C - 0.50\,D$ $Ax106°$

ケラトメータ値

R）$8.40\,mm / 8.15\,mm$　$C - 1.00\,D$ $Ax172°$

L）$8.38\,mm / 8.28\,mm$　$C - 0.25\,D$ $Ax171°$

所持眼鏡

R）$S - 4.00\,D$，L）$S - 3.50\,D$

2年前に作製

POINT

● 眼とまぶたの形状は普通の眼で問題はない.

● 所持眼鏡の見え方は特に不自由していない.

検査結果②

両眼同時雲霧法の視力

BV = 1.2 × [R）S − 4.25 D，L）S − 3.75 D]

涙液メニスカス

左右眼ともに（+）

涙液層破壊時間

左右とも 10 秒以上

弱主経線角膜曲率半径

R）8.40 mm，L）8.38 mm

POINT

- 両眼同時雲霧法では快適な矯正が得られている．
- 涙液層破壊時間の結果から，SCL の装用に問題はないと判断できる．
- 角膜曲率半径が大きいことが一番の問題のようである．

● ソフトコンタクトレンズの選択

1. ベースカーブは弱主経線角膜曲率半径＋1 mm±0.2 mm が理想．普通の眼なので，SCL の種類選択には影響しない
2. 角膜曲率半径が標準よりも大きいため，希望のレンズは処方できないかもしれない
3. 以前に使用経験がある 9.00 mm のベースカーブで試してみて，フィッティングが不良であれば従来型 SCL を勧めよう
4. 右眼コンタクトレンズの度数は，頂点間距離補正がかろうじて必要で
   R）S−4.04 D

● トライアルレンズの選択

1 日使い捨て SCL
R）B.C. 9.0 mm/ P −4.00 D/ Size 14.2 mm
L）B.C. 9.0 mm/ P −3.75 D/ Size 14.2 mm

フィッティングの確認

予想通り，両眼ともにレンズが下方にずれてしまう．

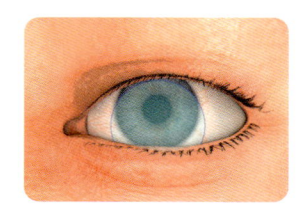

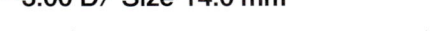
● 2 回目　トライアルレンズの選択

従来型 SCL

R) B.C. 9.3 mm/ P －3.00 D/ Size 14.0 mm

L) B.C. 9.3 mm/ P －3.00 D/ Size 14.0 mm

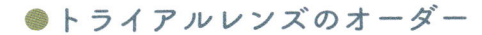

追加屈折（テストレンズ度数が－3.00 D のみのため）

R) 1.0×SCL⌣S－1.00 D，L) 1.0×SCL⌣S－0.75 D

ベースカーブが 9.0 mm より大きい SCL は従来型のみである．

フィッティングの再確認

矯正視力

BV＝1.2×SCL［R）S－1.00 D，L）S－0.75 D］

POINT

●両眼ともに SCL のセンタリングは良好で，瞬目ごとに適切な動きが確認できる．

●上方視でも動きは十分に確認できる．

●SCL の結膜への圧迫や締め付けの所見はない．

●装用感に問題はなく，見え方に不満はない．

● トライアルレンズのオーダー

R) B.C. 9.3 mm/ P －4.00 D/ Size 14.0 mm

L) B.C. 9.3 mm/ P －3.75 D/ Size 14.0 mm

処方時の患者説明

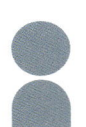

これまでの SCL が合わなかったのは，角膜のカーブに合うレンズが処方されていなかったためです．1 日使い捨てタイプで一番大きなベースカーブのレンズを試したのですが，やはり合いませんでした．2 週間頻回交換タイプでも合うレンズはなく，唯一，今入れている従来型の SCL がなんとか使えそうに思うのですが，試してみますか？ これは定額制のレンズですので，使えそうならば入会して毎月会費を支払う必要があります．もし，使えそうになければ入会しないで終わりにすることもできます．

この感じならば使えそうな気がするので，試してみたい．

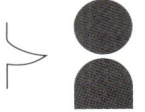

経過

テストレンズが院内にないので，メーカーにオーダーした．

オーダーして数日後の来院時

SCL を自分で装用してもらった後に前眼部を細隙灯顕微鏡で観察したところ，SCL は異物を挟むことなく適切に装用されていた．フィッティングは良好．

矯正視力

BV＝1.2×SCL

2 週間後の来院を約束して，その日の診療を終了した．

2 週間後の来院時

矯正視力

RV＝1.0×SCL，LV＝1.0×SCL，BV＝1.2×SCL

フィッティングは良好．装用感はこれまでに経験したことのない快適さがあった．乾燥感はなく，1 日中装用していても途中で外したいという感じはなかった．「コンタクトレンズってこんなに快適なものがあったんですね」とのことだった．特に異常を認めないことを確認して，従来型 SCL を処方した．

本処方のポイント

　多くのメーカーが新しい素材やデザインの SCL を開発し，"どのような症例にでも対応可能なレンズ"として販売を行っている．しかし，1 つの規格ですべての人に適合する SCL は存在しない．角膜の上に SCL がのっていて視力が出てさえいれば"快適に使用できる"矯正用具ではないことを認識しておく必要がある．

　特に，若い世代の角膜曲率半径は高齢者に比べて大きい傾向がある．どの使い捨てレンズを用いても，数％の人には適切な処方ができないのが現実である．従来型 SCL の性能が劣っているわけではない．しかし，処方頻度が減ると製造販売が終了するリスクが生じる．メーカーには，このような少数ながら貴重なニーズに応える SCL の供給を維持してほしいと強く願う．眼科医療者一人ひとりが正確な処方を実践し，標準から逸脱した眼をもつ人たちが快適に使用できる SCL の製造販売が促進されるように力を尽くしてほしい．個々の施設では症例数が少なくても全国の施設を合わせれば，その需要は決して少数ではないはずである．

年齢と弱主経線角膜曲率半径

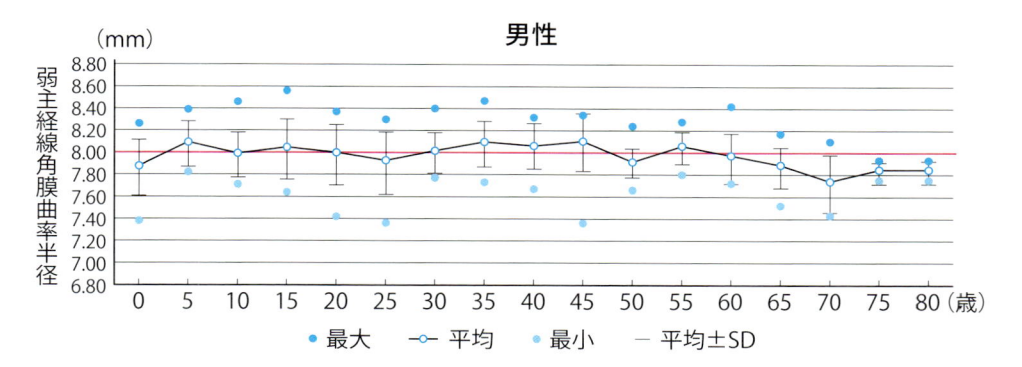

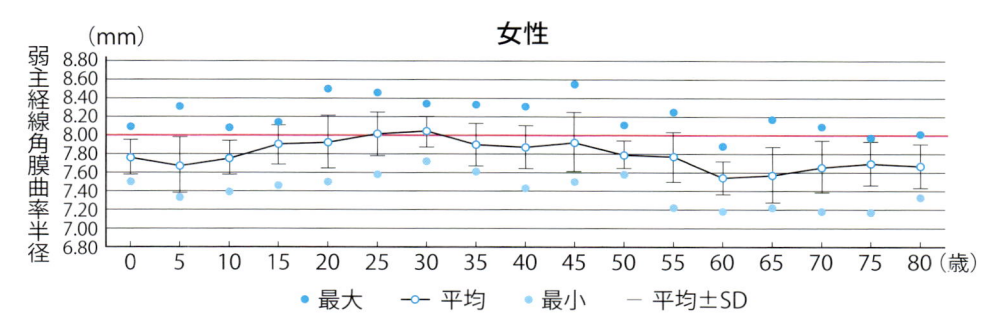

——よりも弱主経線角膜曲率半径の大きい症例が快適に使用できるベースカーブの SCL は，現在販売されていない可能性がある（n＝各群 10 人 20 眼，2016 年梶田眼科調べ）．

Chapter 1
最適解を導くための前提知識

Chapter 2
快適さが得られる矯正度数の最適解

Chapter 3
コンタクトレンズ処方の最適解

Chapter 4
臨床症例で学ぶ最適解

症例 **18**

初めての装用
乱視軸が瞼裂方向に一致のつり目

25歳 女性 職業 看護師

主訴

コンタクトレンズを使用したい

希望のコンタクトレンズ

1日使い捨てSCL

現症

使用中の眼鏡で特に問題はないが，コンタクトレンズ
を使ってみたい

眼とまぶたの形状

つり目

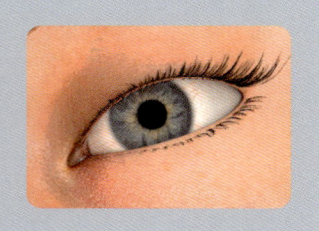

検査結果①

視力

$RV = 0.5(1.2 \times S - 3.50 D \bigcirc C - 1.00 D \ Ax160°)$

$LV = 0.5(1.2 \times S - 4.00 D \bigcirc C - 1.00 D \ Ax20°)$

オートレフ値

R）$S - 4.00 D \bigcirc C - 1.25 D \ Ax158°$，L）$S - 4.50 D \bigcirc C - 1.00 D \ Ax23°$

ケラトメータ値

R）7.78 mm／7.38 mm　$C - 2.25 D \ Ax162°$

L）7.69 mm／7.35 mm　$C - 2.00 D \ Ax17°$

所持眼鏡

R）$S - 3.00 D \bigcirc C - 0.75 D \ Ax160°$，L）$S - 3.50 D \bigcirc C - 0.75 D \ Ax20°$

半年前に新調

POINT

- 眼鏡では乱視が矯正されている．
- 所持眼鏡での見え方には特に不満はない．
- 眼鏡では乱視が適切に矯正されているため，SCLも乱視用で処方するのがよい．

Chapter
1
ᐧᐧᐧᐧᐧ
最適解を導くための前提知識

Chapter
2
ᐧᐧᐧᐧᐧ
快適さが得られる矯正度数の最適解

Chapter
3
ᐧᐧᐧᐧᐧ
コンタクトレンズ処方の最適解

Chapter
4
ᐧᐧᐧᐧᐧ
臨床症例で学ぶ最適解

検査結果②

両眼同時雲霧法の視力

BV＝1.2×［R)S－3.25 D⌒C－1.00 D Ax160°, L)S－3.75 D⌒C－1.00 D Ax20°］

涙液メニスカス

左右眼ともに（＋）

涙液層破壊時間

左右とも 10 秒以上

弱主経線角膜曲率半径

R）7.78 mm, L）7.69 mm

POINT

● 両眼同時雲霧法では，所持眼鏡でも快適な矯正が得られている.

● 涙液層破壊時間の結果から SCL の装用に問題はないと判断できる.

● ソフトコンタクトレンズの選択

1. ベースカーブは弱主経線角膜曲率半径＋1 mm±0.2 mm が理想. つり目で，瞼裂方向と乱視軸が一致している

2. コンタクトレンズの度数は頂点間距離補正が必要ない範囲. 眼鏡と同じ矯正で試そう

● トライアルレンズの選択

R）B.C. 8.8 mm/ P －3.25 D⌒C－0.75 D Ax180°/ Size 14.4 mm
L）B.C. 8.8 mm/ P －3.75 D⌒C－0.75 D Ax180°/ Size 14.4 mm

フィッティングの確認

矯正視力

BV＝1.2×SCL

POINT

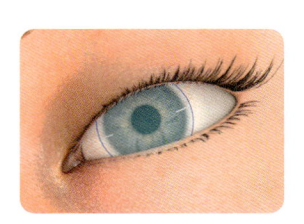

● 両眼ともに SCL のセンタリングは良好. 瞬目ごとの動きは明確に確認できる.

● SCL の乱視軸は瞼裂方向に傾き，軸の安定も良い.

● 上方視では，SCL の動きは少し確認でき，軸の安定も良い.

● SCL の結膜への圧迫や締め付けの所見はない.

● 所持眼鏡と同じように見えるとのこと. 装用感に問題はなく，見え方に不満はない.

処方時の患者説明

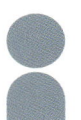

つり目で，乱視軸が瞼裂方向に一致していて角膜曲率半径が標準的な場合には，ダブルスラブオフタイプの乱視用 SCL がうまく合うことが多いです．

特に違和感はない．眼鏡と同じように見える．

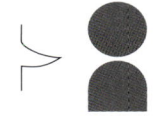

経過

初めての SCL 使用なので，丁寧かつ確実に装用指導を行った．自分で装用してもらった後に前眼部を細隙灯顕微鏡で観察すると，SCL は適切に装用されていた．左右各 3 枚のテストレンズを渡して，診療を終了した．

3 日後の再診時

矯正視力

RV = 1.0×SCL，LV = 1.0×SCL，BV = 1.2×SCL

特に異常を認めないことを確認して，1 日使い捨て SCL を処方した．

本処方のポイント

　乱視用 SCL には，プリズムバラストタイプとダブルスラブオフタイプがある．ダブルスラブオフタイプは，上下の眼瞼がレンズの端をくわえ込むことで乱視軸を安定させている．瞼裂が傾いている症例では乱視軸も同じように傾いていて，ダブルスラブオフタイプの乱視軸はその傾きに一致して傾いて安定することが多い．つり目やたれ目で瞼裂方向に角膜乱視と全乱視の軸が一致している場合には，最初にダブルスラブオフタイプを試せば処方の手間が省けることが多い．

Chapter
1
最適解を導くための前提知識

Chapter
2
快適さが得られる矯正度数の最適解

Chapter
3
コンタクトレンズ処方の最適解

Chapter
4
臨床症例で学ぶ最適解

単焦点ソフトコンタクトレンズ（乱視用）

症例
19
装用レンズの変更① 角膜曲率半径が大きい下三白眼の乱視

22歳 女性 職業 学生

主訴

コンタクトレンズが合わない

希望のコンタクトレンズ

これまで通り2週間頻回交換レンズ

現症

現在のSCLは乱視用を使っているが，黒目の周りがヒリヒリする感じが続いている．前医でも訴えているが「ドライアイのため」といわれて，点眼液を処方されている．全く改善しない

眼とまぶたの形状

下三白眼

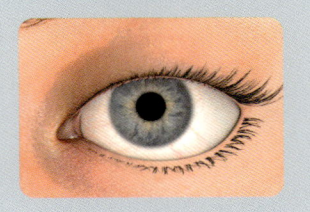

検査結果①

視力

RV = 0.1（1.2 × S − 3.50 D ◯ C − 2.25 D Ax170°）

LV = 0.1（1.2 × S − 3.50 D ◯ C − 2.75 D Ax180°）

オートレフ値

R）S − 4.25 D ◯ C − 2.75 D Ax172°，L）S − 4.25 D ◯ C − 3.25 D Ax179°

ケラトメータ値

R）8.50 mm／7.95 mm　C − 2.50 D Ax168°

L）8.41 mm／7.80 mm　C − 3.00 D Ax4°

使用中のSCLデータ

R）B.C. 8.7 mm／P − 3.50 D ◯ C − 1.75 D Ax180°／Size 14.4 mm

L）B.C. 8.7 mm／P − 3.50 D ◯ C − 1.75 D Ax180°／Size 14.4 mm

POINT

●使用中のSCLの周辺部は，左右方向で強く結膜に食い込んでいる．

●SCLでの見え方に不満はない．

●使用中の SCL を外して測定した角膜曲率半径は標準よりも大きく，結膜には強い圧痕を認める．

検査結果②

両眼同時雲霧法の視力

$$BV = 1.2 \times [R)S - 3.50\,D \smallfrown C - 2.25\,D\ Ax170°,$$
$$L)S - 3.50\,D \smallfrown C - 2.75\,D\ Ax180°]$$

涙液メニスカス

左右眼ともに（＋）

涙液層破壊時間

左右とも 10 秒以上

弱主経線角膜曲率半径

R）8.5 mm，L）8.41 mm

POINT

●両眼同時雲霧法では快適な矯正が得られている．
●使用中の SCL を外した直後の涙液層破壊時間の結果から，SCL の装用に問題はないと判断できる．
●角膜曲率半径が標準よりもフラットなため，使用できる SCL が見つかるかわからない．

●ソフトコンタクトレンズの選択

1. ベースカーブは弱主経線角膜曲率半径＋1 mm±0.2 mm が理想であるが，これを満たす 2 週間頻回交換レンズは製造されていない．下三白眼のため少し大きめのサイズがほしい．現在使用中の SCL と同じであるが，B.C. 8.7 mm で左右方向が薄いデザインの乱視用 SCL を試してみる
2. コンタクトレンズの度数は頂点間距離補正が必要で
   R）S－3.39 D⌒C－2.02 D，L）S－3.36 D⌒C－2.46 D

●トライアルレンズの選択

R）B.C. 8.7 mm/ P －3.25 D⌒C－1.75 D Ax180°/ Size 14.5 mm
L）B.C. 8.7 mm/ P －3.25 D⌒C－1.75 D Ax180°/ Size 14.5 mm

フィッティングの確認

矯正視力

BV = 1.0 × SCL

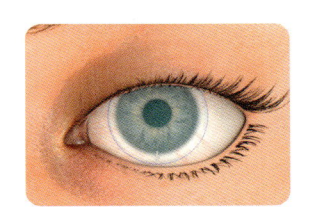

- 両眼ともに SCL センタリングは良好で，瞬目ごと の動きは明確に確認できる．
- 上方視では少し動いて良好である．
- SCL による結膜への軽い圧迫を認めるが，これま での SCL と比べて大幅に軽減されている．
- 装用感は良く，ヒリヒリする感じはない．見え方はこれまでの SCL と変わり はない．

処方時の患者説明

黒目の周りがヒリヒリする感じがしていたのは，SCL が左右の結 膜を強く圧迫していたためと思います．角膜曲率半径が標準よりも かなり大きいので，このレンズがうまく使えるかどうかはわかりま せん．1 週間ほど使用してみて，装用感やフィッティングに問題が なければ処方します．まずは，使ってみてから検討しましょう．

経過

これまで SCL を使用中だったので装用指導は不要であった．フィッティング がややスティープなため SCL 下の涙液交換率が低いので，装用時に SCL と角 膜の間に異物を挟んだ場合に角膜障害を生じやすいことを伝えて，クリーンケ アを丁寧に指導した．

一度自分で装用し直してもらった後で，前眼部を細隙灯顕微鏡で観察すると SCL は適切に装用されていた．1 週間後の受診を促して，診療を終了した．

1 週間後の再診時

矯正視力

RV = 1.0 × SCL， LV = 1.0 × SCL， BV = 1.2 × SCL

これまでのようなヒリヒリする感じはなく，充血も起こらなかったとのこと． 前眼部所見にも特に異常を認めなかったので，2 週間頻回交換 SCL を処方した．

本処方のポイント

　通常は，上眼瞼と角膜が SCL の上部を挟み込んで装用を安定させるので，下三白眼では SCL サイズが少し大きいほうが望ましい．乱視用 SCL は球面 SCL に比べてサイズが大きく設計されているので，好都合である．しかし，本症例は角膜曲率半径が非常に大きい．安定して装用できる SCL のベースカーブは右眼 9.30〜9.70 mm，左眼 9.21〜9.61 mm である．この条件で適合する SCL の選択は難しい．このような場合，左右方向が厚いダブルスラブオフタイプは水平方向の圧迫を強めるため望ましくない．一方，左右が薄いデザインの後面トーリックのプリズムバラストタイプや前面トーリックの SCL を用いると，角膜乱視に合わせて SCL がたわんだときに水平方向の圧迫が弱くなるため，水平方向の結膜への圧迫が軽減されることがある．ただし，その効果の程度は実際に装用しなければ判断できない．患者には事前に使用できない可能性を伝えつつ，試みる価値がある選択肢である．

　本症例では角膜乱視に合わせてレンズがわずかに傾き，右眼の SCL 乱視軸が 180° で適切に矯正されていた．

Chapter
1
最適解を導くための前提知識

Chapter
2
快適さが得られる矯正度数の最適解

Chapter
3
コンタクトレンズ処方の最適解

Chapter
4
臨床症例で学ぶ最適解

単焦点ソフトコンタクトレンズ（乱視用）

症例
20

装用レンズの変更② 角膜曲率半径が大きめで，乱視未矯正

(35歳 男性 職業 システムエンジニア)

主訴
コンタクトレンズが合わない

希望のコンタクトレンズ
1日使い捨て SCL

現症
コンタクトレンズを入れていると，黒目の周りがヒリヒリしてくる．あまりよく見えないが，合うレンズはこれしかないといわれている

眼とまぶたの形状
普通の眼

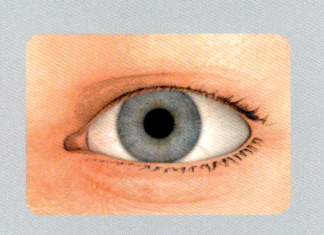

検査結果①

視力
$RV = 0.5(1.2 \times S - 2.75\ D \frown C - 2.00\ D\ Ax180°)$
$LV = 0.6(1.2 \times S - 1.75\ D \frown C - 2.00\ D\ Ax180°)$

オートレフ値
R）$S - 3.25\ D \frown C - 2.50\ D\ Ax179°$，L）$S - 2.25\ D \frown C - 2.50\ D\ Ax4°$

ケラトメータ値
R）8.10 mm／7.62 mm　$C - 2.50\ D\ Ax179°$
L）8.09 mm／7.54 mm　$C - 3.00\ D\ Ax8°$

使用中の SCL データ
R）B.C. 9.0 mm／ P － 4.50 D／ Size 14.3 mm
L）B.C. 9.0 mm／ P － 3.75 D／ Size 14.3 mm

POINT
● 自覚的屈折検査の結果では，両眼ともに乱視矯正の必要性を感じる．

● 「あまりよく見えない」と訴えているが，最小錯乱円矯正になっている．

検査結果②

両眼同時雲霧法の視力

$$BV = 1.2 \times [R)S - 2.50\ D \frown C - 2.00\ D\ Ax180°,$$
$$L)S - 1.50\ D \frown C - 2.00\ D\ Ax180°]$$

涙液メニスカス

左右眼ともに（±）

涙液層破壊時間

左右とも 8 秒．SCL を外した直後の値としては問題ない

弱主経線角膜曲率半径

R) 8.10 mm，L) 8.09 mm

POINT

● 両眼同時雲霧法では快適な矯正が得られている．

● 涙液層破壊時間の結果から，SCL の装用に問題はないと判断できる．

● 角膜曲率半径が大きめで，9.00 mm の球面レンズを使用している．水平方向はスティープ，垂直方向はフラットなフィッティングになっている．

● 水平方向が薄い乱視用 SCL を用いて角膜に合わせてレンズがたわめば，フィッティングに問題はないと考えられる．

● ソフトコンタクトレンズの選択

1. ベースカーブは弱主経線角膜曲率半径＋1 mm±0.2 mm が理想．普通の眼なので SCL の種類は選ばないが，乱視矯正をしたいので水平方向が薄いプリズムバラストタイプを選択

2. コンタクトレンズの度数は右眼で垂直方向の頂点間距離補正が必要で
   R) S−2.43 D⌢C−1.84 D，L) S−1.47 D⌢C−1.89 D

● トライアルレンズの選択

R) B.C. 8.6 mm/ P −2.50 D⌢C−1.25 D Ax180°/ Size 14.0 mm
L) B.C. 8.6 mm/ P −1.50 D⌢C−1.25 D Ax180°/ Size 14.0 mm

フィッティングの確認

矯正視力

$$BV = 1.2 \times SCL$$

POINT

● 両眼ともに SCL のセンタリングは良好で，瞬目ごとの動きは明確に確認できる．

- 上方視でも動きはしっかり確認でき，過度な動きもない．
- SCL の結膜への圧迫や締め付けの所見はない．
- 装用感に問題はなく，見え方に不満はない．

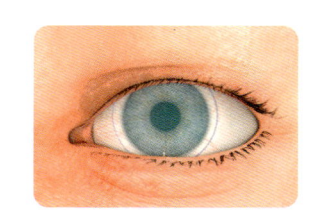

処方時の患者説明

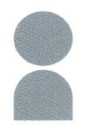
角膜曲率半径がやや大きく，1日使い捨てタイプだと今まで使っていた大きいサイズの SCL でも，左右方向は締め付けが出ています．これが黒目の周りのヒリヒリ感の原因です．2週間頻回交換タイプで乱視用レンズを用いれば，もしかするとうまく合うかもしれませんので，一度試してみましょう．このレンズのベースカーブは現在使用している SCL よりも小さいのですが，左右方向が薄くなっています．また内面がトーリック面なので，角膜の乱視に合わせてレンズがたわめば，水平方向はさらにカーブがゆるくなるため圧迫が少なくすむかもしれません．

確かに黒目の周りのヒリヒリする感じはない．見え方も結構すっきりしている．
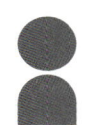

経過

初めての2週間頻回交換 SCL なので，しっかりクリーンケア指導を行った．自分で装用してもらった後に前眼部を細隙灯顕微鏡で観察すると，SCL は適切に装用されていた．軸の安定も良い．1週間後の来院を促して，診療を終了した．

1週間後の再診時

<u>矯正視力</u>

RV = 1.2×SCL，LV = 1.2×SCL，BV = 1.2×SCL

「1日使い捨て SCL のほうが眼に良いといわれ，信じて使ってきましたが，合わないレンズってあるんですね」とのこと．特に異常を認めないことを確認して，2週間頻回交換 SCL を処方した．

本処方のポイント

　本症例は角膜曲率半径は大きめではあるが，極端に大きいわけではない．球面SCLで「あまりよく見えない」と訴えているにもかかわらず，球面SCLが処方されていた．自覚的屈折検査では−2.00 Dの乱視が検出されているので，SCLでも乱視矯正は必須であったはずである．眼鏡やコンタクトレンズを処方するときに球面レンズで視力が出ると，乱視矯正は必要ないと思われる傾向がある．しかし，乱視が未矯正で行う視力測定では縦方向と横方向で見え方が異なるため，上下方向が切れたランドルト環は見分けられるが横方向が切れたランドルト環は見分けられないということが起こる．上下方向を選択的に提示された場合には良好な検査結果が得られるが，反対に横方向が切れたランドルト環を選択的に提示すると悪い視力値が検出される．ランダムに提示されれば，同じ視標が読めたり読めなかったりで，安定しない．眼瞼を細めるとよく見えるようになるので思わず眼瞼を細めてしまい，視力検査の結果では良好な視力が得られていると判断されてしまう．乱視を適切に矯正すれば，このような視標の形状による見え方の変化は起こらない．視力測定で，視標の形状によって視力値が変動するような症例では乱視を矯正するのが望ましい．乱視用SCLの処方は手数がかかると思う眼科医療者は多いようだが，実際は乱視用レンズと球面レンズの処方に要する時間は同じか，むしろ視標の形状による視力値の変動に振り回される視力測定の時間を考慮すると，見え方が安定している乱視用レンズのほうが処方は短時間ですむ．乱視用SCLデザインを眼瞼や角膜の形状から選ぶ技術をマスターしていれば，乱視用SCLの処方は決して負担にならない．

症例 **21**

単焦点ソフトコンタクトレンズ（乱視用）

装用レンズの変更③ 乱視未矯正

37歳 男性 職業 営業職

主訴
コンタクトレンズがほしい

希望のコンタクトレンズ
2週間頻回交換 SCL

現症
転勤してきたので，SCL を処方してほしい．これまで使用してきて特に問題はなかった．眼は疲れやすくなってきた気がする

眼とまぶたの形状
普通の眼

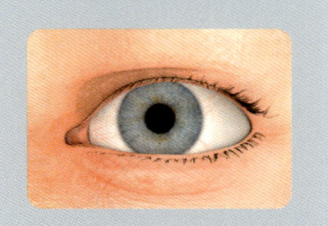

検査結果①

視力
RV＝0.1（1.2×S－6.75 D⊂C－1.25 D Ax180°）

LV＝0.1（1.2×S－6.00 D⊂C－1.00 D Ax170°）

オートレフ値
R）S－7.25 D⊂C－1.75 D Ax179°，L）S－6.50 D⊂C－1.50 D Ax174°

ケラトメータ値
R）7.90 mm／7.64 mm　C－1.25 D Ax169°

L）7.97 mm／7.65 mm　C－1.75 D Ax177°

使用中の SCL データ
R）B.C. 8.6 mm／P　－6.50 D／Size 14.0 mm

L）B.C. 8.6 mm／P　－6.00 D／Size 14.0 mm

POINT

● これまで使用中の SCL で特に問題はない．

● 眼が疲れやすくなってきたが，仕事が変わったせいかもしれないと思っている．

- 「数字の読み間違いなど気になることはないですか?」という問いに対して,「時々入力間違いを指摘されることがある」とのこと.

検査結果②

両眼同時雲霧法の視力

BV=1.2×[R)S−6.50 D◯C−1.25 D Ax180°, L)S−5.75 D◯C−1.75 D Ax170°]

涙液メニスカス

左右眼ともに(+)

涙液層破壊時間

左右とも7秒.SCL を外した直後の値としては問題ない

弱主経線角膜曲率半径

R)7.90 mm, L)7.97 mm

POINT

- 両眼同時雲霧法では快適な矯正が得られている.
- 涙液層破壊時間の結果から,SCL の装用に問題はないと判断できる.
- 数字の読み間違いがあるため,乱視矯正を試みる.

● ソフトコンタクトレンズの選択

1. ベースカーブは弱主経線角膜曲率半径+1 mm±0.2 mm が理想.普通の眼なので SCL の種類選択に配慮の必要はない
2. コンタクトレンズの度数は頂点間距離補正が必要で
   R)S−6.03 D◯C−1.06 D, L)S−5.38 D◯C−0.87 D

● トライアルレンズの選択

R)B.C. 8.7 mm/ P −6.00 D◯C−0.75 D Ax180°/ Size 14.0 mm

L)B.C. 8.7 mm/ P −5.25 D◯C−0.75 D Ax180°/ Size 14.0 mm

使用中のレンズと同じ銘柄で乱視用 SCL を試してみる

フィッティングの確認

矯正視力

BV=1.2×SCL

POINT

- 視力には問題はない.
- レンズの乱視軸が不安定で,右眼は時計回り20°,左眼は反時計回り10°付近でゆらぐ.

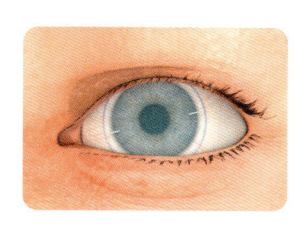

実践! ソフトコンタクトレンズ処方の最適解マニュアル

Chapter
1
の前提知識
最適解を導くため

Chapter
2
矯正度数の最適解
快適さが得られる

Chapter
3
処方の最適解
コンタクトレンズ

Chapter
4
最適解
臨床症例で学ぶ

●2回目　トライアルレンズの選択

R）B.C. 8.6 mm/ P −6.00 D◯C−0.75 D Ax180°/ Size 14.0 mm
L）B.C. 8.6 mm/ P −5.25 D◯C−0.75 D Ax180°/ Size 14.0 mm
同じ度数で別銘柄の乱視用 SCL を装用してみる

フィッティングの再確認

矯正視力
BV = 1.2 × SCL

POINT

- 見え方は安定している.
- 両眼ともに SCL のセンタリングは良好で,瞬目ごとの動きも明確に確認できる.
- 上方視でも動きはしっかり確認できる.
- SCL の過度なずれや,結膜への圧迫や締め付けの所見はない.
- SCL の乱視軸は安定していて,右眼は回転なし,左眼は反時計回りに 10° 傾き,ちょうど 170° で矯正されている.
- 装用感に問題はなく,見え方に不満はない.

処方時の患者説明

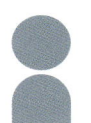

これまでの SCL でも問題なく矯正はされていましたが,乱視が残っていたのが気になります.乱視の未矯正が原因で数字の読み間違いなどが起こっていた可能性もありますので,一度乱視用の SCL を使ってみましょう.使用感が優れないときには前の SCL に戻しますので,1 週間ほど使ってみましょう.

経過

SCL 使用中だったので,装脱方法を確認してクリーンケア指導を行った.自分で装用してもらった後に前眼部を細隙灯顕微鏡で観察すると,SCL は適切に装用されていた.1 週間後の受診を促して,診療を終了した.

矯正視力

RV = 1.2 × SCL, LV = 1.2 × SCL, BV = 1.2 × SCL

「以前よりもくっきり見えて, 疲れなかった気がする. 何よりもこの1週間は入力間違いを指摘されなかった. 入力間違いは私の不注意ではなく, しっかり見えていなかったからだったんですね」とのこと.

特に異常を認めないことを確認して, 2週間頻回交換 SCL を処方した.

本処方のポイント

　乱視のある眼でも最小錯乱円矯正を行えば, ある程度の矯正視力が得られる. それで問題なく生活できる人もいるが, 患者から「数字の読み取り間違いが多い」などの訴えが聴取された場合には乱視矯正を試みるのがよい. 学童期の乱視未矯正は漢字の読み書きの障害になることがあり, 事務職や PC 作業者では数字の読み取り間違いが多い. 特に"1, 4, 7"や"0, 3, 6, 8, 9"などの数字で識別のミスが多発する. 患者には「乱視を矯正しないでいると間違いが増え, 努力しているのに周囲から信頼されにくくなる場合がありますよ」と説明して, 乱視矯正を理解してもらうことが有効である.

　乱視矯正で特に注意すべき点は, 最小錯乱円矯正の状態に乱視を加えて矯正すると全体が近視過矯正となり, 快適さが得られないことである. 乱視を矯正するときのコツは, 最小錯乱円での見え方よりも若干良好な視力になる程度に球面度数を下げることである. これにより見え方は今までと同等か少し良い程度だが, 球面度数を下げたことで近くを見るときに毛様体筋へかかる負担が減る. その結果, 眼が疲れにくくなることを狙えば, 乱視矯正をしたメリットが患者に理解してもらいやすい.

　また, 乱視用 SCL を装用する際, 軸の傾きが生じて安定しないときや, 軸度の補正が必要になったときには, 別の種類の乱視用 SCL を試すことを推奨する. これにより軸補正の必要がなく, そのまま処方できる場合がある. 1種類だけでなく複数の乱視用 SCL を取り扱うことは, 処方成功率を高める秘訣である.

Chapter
1
....
最適解を導くための前提知識

Chapter
2
....
快適さが得られる矯正度数の最適解

Chapter
3
....
コンタクトレンズ処方の最適解

Chapter
4
....
臨床症例で学ぶ最適解

症例
22

単焦点ソフトコンタクトレンズ（乱視用）

装用レンズの変更④ 乱視不同視

(31歳 女性 職業 事務職)

主訴

眼の疲労感．コンタクトレンズが合わない

希望のコンタクトレンズ

2週間頻回交換 SCL

現症

長年 SCL を使用しているが，眼が疲れやすく，見えにくい．肩こりもひどい．
SCL は合っているといわれている．利き目は右眼で，
左眼は視力が十分出ないので乱視は矯正しないほうが
よいといわれている

眼とまぶたの形状

普通の眼（ややたれ目）

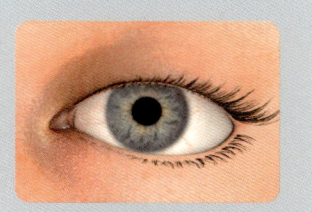

検査結果①

視力

RV = 0.3(1.2 × S − 4.75 D⊃C − 0.50 D Ax170°)

LV = 0.3(0.8 × S − 3.50 D⊃C − 2.00 D Ax170°)

オートレフ値

R) S − 5.25 D⊃C − 1.00 D Ax174°

L) S − 4.00 D⊃C − 2.50 D Ax169°

ケラトメータ値

R) 7.82 mm／7.50 mm　C − 1.75 D Ax180°

L) 7.91 mm／7.45 mm　C − 2.50 D Ax170°

所持眼鏡

R) S − 5.00 D，L) S − 3.50 D

2年前に作製．あまり使っていない

使用中の SCL データ

R）B.C. 8.7 mm/ P −5.00 D/ Size 14.1 mm

L）B.C. 8.7 mm/ P −4.50 D/ Size 14.1 mm

POINT

● 左眼の矯正視力が不良の原因はわからない．

● 左眼の乱視は一度 SCL で矯正したことがあるが，快適ではなかった．

● 利き目の右眼でよく見えるように，度数を少し強めにしているとのこと．

検査結果②

両眼同時雲霧法の視力

$$BV = 1.2 \times [R)S − 5.00\,D \smallfrown C − 0.50\,D\ Ax170°,$$
$$L)S − 3.25\,D \smallfrown C − 2.00\,D\ Ax170°]$$

不安定な回答だが，なんとか測定できた

涙液メニスカス

左右眼ともに（＋）

涙液層破壊時間

左右とも 7 秒．SCL を外した直後の値としては問題ない

弱主経線角膜曲率半径

R）7.82 mm，L）7.91 mm

POINT

● 両眼同時雲霧法では両眼視が安定していない．

● 涙液層破壊時間の結果から，SCL の装用には問題はないと判断できる．

● ソフトコンタクトレンズの選択

1. ベースカーブは弱主経線角膜曲率半径＋1 mm±0.2 mm が理想．普通の眼で標準的な角膜曲率半径である

2. 左眼の乱視度数と，矯正視力が気になる

3. コンタクトレンズの度数は頂点間距離補正が必要で
   R）S−4.27 D◯C−0.46 D，L）S−3.23 D◯C−1.81 D

4. ベースカーブは少しスティープだが，たれ目による軸の安定を狙ってダブルスラブオフタイプで試してみる

● トライアルレンズの選択

R）B.C. 8.8 mm/ P −4.25 D/ Size 14.0 mm

L）B.C. 8.6 mm/ P −3.00 D◯C−1.25 D Ax180°/ Size 14.5 mm

フィッティングに問題はない．ただし，とても違和感が強いとのこと．やはり両眼視は無理なようである．モノビジョン矯正を試そう

●2回目　トライアルレンズの選択

R）B.C. 8.8 mm/ P −4.25 D/ Size 14.0 mm

L）B.C. 8.6 mm/ P −2.00 D⌒C−1.25 D Ax180°/ Size 14.5 mm

1回目より見え方や装用感は良いが，今までのSCLとあまり変わった感じはしないとのこと．優位眼が逆かもしれない

●3回目　トライアルレンズの選択

R）B.C. 8.8 mm/ P −3.00 D/ Size 14.0 mm

L）B.C. 8.6 mm/ P −3.00 D⌒C−1.25 D Ax180°/ Size 14.5 mm

「左眼がすごく見える感じがする．嫌ではない．これまでに経験したことのない快適な見え方かもしれない」とのこと

フィッティングの確認

矯正視力

BV = 1.2×SCL

POINT

- 両眼ともにSCLのセンタリングは良好で，瞬目ごとの動きはしっかりと確認できる．
- 上方視では少し動きはあり，過度に動く感じはない．
- SCLの結膜への圧迫や締め付けの所見はない．
- ややたれ目なので，眼瞼の傾きに合わせてダブルスラブオフSCLがうまく傾いて，軸度180°のSCLが適切に170°で矯正している．

処方時の患者説明

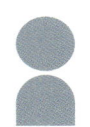

普通の眼で，ややたれ目です．これまで左眼が乱視でよく見えなかったので習慣的に右眼に頼って見てきたため，右眼が利き目だと思い込んでいたようです．本当の利き目は左眼だったのでしょう．左眼の矯正視力が悪かったので（もしかすると適切に矯正されていなかった），両眼視がうまくできなくなっているようです．このSCLを1週間使ってみましょう．その結果で，今後どうするか考えてみようと思います．

経過

SCL の使用経験者で装用指導の必要はなかった．自分で装用してもらった後に前眼部を細隙灯顕微鏡で観察すると，SCL は適切に装用されていた．左眼の乱視用 SCL の軸の安定も良い．1 週間後の受診を促して，診療を終了した．

1 週間後の再診時

矯正視力

RV = 0.7×SCL，LV = 1.2×SCL，BV = 1.2×SCL

「これまでに経験したことのない見え方で，疲れもなかった」とのこと．近方視の優位眼が右眼であり，モノビジョンで右眼を近方用に矯正したことが作業中の眼の疲れを軽減し，快適さを増したと考えられる．本人が満足しているのでこれ以上の詮索はせず，あえてモノビジョンの眼の使い方を説明しなかった．特に異常を認めないことを確認して，2 週間頻回交換 SCL を処方した．

本処方のポイント

乱視不同視の場合，これまで適切に矯正されてこなかった乱視眼が視力不良で弱視眼に誤解されることで，十分に矯正されていない症例が見られる．患者が習慣的によく使用している眼を優位眼と自己判断している症例も多い．何か不自然さを感じたときには，モノビジョン矯正を試してみるとよい．コンタクトレンズはどちらの眼を遠方視にするかを両眼で容易に比較できるのが，最大のメリットである．本症例では，乱視を適切に矯正して主に使用する眼にしたところ，1 週間後には矯正視力が 1.2 に向上していて，快適な矯正を提供できた．患者が主張する"優位眼"は参考程度に聞き，本人が体感する快適さで判断するのがよい．

単焦点ソフトコンタクトレンズ（乱視用）

Chapter
1
最適解を導くための前提知識

Chapter
2
快適さが得られる矯正度数の最適解

Chapter
3
コンタクトレンズ処方の最適解

Chapter
4
臨床症例で学ぶ最適解

症例
23

装用レンズの変更⑤ 倒乱視

（ 36歳 男性 職業 営業職 ）

主訴

コンタクトレンズを使用しているが，見えにくいし疲れる

希望のコンタクトレンズ

1日使い捨て SCL

現症

眼鏡が似合わないので，外回りのときにはコンタクト
レンズを使用している．眼鏡のようには見えないし，
PC作業では疲れる

眼とまぶたの形状

普通の眼（ややたれ目）

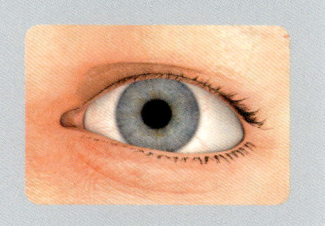

検査結果①

視力

RV＝0.7（1.2×S－1.00 D◯C－1.25 D Ax100°）

LV＝0.6（1.2×S－1.25 D◯C－1.25 D Ax80°）

オートレフ値

R）S－1.00 D◯C－1.25 D Ax105°，L）S－1.50 D◯C－1.25 D Ax84°

ケラトメータ値

R）7.91 mm／7.75 mm　C－0.75 D Ax136°

L）7.96 mm／7.83 mm　C－0.50 D Ax41°

所持眼鏡

R）S－1.00 D◯C－0.75 D Ax100°，L）S－1.25 D◯C－0.75 D Ax80°

3ヵ月前に新調

使用中のSCLデータ

R）B.C. 8.7 mm／P －1.25 D／Size 14.0 mm

L）B.C. 8.7 mm／P －1.50 D／Size 14.0 mm

検査結果②

両眼同時雲霧法の視力

$BV = 1.2 \times [R)S - 0.75\,D \smile C - 1.00\,D\ Ax100°,\ L)S - 1.00\,D \smile C - 1.00\,D\ Ax80°]$

涙液メニスカス

左右眼ともに（＋）

涙液層破壊時間

左右とも 8 秒．SCL を外した直後の値としては問題ない

弱主経線角膜曲率半径

R）7.91 mm，L）7.96 mm

● ソフトコンタクトレンズの選択

1. ベースカーブは弱主経線角膜曲率半径＋1 mm±0.2 mm が理想．普通の眼でややたれ目．乱視軸は右眼 100°，左眼 80° であり，ややたれ目の角度に一致している．ダブルスラブオフタイプで試してみよう
2. コンタクトレンズの度数は頂点間距離補正が必要ない範囲

● トライアルレンズの選択

R）B.C. 8.8 mm/ P −0.25 D$\smile$C−1.25 D Ax90° / Size 14.4 mm

L）B.C. 8.8 mm/ P −0.50 D$\smile$C−1.25 D Ax90° / Size 14.4 mm

フィッティングの確認

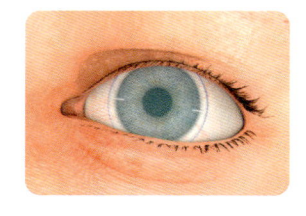

矯正視力

$BV = 1.2 \times SCL$

- SCL の結膜への圧迫や締め付けの所見はない.
- 乱視軸 90°の SCL がたれ目の眼に沿って，右眼 100°，左眼 80°に一致して安定している.
- 装用感に問題はなく，見え方に不満はない.

処方時の患者説明

眼鏡では乱視がしっかり矯正されているので，眼鏡と同程度に見えるようにするには，SCL でも乱視用レンズを使ったほうがよいです．ちょうど，まぶたの形が乱視軸に一致しているので，ダブルスラブオフタイプの SCL を入れてみましょう.

眼鏡よりもくっきり見える気がする．つらくはない．

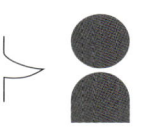

経過

SCL を使用中なので，装用指導の必要はなかった．自分で装用してもらった後に前眼部を細隙灯顕微鏡で観察すると，SCL は適切に装用されていた．左右各 3 枚のテストレンズを渡して，処方時の診療を終了した.

3 日後の再診時

矯正視力

RV = 1.2×SCL，LV = 1.2×SCL，BV = 1.2×SCL

特に異常を認めないことを確認して，1 日使い捨て SCL を処方した.

本処方のポイント

　倒乱視の見え方は遠方の垂直線方向がぼけるので，球面度数は過矯正になりやすい．倒乱視をやや強めに矯正すると，意図的に直乱視を作り出すことになるので遠方の垂直線方向が鮮明に見えるようになり，快適さが増す．その分，球面度数を下げることができるので，近業で毛様体筋にかかる負担が少なくなる．眼精疲労を訴える倒乱視の症例に対し，有効な方法だと考えている.

　本症例では全乱視軸が瞼裂方向に一致していたので，最初にダブルスラブオフタイプのレンズデザインを用いたのは適切な判断であった.

症例 24 装用レンズの変更⑥ 角膜乱視がなく，全乱視が倒乱視

25歳 男性　職業 システムエンジニア

主訴

自分の眼に合ったコンタクトレンズを処方してほしい

希望のコンタクトレンズ

2週間頻回交換レンズ

現症

初めて SCL を処方してもらったときには，よく見えなかった．苦情を訴えたら「乱視があるため」といわれて乱視用 SCL を処方されたが，見えたり見えなかったりして快適ではない．不快を訴えても，「乱視用の SCL なのでこんなものだ」といわれている．検査のときには視力が出ているので，わかってもらえない

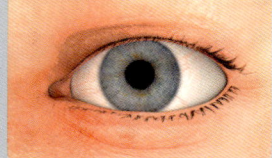

眼とまぶたの形状

普通の眼

検査結果①

視力

RV = 0.4（1.2×S－1.50 D⌒C－1.50 D Ax90°）
LV = 0.2（1.2×S－3.25 D⌒C－1.50 D Ax90°）

オートレフ値

R）S－2.00 D⌒C－1.50 D Ax72°，L）S－3.75 D⌒C－1.50 D Ax98°

ケラトメータ値

R）8.00 mm／7.90 mm　C－0.50 D Ax140°
L）7.85 mm／7.84 mm　C±0.00 D Ax0°

使用中の SCL データ

R）B.C. 8.7 mm／P －1.25 D⌒C－1.25 D Ax90°／Size 14.0 mm
L）B.C. 8.7 mm／P －2.75 D⌒C－1.25 D Ax90°／Size 14.0 mm

Chapter
1

最適解を導くための前提知識

Chapter
2

快適さが得られる矯正度数の最適解

Chapter
3

コンタクトレンズ処方の最適解

Chapter
4

最適解 臨床症例で学ぶ

POINT

- SCL で乱視は適切に矯正されている.
- 使用中の SCL では見えるときと見えないときがあり不快とのこと.
- 乱視用 SCL の軸が不安定で，瞬目ごとに軸の位置が変動する.

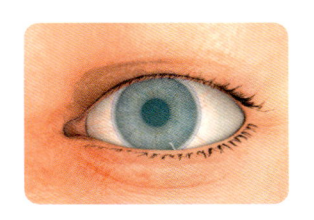

検査結果②

両眼同時雲霧法の視力
$BV = 1.2 \times [R)S - 1.25\,D \subset C - 1.50\,D\ Ax90°,\ L)S - 3.00\,D \subset C - 1.50\,D\ Ax90°]$

涙液メニスカス
左右眼ともに（＋）

涙液層破壊時間
左右とも 7 秒. SCL を外した直後の値としては問題ない

弱主経線角膜曲率半径
R）8.00 mm，L）7.85 mm

POINT

- 乱視は少し強めの矯正が必要だが，両眼同時雲霧法では快適な矯正が得られている.
- 涙液層破壊時間の結果から SCL の装用に問題はないと判断できる.
- 使用中の SCL の見え方の不快は，乱視用 SCL 軸の不安定が原因である.

● ソフトコンタクトレンズの選択

1. ベースカーブは弱主経線角膜曲率半径＋1 mm ± 0.2 mm が理想. 普通の眼であるが，角膜はやや大きめ
2. 角膜乱視がほとんどなく，全乱視が倒乱視
3. コンタクトレンズの度数は左眼の頂点間距離補正が必要で
   L）S－2.90 D⊂C－1.37 D

● トライアルレンズの選択

R）B.C. 8.6 mm/ P －1.25 D⊂C－1.25 D Ax90°/ Size 14.2 mm
L）B.C. 8.6 mm/ P －2.75 D⊂C－1.25 D Ax90°/ Size 14.2 mm
角膜面が球面に近いので，前面トーリックタイプで試してみる

フィッティングの確認

矯正視力

BV = 1.2 × SCL

POINT

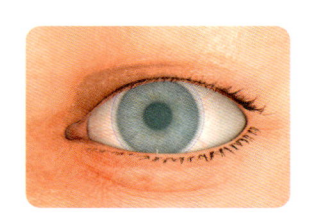

- 両眼ともに SCL のセンタリングは良好．瞬目ごとの動きも良好で，軸の安定も良い．
- 上方視では，動きはしっかり確認でき，軸の位置もずれない．
- SCL の結膜への圧迫や締め付けの所見はない．
- 装用感に問題はなく，見え方に不満はない．

処方時の患者説明

これまで処方されていた乱視用 SCL は，後面トーリックデザインでした．あなたの眼は，全乱視は倒乱視ですが角膜乱視はほとんどありません．後面トーリックのレンズは角膜乱視に合わせて軸が安定する傾向が強いのですが，角膜乱視がないので軸が不安定だったのです．そのために見え方が不快でした．このレンズを 1 週間ほど使用してみて，良ければ処方しましょう．

経過

SCL を使用中だったので，装脱とクリーンケアの指導は省略できた．自分で装用してもらった後に前眼部を細隙灯顕微鏡で観察すると，SCL は適切に装用されていた．1 週間後の来院を促して，診療を終了した．

1 週間後の再診時

矯正視力

RV = 1.2 × SCL，LV = 1.2 × SCL，BV = 1.2 × SCL

見え方は常に安定しているとのことだった．特に異常を認めないことを確認して，2 週間頻回交換 SCL を処方した．

本処方のポイント

　プリズムバラストデザインにおいて，前面トーリックタイプは上眼瞼と角膜がSCL の上部を圧迫することで "スイカの種の理論" が作用して軸が安定する．後面トーリックタイプは角膜の形状と SCL 内面のトーリック面が一致するように作用して，軸の安定性をさらに高める．しかし，角膜乱視がない場合は後面トーリックタイプの作用がかえって妨げとなり，軸の安定を阻害することもある．角膜乱視がほとんどない，もしくは角膜乱視と全乱視が交差しているような症例では，前面トーリックタイプを用いると軸の安定が良好な場合が多い．

　前面トーリックタイプは「全乱視矯正用レンズ」と考えると処方しやすくなる．ただし，角膜乱視がある症例では SCL 内面の球面がどの程度の乱視を矯正するかは装用しなければわからない．後面トーリックタイプは「角膜乱視矯正用レンズ」と考えることができる．角膜形状の対称性が良く，全乱視が角膜乱視に近似する眼で矯正効果が高い．ただし素材が硬めの SCL ではレンズの形状保持性による乱視矯正効果も加わるので，実際に乱視用 SCL がどの程度の乱視を矯正するかは装用してみなければわからない．

　また，倒乱視はやや強めに矯正したほうが快適な見え方が得られる場合が多い．これは，矯正された結果が直乱視に近づくことで遠方の垂直方向がより鮮明に見えるためで，特にわずかな斜位が検出される場合には両眼視が安定しやすくなり，快適と感じられるようである．

症例 25

初めての装用① 角膜曲率半径が大きめの下三白眼で，遠視眼

(43歳 男性 職業 システムエンジニア)

主訴
眼の疲労感・痛み，肩こり

希望のコンタクトレンズ
コンタクトレンズの装用は全く考えていない

現症
1年前頃から眼が疲れやすくなり，眼の奥に痛みがある．以前から肩こりはあったが，最近では週に2〜3回マッサージに通っている

眼とまぶたの形状
下三白眼

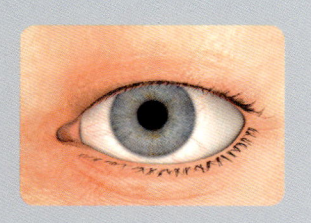

検査結果①

視力
$RV = 0.8(1.2 \times S + 1.50\,D)$，$LV = 0.8(1.2 \times S + 1.50\,D)$

オートレフ値
R) $S + 1.00\,D \subset C - 0.50\,D$ Ax10°，L) $S + 1.00\,D \subset C - 0.50\,D$ Ax178°

ケラトメータ値
R) 8.20 mm／7.84 mm　$C - 1.75\,D$ Ax4°
L) 8.21 mm／7.95 mm　$C - 1.25\,D$ Ax2°

所持眼鏡
なし

POINT
- 裸眼の見え方には特に問題はない．
- 遠くが問題なく見えるので，眼は悪くないと思っている．
- 眼鏡の使用やSCLの装用は全く考えていない．

Chapter
1
....
最適解を導くための前提知識

Chapter
2
....
快適さが得られる矯正度数の最適解

Chapter
3
....
コンタクトレンズ処方の最適解

Chapter
4
....
臨床症例で学ぶ最適解

検査結果②

両眼同時雲霧法の視力
$BV = 1.2 \times [R)S + 1.75\,D,\ L)S + 1.75\,D]$

涙液メニスカス
左右眼ともに（＋）

涙液層破壊時間
左右とも 10 秒以上

弱主経線角膜曲率半径
R）8.20 mm，L）8.21 mm

POINT

- 両眼同時雲霧法では，かなりの遠視が検出されている．
- 同時雲霧法の検眼枠をそのまま掛けていられそうか試そうとすると「裸眼のほうがよく見える」とすぐに外してしまう．
- 涙液層破壊時間の結果から，SCL の装用に問題はないと判断できる．
- コンタクトレンズを試してみようと勧めたが断られた．「もっと遠視が隠れている可能性があるので，検査のために SCL を入れさせてください」と説明してテストレンズを入れてみる．角膜曲率半径が大きめなので 2 週間頻回交換 SCL であれば対応できるベースカーブが存在するため，試してみた．矯正を嫌がる症例では眼鏡を後回しにして，まず SCL に慣れてもらうのがよい．

● ソフトコンタクトレンズの選択

1. ベースカーブは弱主経線角膜曲率半径＋1 mm±0.2 mm が理想．下三白眼だが，ある程度大きめのレンズサイズならば上眼瞼が SCL をくわえ込んでくれる．また 40 歳を過ぎており，検出された遠視以上の遠視が潜伏している可能性が高いので，潜伏遠視を引き出すために遠近両用 SCL を装用してみる
2. コンタクトレンズの度数は頂点間距離補正が必要ない範囲

● トライアルレンズの選択

R）B.C. 9.0 mm/ P ＋1.50 D/ Size 14.5 mm add Low
L）B.C. 9.0 mm/ P ＋1.50 D/ Size 14.5 mm add Low

フィッティングの確認

矯正視力
遠方 $BV = 1.2 \times SCL$，近方 $BV = 1.0 \times SCL$

オーバーレフ値

R）S＋0.50 D⌒C－0.25 D Ax10°，L）S＋0.50 D⌒C－0.25 D Ax180°

POINT

- 両眼ともに SCL のセンタリングは良好で，瞬目ごとの動きはわずかだが明確に確認できる．
- 上方視では，動きは少ないがしっかり確認できる．
- SCL の結膜への圧迫や締め付けの所見はない．
- 装用感に問題はなく，遠くは裸眼よりも見える気がする．
- 手元は非常に明るく見えるとのこと．

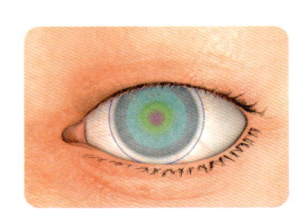

処方時の患者説明

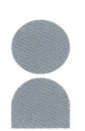

裸眼視力は 0.8 でしたが，本来の見え方から考えると現状ではわずかに視力低下を感じていたと思われます．やはり，もう少し遠視が潜んでいそうなのですが，短期間に一度で矯正することは眼が適応できず無理だと思います．よければこの SCL を 1 週間ほど使ってみませんか？ もしかするともっと遠視が出てくるかもしれません．そうしたら，眼鏡も必要と思います．

この見え方ならば，裸眼でいるよりもよいかもしれないので使ってみたい．

経過

初めての SCL 使用なので，丁寧かつ確実に装用指導を行った．自分で装用してもらった後に前眼部を細隙灯顕微鏡で観察すると，SCL は適切に装用されていた．1 週間後の受診を促して，診療を終了した．

1 週間後の再診時

矯正視力

遠方 BV＝1.2×SCL，近方 BV＝1.0×SCL

オーバーレフ値

R）S＋1.00 D⌒C－0.50 D Ax180°，L）S＋1.00 D⌒C－0.50 D Ax180°

SCL データの変更

R）B.C. 9.0 mm／P ＋2.00 D／Size 14.5 mm add Low

L）B.C. 9.0 mm／P ＋2.00 D／Size 14.5 mm add Low

変更したレンズでも見え方は変わらないとのことだったので，さらに1週間試してもらうことにした.

初診から2週間後の再診時

矯正視力

RV = 1.0 × SCL，LV = 1.0 × SCL，BV = 1.2 × SCL

「SCL を使うようになってからマッサージに行きたいと思わなくなった」とのこと．最初の SCL と変わらず見え方に不満はなかったので，2週間頻回交換 SCL を処方した.

1ヵ月後の受診時

SCL の扱いには慣れて見え方も問題はないが，裸眼になったときに手元が見えにくくなってきたとのことで，累進屈折力レンズ眼鏡の処方も行った.

眼鏡処方度数

R）S + 1.50 D add + 1.00 D
L）S + 1.50 D add + 1.00 D

本処方のポイント

　通常は，上眼瞼と角膜が SCL の上部を挟み込むことで装用を安定させる．下三白眼では SCL のサイズが大きければ上眼瞼が完全にくわえ込んでくれて，開瞼時の装用が安定する．本症例では角膜曲率半径が大きめであったため，ベースカーブは 9.0 mm を選択した．また，本症例のように裸眼遠方視力が良好であった遠視眼の患者は視力に不自由を感じた経験がないので，眼鏡やコンタクトレンズの装用を敬遠する傾向にある．特に眼鏡は枠の存在感が大きいようで，避けられることが多い．コンタクトレンズも装用するまではかなり抵抗を示されることがあるが，一度装用して快適に見えると受け入れられることが多い．特に手元の作業が多い人では，これまで経験したことのない快適な見え方が得られるのでなおさらである.

　また，コンタクトレンズで快適な近方視を経験すると，裸眼での近方視がつらく感じられるようになる．このタイミングを見計らって遠近両用累進屈折力レンズ眼鏡を提案すると，受け入れられやすい．本症例では遠方視力が低下し始めていたが，患者本人があまり自覚していなかったため最初からの完全矯正は避け，遠近両用 SCL で裸眼視力を上回る程度の見え方の度数を狙った．最初にもう少し強い度数で処方してもよかったが，「見えない」という苦情が出たらコンタクトレンズの良さをわかってもらえないので，この度数の選択が適切であったと考える.

Chapter
1
最適解を導くための前提知識

Chapter
2
快適さが得られる矯正度数の最適解

Chapter
3
コンタクトレンズ処方の最適解

Chapter
4
臨床症例で学ぶ最適解

初めての装用② 遠視眼の老視矯正Ⅰ

(44歳 女性 職業 会社役員)

主訴

近方の視力低下，頭痛，肩こり

希望のコンタクトレンズ

コンタクトレンズの装用は全く考えていない

現症

半年前頃から手元を見るときに，少し離して眼を細めるようになった．以前から時々頭痛が起こり，毎日肩こりがひどかった

眼とまぶたの形状

習慣性の細目（普通の眼）．眼瞼は軟らかく，習慣的に眼瞼を細めているが意識して開瞼すれば普通の眼

検査結果①

視力

$RV = 0.8(1.2 \times S + 1.25\,D)$，$LV = 0.6(1.2 \times S + 1.50\,D)$

オートレフ値

R）$S + 0.75\,D \subset C - 0.50\,D\ Ax82°$，L）$S + 1.00\,D \subset C - 0.25\,D\ Ax81°$

ケラトメータ値

R）$7.78\,mm／7.71\,mm\quad C - 0.25\,D\ Ax9°$

L）$7.76\,mm／7.73\,mm\quad C \pm 0.00\,D\ Ax0°$

所持眼鏡

なし

POINT

● 遠視眼で裸眼遠方視力の低下を認める．

● 眼鏡の使用経験はない．

● 矯正用具の使用を整容的に拒絶している．

Chapter
1
最適解を導くための前提知識

Chapter
2
快適さが得られる矯正度数の最適解

Chapter
3
コンタクトレンズ処方の最適解

Chapter
4
臨床症例で学ぶ最適解

検査結果②

両眼同時雲霧法の視力

$BV = 1.2 \times [R)S + 1.50\,D,\ L)S + 1.75\,D]$

涙液メニスカス

左右眼ともに（±）

涙液層破壊時間

左右とも 10 秒以上

弱主経線角膜曲率半径

R）7.78 mm，L）7.76 mm

POINT

● 両眼同時雲霧法で安定した視力は得られるが，眼鏡の装用には抵抗がある．

● 涙液層破壊時間の結果から，SCL の装用に問題はないと判断できる．

● ソフトコンタクトレンズの選択

1. **ベースカーブは弱主経線角膜曲率半径＋1 mm±0.2 mm が理想．習慣性の細目だが普通の眼なので，SCL の種類選択には問題はない**
2. **コンタクトレンズの度数は頂点間距離補正が必要ない範囲**

● トライアルレンズの選択

R）B.C. 8.7 mm/ P ＋2.25 D/ Size 14.2 mm add＋1.50 D
L）B.C. 8.7 mm/ P ＋2.50 D/ Size 14.2 mm add＋1.50 D

遠視眼が初めて装用する SCL では，遠用重視タイプで裸眼視力よりもわずかに良い程度を狙って，度数はやや強めに設定するのがコツである

フィッティングの確認

矯正視力

遠方 $BV = 0.8 \times SCL$，近方 $BV = 1.0 \times SCL$

POINT

● 両眼ともに SCL のセンタリングは良好で，瞬目ごとの動きは明確に確認できる．

● 上方視では，動きはしっかり確認できる．

● SCL の結膜への圧迫や締め付けの所見はない．

● 装用感に問題はなく，遠くは裸眼と同じ程度だが，手元はとても明るく見えるとのこと．

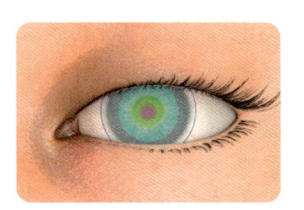

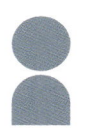

処方時の患者説明

頭痛や肩こりなどの症状は，年齢に伴い遠視眼の調節力が低下したことが原因です．いわゆる"老眼"です．眼鏡の装用が必要ですが，人前で眼鏡を掛けたくないということであれば，SCL がお勧めです．一度試してみましょう．

経過

中高年者で遠視眼の細目は，視界をくっきり見るため習慣的に眼を細めているだけのことが多い．最初は SCL の装用にかなりの抵抗があったが，「もう少し遠視が隠れている可能性があるので，検査のために入れさせてください」と伝えて，テストレンズを装用してみた．手元の見え方に感激が得られたので，この SCL を 2～3 日間使用してもらうことにした．

初めての SCL 使用なので，丁寧かつ確実に装用指導を行った．自分で装用してもらった後に前眼部を細隙灯顕微鏡で観察すると，SCL は適切に装用されていた．左右各 3 枚のテストレンズを渡して，診療を終了した．

3 日後の再診時

矯正視力

遠方 BV ＝ 1.0×SCL，近方 BV ＝ 1.0×SCL

「遠くが裸眼よりもよく見えるようになった気がする．また，姪に"おばちゃん，眼がぱっちり開いていてかわいく見えるようになった"といわれた」とのこと．特に異常を認めないことを確認して，1 日使い捨て SCL を処方した．

本処方のポイント

　自分の力で普通の眼になれる細目は，SCL の装用は全く問題ない．裸眼の遠方視力が低下し始めた遠視眼は，遠用重視タイプの SCL を用いて遠方視力を裸眼視力よりもわずかに上回る程度に度数を設定するのがコツである．オートレフ値に ＋1.00 D 程度を加えて装用するのが，筆者の経験上では最適と考える．遠視を低矯正にして装用すると，遠くの見え方には感激されるが手元の見え方に不満を感じる．手元の見え方を改善させようと加入度数を増やせば，遠くの見え方も近くの見え方も悪くなり，遠近両用 SCL に対する不満が強まる結果となる．遠方視力を裸眼よりも少し良い程度に抑えて，近方の見え方で満足感を得られるように設定すれば，SCL 使用のモチベーションを高めることができる．

Chapter
1
最適解を導くための前提知識

Chapter
2
快適さが得られる矯正度数の最適解

Chapter
3
コンタクトレンズ処方の最適解

Chapter
4
臨床症例で学ぶ最適解

遠近両用ソフトコンタクトレンズ

初めての装用③ 遠視眼の老視矯正Ⅱ（変則モノビジョン矯正）

50歳 女性 職業 養護教諭

主訴
遠くも近くもよく見えなくなってきた

希望のコンタクトレンズ
コンタクトレンズの装用は特に考えていない

現症
若い頃から視力は良かったので，眼は悪くないと思っている．1年前頃からスマートフォンの文字が見えにくくなったので，100円ショップで老眼鏡を購入した．最近は遠くも見えにくくなってきたので遠近両用眼鏡を購入したが，人前では掛けたくないので，老眼鏡として使用している

眼とまぶたの形状
習慣性の細目（普通の眼）．習慣的に眼瞼を細めているが，眼は普通に開瞼できる

検査結果①

視力
$RV = 0.7(1.2 \times S + 2.00\,D)$，$LV = 0.7(1.2 \times S + 2.00\,D)$

オートレフ値
R）$S + 1.50\,D \frown C - 0.75\,D\ Ax110°$，L）$S + 1.50\,D \frown C - 0.50\,D\ Ax82°$

ケラトメータ値
R）7.87 mm／7.77 mm　$C - 0.50\,D\ Ax151°$
L）7.85 mm／7.77 mm　$C - 0.25\,D\ Ax20°$

所持眼鏡
R）$S + 1.75\,D\ add + 2.75\,D$，L）$S + 1.75\,D\ add + 2.75\,D$

POINT
● 自覚的屈折検査では，乱視矯正の必要性を感じない．
● 所持眼鏡は，初めて使用する累進屈折力レンズとしては加入度数が強い．

これが常用できなかった理由である.

- 人前で眼鏡を使用したくないとのことで，SCL による矯正を提案する.

検査結果②

両眼同時雲霧法の視力

BV = 1.2 × [R)S + 2.50 D, L)S + 2.50 D]

涙液メニスカス

左右眼ともに（±）

涙液層破壊時間

左右とも 8 秒

弱主経線角膜曲率半径

R）7.87 mm，L）7.85 mm

POINT

- 両眼同時雲霧法では快適な矯正が得られるが，常用はできなさそう.
- 涙液層破壊時間の結果から，SCL の装用はかろうじて大丈夫だと考えられる.

● ソフトコンタクトレンズの選択

1. ベースカーブは弱主経線角膜曲率半径＋1 mm±0.2 mm が理想．普通の眼なので SCL の種類は選ばない
2. 遠視眼で裸眼視力が低下していて，眼鏡を常用できていないのがラッキー
3. 人前で眼鏡を掛けたくないということで，SCL を使用するモチベーションが高い
4. コンタクトレンズの度数は頂点間距離補正が必要ない範囲

● トライアルレンズの選択

R）B.C. 8.7 mm/ P ＋3.00 D/ Size 14.2 mm add＋1.50 D

L）B.C. 8.8 mm/ P ＋3.00 D/ Size 14.2 mm add＋1.50 D

フィッティングの確認

矯正視力

遠方 BV = 0.9 × SCL，近方 BV = 1.0 × SCL

POINT

- 両眼ともに SCL のセンタリングは良好で，瞬目ごとの動きは確認できる.
- 上方視でも動きは確認できる.
- SCL の結膜への圧迫や締め付けの所見はない.

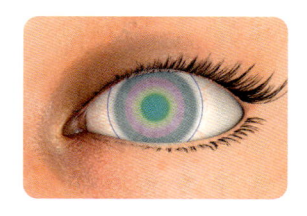

●装用感に問題はなく，見え方に不満はない．

処方時の患者説明

かなりの遠視眼で，若い頃は遠くも近くもよく見えたと思いますが，その頃から眼の疲れがひどかったのではないですか？ この程度の遠視眼ですと，眼鏡の常用が必要です．お持ちの眼鏡は慣れにくいと思いますが，早く慣れるためにも遠視を矯正する習慣をつけることが大切です．まず，SCL で遠視を矯正する習慣をつけましょう．そして，SCL を外したときは今お持ちの眼鏡を必ず使用するようにしてください．眼鏡の装用に慣れたら，眼鏡の度数も換えましょう．とりあえずは，コンタクトレンズを装用してみましょう．

コンタクトレンズは数年若返ったような見え方だ．コンタクトレンズを使ってみたい．

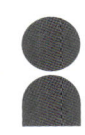

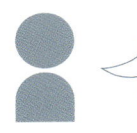

それでは，2〜3 日間使用してみましょう．

経過

初めての SCL 使用なので，丁寧かつ確実に装用指導を行った．自分で装用してもらった後に前眼部を細隙灯顕微鏡で観察すると，SCL は適切に装用されていた．左右各 3 枚のテストレンズを渡して，診療を終了した．

3 日後の再診時

矯正視力

遠方 BV = 1.0 × SCL，近方 BV = 1.0 × SCL

特に異常を認めないことを確認して，1 日使い捨て SCL を処方した．

本処方のポイント

　遠視眼を初めて矯正するときは，眼鏡でもコンタクトレンズでも弱めの加入度数から始めるのがよい．遠近両用 SCL では遠方視力を裸眼視力よりも少し良い程度に強めて，加入度数を少なくするのがコツである．もちろん低加入度数では近方視の度数は不足しているが，それを補うように遠用度数を強めているため，

Chapter
1
最適解を導くための前提知識

Chapter
2
快適さが得られる矯正度数の最適解

Chapter
3
コンタクトレンズ処方の最適解

Chapter
4
臨床症例で学ぶ最適解

この矯正で遠方視も近方視も妥協できれば快適さを提供できる.

　本症例の右眼に用いた遠近両用 SCL は, 規格上は加入度数 +1.50 D と表示されている. しかし実際に使用してみると, 筆者の経験的には +0.75 D 程度しか効いておらず, その分遠くの見え方の安定度は高い. 右眼 (優位眼) を遠用に使用すると, 遠くの見え方の満足度が高く, 中間距離くらいまでは不満が生じにくい. 一方, 左眼に用いた遠近両用 SCL は近用重視タイプだが, 基本度数を +1.00 D 程度に設定すると PC 作業からスマートフォン使用くらいの距離で満足度が高い. このような, 見え方の特性を左右眼で変えた変則モノビジョン (モディファイドモノビジョン) 矯正は, 遠近両用 SCL 処方の大きな魅力である.

Chapter
1
最適解を導くための前提知識

Chapter
2
快適さが得られる矯正度数の最適解

Chapter
3
コンタクトレンズ処方の最適解

Chapter
4
臨床症例で学ぶ最適解

症例
28

遠近両用ソフトコンタクトレンズ

初めての装用④ スポーツに使用

74歳 男性 職業 なし（趣味はゴルフ）

主訴

歪んで見えない眼鏡を処方してほしい

希望のコンタクトレンズ

コンタクトレンズの装用は全く考えていない

現症

若い頃は裸眼で過ごしていた．老眼が気になるようになってから眼鏡を使い始め，ずいぶん前から眼鏡は常用している．普段の生活では全く不自由は感じていない．ただしゴルフのときに，ショットで足元やコースが歪んで見えるのが気になる

眼とまぶたの形状

普通の眼

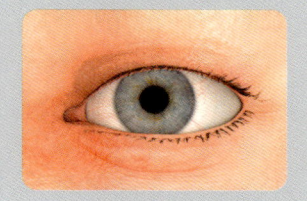

検査結果①

視力

$RV = 0.5 (1.2 \times S + 2.50\,D)$, $LV = 0.5 (1.2 \times S + 1.75\,D)$

オートレフ値

R) $S + 2.25\,D \subset C - 0.75\,D$ Ax62°

L) $S + 1.50\,D \subset C - 0.25\,D$ Ax90°

ケラトメータ値

R) 7.91 mm／7.74 mm　$C - 0.75\,D$ Ax16°

L) 7.86 mm／7.73 mm　$C - 0.50\,D$ Ax0°

所持眼鏡

R) $S + 2.50\,D$ add $+ 3.00\,D$, L) $S + 1.75\,D$ add $+ 3.00\,D$

3年前に作製

POINT

●自覚的屈折検査では，右眼の乱視矯正の必要性を感じない．

●普段は所持眼鏡での見え方で全く不満はない．ゴルフのときだけ歪んで見えるのが気になる．歪まないで今のような視力が得られる眼鏡がほしい．

検査結果②

両眼同時雲霧法の視力
BV = 1.2 × [R) S + 2.50 D，L) S + 1.75 D]

涙液メニスカス
左右眼ともに（±）

涙液層破壊時間
左右とも 10 秒以上

弱主経線角膜曲率半径
R）7.91 mm，L）7.86 mm

POINT

●両眼同時雲霧法では快適な矯正が得られている．

●涙液層破壊時間の結果から，SCL の装用に問題はないと判断できる．

●歪んで見えない遠近両用累進屈折力レンズは存在しないことを理解してもらった．SCL ならば歪みが生じないことを説明して，試してもらうことにした．思いがけない提案に興味津々という感じである．

●ソフトコンタクトレンズの選択

1. ベースカーブは弱主経線角膜曲率半径＋1 mm±0.2 mm が理想．普通の眼なのでどのような銘柄の SCL でも使えそう
2. コンタクトレンズの度数は頂点間距離補正が必要ない範囲

●トライアルレンズの選択

R）B.C. 8.7 mm/ P ＋2.50 D/ Size 14.2 mm add＋1.50 D

L）B.C. 8.7 mm/ P ＋1.75 D/ Size 14.2 mm add＋1.50 D

フィッティングの確認

矯正視力
遠方 BV = 1.2×SCL，近方 BV = 0.4×SCL

POINT

●両眼ともに SCL のセンタリングは良好で，瞬目ごとの動きは確認できる．

●上方視では，動きはしっかり確認できる．

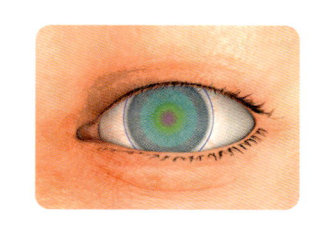

Chapter
1
最適解を導くための前提知識

Chapter
2
快適さが得られる矯正度数の最適解

Chapter
3
コンタクトレンズ処方の最適解

Chapter
4
臨床症例で学ぶ最適解

- SCL の結膜への圧迫や締め付けの所見はない.
- 装用感に問題はなく，遠くはよく見える．手元はどうにか見える.

処方時の患者説明

遠くもくっきり見えるし，手元はなんとかぎりぎりスコアくらいは見えるか.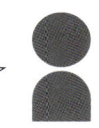

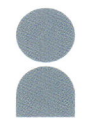 手元が見えにくいときはコンタクトレンズをした上から，今までの眼鏡を掛けてみてください.

手元がめちゃくちゃよく見える．絶対に使ってみたい.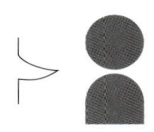

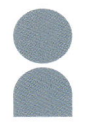 さあ，問題はコンタクトレンズの出し入れができるかですね．がんばってみましょう.

経過

初めての SCL 使用なので，丁寧かつ確実に装用指導を行った．最初は大変な様子だったが，1時間ほど懸命に取り組んだ結果，SCL を入れることができた．この SCL は比較的軟らかい素材なので，外すのは難なくできた．自分で装用してもらった後に前眼部を細隙灯顕微鏡で観察すると，SCL は適切に装用されていた．左右各3枚のテストレンズを渡して帰ってもらおうと思ったら，「あさってゴルフがあるので，もう2枚ほどほしい」とのことだった．追加のレンズを渡して診療を終了した.

5日後の再診時

矯正視力

遠方 BV = 1.2×SCL，近方 BV = 0.5×SCL

SCL を装用してプレーしたらいきなりスコアが上がったと喜んでいたのが印象的だった．特に異常を認めないことを確認して，1日使い捨て SCL を処方した.

本処方のポイント

　遠近両用 SCL の処方には，"使用したい"という患者側のモチベーションが大切である．70 歳を過ぎた患者へ初めての SCL の装用を指導するのは確かに負担が大きいが，モチベーションが高ければ十分対応可能である．矯正は完璧を目指さず，患者の目的を果たせるように度数を調整し，利用できる所持眼鏡は活用して満足度を高めることが大切である．70 歳を過ぎた患者を SCL で遠くも近くも満足させようとすれば，眼鏡の見え方にはかなわない．SCL の見え方の特長は，視界が歪まないことである．本症例で使用した遠近両用 SCL は，規格上の加入度数は + 1.50 D と表示されているが，実効加入度数は筆者の経験的に + 0.75 D 程度で遠用重視タイプである．遠くが鮮明に見えるようにすれば，近用度数はちょうど足元のゴルフボールを見るのに最適な度数になっている．もちろん，それでは手元のスマートフォンなどは見えにくいので，そのときは使用中の遠用度数に合わせた眼鏡を老眼鏡として併用してもらえば最適な見え方が提供できる．

　その後，数人の同世代ゴルフ仲間が SCL の処方を希望して来院した．それからは処方を希望して継続来院している．

Chapter
1
の前提知識
最適解を導くため

Chapter
2
矯正度数の最適解
快適さが得られる

Chapter
3
処方の最適解
コンタクトレンズ

Chapter
4
最適解
臨床症例で学ぶ

遠近両用ソフトコンタクトレンズ

症例
29

初めての装用⑤ 低加入遠用重視タイプのモノビジョン矯正

53歳 男性 職業 会社役員

主訴

自分の眼に合ったコンタクトレンズを処方してほしい

希望のコンタクトレンズ

1日使い捨てSCL

現症

以前から眼鏡を使ったり使わなかったりしていた。眼鏡を掛けると遠くは見えるが，近くが見えにくい。裸眼だと近くは見えるが，遠くが見えにくい。眼鏡が邪魔なのでコンタクトレンズにしたかった。遠近両用SCLを勧められて処方してもらったが，遠くも近くもよく見えない

眼とまぶたの形状

普通の眼

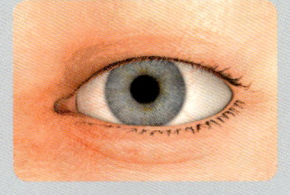

検査結果①

視力

RV＝0.7（1.2×S－1.00 D◯C－0.25 D Ax90°）

LV＝0.4（1.2×S－2.00 D）

オートレフ値

R）S－1.50 D◯C－0.75 D Ax91°

L）S－2.50 D◯C－0.50 D Ax100°

ケラトメータ値

R）7.83 mm／7.81 mm　C±0.00 D Ax0°

L）7.86 mm／7.74 mm　C－0.50 D Ax175°

所持眼鏡

R）S－2.00 D，L）S－2.50 D

20代後半に作製

所持している SCL データ

R) B.C. 8.4 mm/ P −1.25 D/ Size 14.3 mm add High

L) B.C. 8.4 mm/ P −2.00 D/ Size 14.3 mm add High

POINT

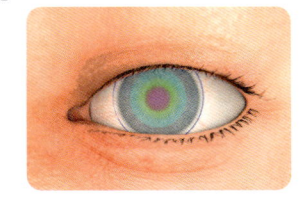

- 所持眼鏡では遠くがよく見える．手元は裸眼のほうがよい．
- 所持 SCL では遠くも近くもよく見えない．
- 自覚的屈折検査では，両眼ともに SCL では乱視矯正の必要性を感じない．

検査結果②

両眼同時雲霧法の視力

$$BV = 1.2 \times [R)S − 0.75\,D, \ L)S − 1.75\,D]$$

涙液メニスカス

左右眼ともに（＋）

涙液層破壊時間

左右とも 10 秒以上

弱主経線角膜曲率半径

R) 7.83 mm, L) 7.86 mm

POINT

- 両眼同時雲霧法では快適な矯正が得られている．
- 涙液層破壊時間の結果から，SCL の装用に問題はないと判断できる．
- もともとの眼がモノビジョンである．
- 若い頃に作製した眼鏡はおそらく完全矯正で，年齢とともに過矯正になってきたと考えられる．常用できなかったのはこのためだろう．

● ソフトコンタクトレンズの選択

1. ベースカーブは弱主経線角膜曲率半径＋1 mm ±0.2 mm が理想．普通の眼で，角膜曲率半径も標準．涙液は量も質も十分なので，どの SCL でも装用できる

2. コンタクトレンズの度数は頂点間距離補正が必要ない範囲．眼鏡を掛けたり外したりしていたので，若い頃の見え方に合わせた矯正を考える．低加入遠用重視タイプでモノビジョン矯正がよい

● トライアルレンズの選択

R) B.C. 8.6 mm/ P −1.00 D/ Size 14.1 mm add＋1.50 D

L) B.C. 8.6 mm/ P −1.00 D/ Size 14.1 mm add＋1.50 D

Chapter
1
最適解を導くための前提知識

Chapter
2
快適さが得られる矯正度数の最適解

Chapter
3
コンタクトレンズ処方の最適解

Chapter
4
臨床症例で学ぶ最適解

フィッティングの確認

矯正視力

遠方 BV = 1.2×SCL，近方 BV = 1.0×SCL

POINT

- 両眼ともに SCL のセンタリングは良好で，瞬目ごとの動きは明確に確認できる．
- 上方視でも，動きはしっかり確認できる．
- SCL の結膜への圧迫や締め付けの所見はない．
- 装用感に問題はなく，見え方に不満はない．

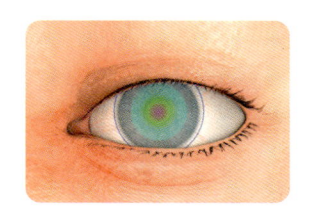

処方時の患者説明

子どもの頃は右眼で遠くがよく見えたので，眼鏡の必要性を感じなかったのだと思います．20歳頃から両眼の近視がわずかに進行して遠くの見えにくさを感じたため，遠くがしっかり見える眼鏡を作製されたのだと思います．そして，加齢に伴う調節力の低下で眼鏡を掛けたままでは手元を見るのがつらくなり，掛けたり外したりしていたのでしょう．SCL と使い分けするなら，お持ちの眼鏡を作製する少し前くらいの頃の見え方にするのがよいと思います．まずは試してみましょう．

装用感もいいし，いわれるとおり少し若返ったような見え方がする．これならば装用したままでも1日中過ごせそうな気がする．

1〜3日間試してみましょう．

経過

1日使い捨て SCL の使用経験者なので，装用指導の必要はなかった．自分で装用してもらった後に前眼部を細隙灯顕微鏡で観察すると，SCL は適切に装用されていた．左右各3枚のテストレンズを渡して，診療を終了した．

3日後の再診時

<u>矯正視力</u>

遠方 BV = 1.2×SCL，近方 BV = 1.2×SCL

「もっと早くこのような SCL に出会いたかった」とのこと．特に異常を認めないことを確認して，1 日使い捨て SCL を処方した．

本処方のポイント

　矯正用具を処方するとき，処方者は左右眼それぞれの遠方視力が最大限に引き出せる矯正を提案する傾向がある．しかし，患者がこれまでどのような矯正で生活してきたかを考慮すると，自然にその人にとって快適な矯正が描けるようになる．近視，遠視，乱視は一般に"屈折異常"と考えられているが，本当は"屈折特性"であると思う．"屈折異常"と見なせば屈折矯正を考え，両眼の視力が最大限に発揮できる度数を提供したくなる．しかし，"屈折特性"と捉えれば視力補正や調節補助を目的に，その人が快適に使用できる矯正用具や度数を提案したくなる．よく見える視力を無理に追求した矯正は患者にとって苦痛となり，快適さが得られない症例は必ず存在する．その典型は「盆栽」に例えられる．盆栽に向き不向きの樹木があるように，矯正にも個人差に応じた適性が確かにある．

実践！ ソフトコンタクトレンズ処方の最適解マニュアル

Chapter
1
最適解を導くための前提知識

Chapter
2
快適さが得られる矯正度数の最適解

Chapter
3
コンタクトレンズ処方の最適解

Chapter
4
臨床症例で学ぶ最適解

遠近両用ソフトコンタクトレンズ

症例
30

久しぶりの装用　モノビジョン矯正

70歳 女性 職業 なし

主訴

孫の結婚式のために，コンタクトレンズを使いたい

希望のコンタクトレンズ

1日使い捨てSCL

現症

コンタクトレンズは若い頃にHCLを使ったことがある．

もう40年以上使っていない

眼とまぶたの形状

普通の眼

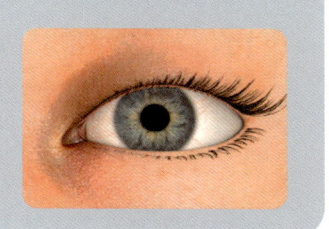

検査結果①

視力

$RV = 0.5 (1.2 \times S - 0.75\,D)$，$LV = 0.5 (1.2 \times S - 2.25\,D)$

オートレフ値

R）$S - 1.25\,D \subset C - 0.75\,D\ Ax4°$，L）$S - 2.75\,D \subset C - 0.75\,D\ Ax5°$

ケラトメータ値

R）7.83 mm／7.60 mm　$C - 1.25\,D\ Ax171°$

L）7.81 mm／7.63 mm　$C - 1.00\,D\ Ax14°$

所持眼鏡

R）$S - 1.00\,D \subset C - 0.50\,D\ Ax180°\ add + 2.75\,D$

L）$S - 2.50\,D \subset C - 0.50\,D\ Ax180°\ add + 2.75\,D$

10年前に作製．眼鏡はかなり高い位置で装用している

POINT

● 自覚的屈折検査では，SCLを装用するのであれば乱視矯正の必要性を感じない．

● 所持眼鏡での見え方には特に不満はなく不自由はしていないというが，累進屈折力レンズの上のほうの度数は使っていない様子.

●若い頃には HCL を使ったことがある．中止した理由は「面倒」だった．

検査結果②

両眼同時雲霧法の視力

BV = 1.2×[R)S−0.50 D，L)S−2.00 D]

涙液メニスカス

左右眼ともに（＋）

涙液層破壊時間

左右とも 10 秒

弱主経線角膜曲率半径

R）7.83 mm，L）7.81 mm

POINT

●両眼同時雲霧法では快適な矯正が得られている．

●涙液層破壊時間の結果から，SCL の装用に問題はないと判断できる．

●若い頃に HCL を使用したことがあるので，装脱は大丈夫だろう．

●ソフトコンタクトレンズの選択

1. ベースカーブは弱主経線角膜曲率半径＋1 mm±0.2 mm が理想．普通の眼なので SCL の種類は選ばない
2. 所持眼鏡はおそらく近方視の度数不足がある．左眼の裸眼の見え方にも注意が必要
3. コンタクトレンズの度数は頂点間距離補正が必要ない範囲

●トライアルレンズの選択

R）B.C. 8.7 mm/ P −1.00 D/ Size 14.2 mm add＋1.50 D

L）B.C. 8.7 mm/ P −1.25 D/ Size 14.2 mm add＋1.50 D

右眼で眼鏡の右レンズの遠方視に勝る視力，左眼で眼鏡の左レンズの近方視に勝る視力のモノビジョン矯正を提案してみる

フィッティングの確認

矯正視力

遠方 BV = 1.2×SCL，近方 BV = 1.2×SCL

POINT

●両眼ともに SCL のセンタリングは良好で，瞬目ごとの動きは明確に確認できる．

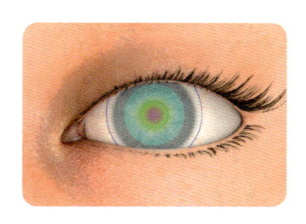

実践！ソフトコンタクトレンズ処方の最適解マニュアル

●上方視でも，動きはしっかり確認できる．

●SCL の結膜への圧迫や締め付けの所見はない．

●装用感に問題はなく，見え方に不満はない．

処方時の患者説明

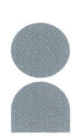 若い頃に HCL をお使いだったとのことなので，おそらく SCL も問題なく使えると思います．眼鏡もある程度はお使いのようですが，もともとの眼がモノビジョンですので，SCL ではこのモノビジョンを少し助けてあげるようなレンズを提案したいと思います．試してみましょう．

遠くも近くも優しく見える．若い頃に戻ったような気がする．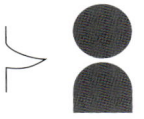

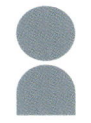 それでは 2～3 日間使ってみて，良ければ処方しましょう．

これだけ見えれば大丈夫です．今日処方してください．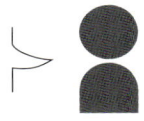

経過

HCL の使用経験はあったが SCL は初めての使用だったので，丁寧に装用指導を行った．HCL の使用経験のおかげで，容易に装脱が可能だった．自分で装用してもらった後に前眼部を細隙灯顕微鏡で観察すると，SCL は適切に装用されていた．希望通り，左右各 1 箱ずつ 1 日使い捨て SCL を処方して終了した．

1 ヵ月後

「快適だったので毎日使用している．追加購入したい」と来院した．

本処方のポイント

　HCL とはいえ，30 歳までにコンタクトレンズの装用を中止した背景には，"面倒" 以外の理由があったと思われる．天然のモノビジョンでは裸眼が快適であるため，左右眼を完全矯正したコンタクトレンズでは老視の影響は早く訪れる．筆者の臨床経験では，手元の作業が多い人で 25 歳程度が限度であった．本症例ではおそらく，眼鏡度数と同じように処方されていれば，年齢を重ねるにつれて近方視で不都合が生じてきたのだと考えられる．生来がモノビジョンの場合，その特性を維持する矯正を提案すると快適な視生活を続けられることがある．"両眼がともに良好な矯正視力が得られる度数が最適とは限らない" ことを念頭に置いて，処方に取り組んでほしい．

Chapter
1
ⅠⅠⅠⅠⅠ
の前提知識最適解を導くため

Chapter
2
ⅠⅠⅠⅠⅠ
矯正度数の最適解快適さが得られる

Chapter
3
ⅠⅠⅠⅠⅠ
処方の最適解コンタクトレンズ

Chapter
4
ⅠⅠⅠⅠⅠ
最適解臨床症例で学ぶ

遠近両用ソフトコンタクトレンズ

症例 **31**

装用レンズの変更①
不同視でモノビジョン矯正

(42歳 女性 職業 事務職)

主訴

自分の眼に合う遠近両用 SCL がほしい

希望のコンタクトレンズ

遠近両用 2 週間頻回交換 SCL

現症

遠近両用 SCL を希望して処方してもらったが，遠く
も近くも見えにくい

眼とまぶたの形状

普通の眼

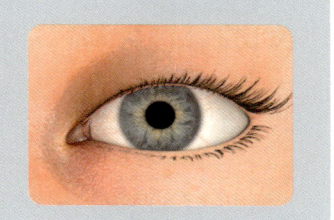

検査結果①

視力

$RV = 0.5(1.2 \times S - 3.50\,D)$，$LV = 0.5(1.2 \times S - 1.00\,D)$

オートレフ値

R）$S - 4.00\,D \subset C - 0.50\,D\ Ax175°$，L）$S - 1.50\,D \subset C - 0.25\,D\ Ax53°$

ケラトメータ値

L）8.31 mm／8.09 mm　$C - 1.00\,D\ Ax175°$

L）8.31 mm／8.22 mm　$C - 0.25\,D\ Ax53°$

使用中の SCL データ

R）B.C. 8.6 mm／P $- 4.00\,D$／Size 14.2 mm add Med

L）B.C. 8.6 mm／P $- 1.00\,D$／Size 14.2 mm add Med

POINT

- 自覚的屈折検査では，乱視矯正の必要はない．
- 使用中の SCL の見え方に，遠方も近方も満足して
  いない．
- 使用中の SCL のフィッティングはスティープで，

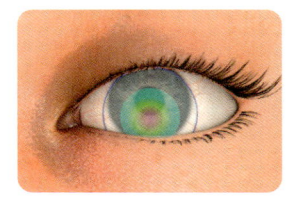

下方ずれを認める.

- ●遠近両用 SCL を使用したいという気持ちは強い.

検査結果②

両眼同時雲霧法の視力

$BV = 1.2 \times [R)S - 3.25\,D,\ L)S - 0.75\,D]$

涙液メニスカス

左右眼ともに（＋）

涙液層破壊時間

左右とも 7 秒. SCL を外した直後の値としては問題ない

弱主経線角膜曲率半径

R）8.31 mm，L）8.31 mm

POINT

- ●不同視があるものの，両眼同時雲霧法では快適な矯正が得られている.
- ●涙液層破壊時間の結果から，SCL の装用に問題はないと判断できる.
- ●標準よりもフラットな角膜である.

●ソフトコンタクトレンズの選択

1. ベースカーブは弱主経線角膜曲率半径＋1 mm±0.2 mm が理想. 普通の眼なのでレンズの種類は選ばないが，角膜曲率半径が大きいことに配慮が必要. 装用中の SCL が下方ずれを起こしているのは，ベースカーブと角膜の形状が合っていないためである
2. コンタクトレンズの度数は頂点間距離補正が必要ない範囲

●トライアルレンズの選択

R）B.C. 9.0 mm/ P −2.25 D/ Size 14.5 mm add＋1.00 D
L）B.C. 9.0 mm/ P −1.00 D/ Size 14.5 mm add＋1.00 D
不同視があるのに両眼同時雲霧法で快適な矯正が得られるのは，軸性不同視の可能性が高い. コンタクトレンズで両眼の屈折をそろえれば，不等像視を生じる可能性がある. ここはモノビジョン矯正で調整してみる. モノビジョン矯正にすれば加入度数を低く設定できる

フィッティングの確認

矯正視力

遠方 $BV = 1.0 \times SCL$，近方 $BV = 1.0 \times SCL$

Chapter
1
最適解を導くための前提知識

Chapter
2
快適さが得られる矯正度数の最適解

Chapter
3
コンタクトレンズ処方の最適解

Chapter
4
臨床症例で学ぶ最適解

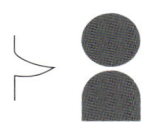

POINT

- 両眼ともに SCL のセンタリングは良好. 瞬目ごとの動きはわずかだが明確に確認できる.
- 上方視では, 動きは少ないがしっかり確認できる.
- SCL の結膜への圧迫や締め付けの所見はない.
- 装用感に問題はなく, 遠く, 近く, 中間距離の見え方に不満はない.

処方時の患者説明

 黒目のカーブが大きいので, 現在使用中の SCL は下方ずれを生じています. また, もともとが不同視眼なのですが, 眼鏡の見え方に違和感がないのは軸性不同視だからだと思います. SCL で矯正するのならば, モノビジョン矯正にしたほうが違和感はないはずです. 一度試してみましょう.

違和感は全くなく, 遠くから近くまでよく見える.

 1 週間試してみて, 良いようでしたら処方しましょう.

経過

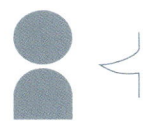

SCL を使用中なので, 装脱とクリーンケアを指導する必要はなかった. 自分で装用してもらった後に前眼部を細隙灯顕微鏡で観察すると, SCL は適切に装用されていた. 1 週間後の来院を促して, 診療を終了した.

1 週間後の再診時

矯正視力

遠方 BV = 1.0×SCL, 近方 BV = 1.0×SCL

違和感は全くなかったとのこと. 特に異常を認めないことを確認して, 2 週間頻回交換 SCL を処方した.

本処方のポイント

　普通の眼なので，どのような種類の SCL を使用しても角膜曲率半径と角膜形状に適合すれば良好なフィッティングが得られる．最近では，中年層で角膜曲率半径がフラットな症例が増加している．本症例でも，通常汎用されている SCL のベースカーブではスティープとなり，9.0 mm のベースカーブをもつ頻回交換 SCL は HEMA 素材の 1 種類しか製造されていない．幸いなことに，この SCL の低加入度数タイプは遠方視を重視した設計で，見え方が安定している．両眼の矯正状態をそろえれば本症例の年齢では加入度数が不足するが，モノビジョン矯正にすれば利き目で遠方〜中間距離，非利き目で中間〜近方距離がカバーでき，視距離の範囲を安定して拡大できる．

Chapter
1
最適解を導くための前提知識

Chapter
2
快適さが得られる矯正度数の最適解

Chapter
3
コンタクトレンズ処方の最適解

Chapter
4
臨床症例で学ぶ最適解

遠近両用ソフトコンタクトレンズ

症例
32

装用レンズの変更②
変則モノビジョン矯正Ⅰ

51歳 男性 職業 大学教授

主訴

遠近両用 SCL で遠くも近くもよく見えない. コンタクトレンズが合わない

希望のコンタクトレンズ

1 日使い捨て SCL

現症

若い頃から SCL を使用してきたが，老眼が始まった頃から SCL が合わなくなってしまった. 何度も度数を調整してもらったが，よく見える SCL が見つからない

眼とまぶたの形状

普通の眼

検査結果①

視力

$RV = 0.5(1.2 \times S - 3.25\,D)$，$LV = 0.5(1.2 \times S - 4.25\,D)$

オートレフ値

R) $S - 3.75\,D \subset C - 0.25\,D\ Ax119°$，L) $S - 4.75\,D$

ケラトメータ値

R) 7.90 mm／7.76 mm　$C - 0.75\,D\ Ax179°$

L) 7.88 mm／7.70 mm　$C - 1.00\,D\ Ax7°$

使用中の SCL データ

R) B.C. 8.6 mm／P $-3.25\,D$／Size 14.2 mm add High

L) B.C. 8.6 mm／P $-4.25\,D$／Size 14.2 mm add High

POINT

● 自覚的屈折検査では乱視矯正の必要性を感じない.

● 使用中の SCL は両眼ともに中間距離重視タイプである.

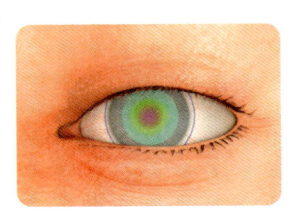

●使用中の SCL で見えにくいと訴えつつも，使い続けている．

検査結果②

両眼同時雲霧法の視力

BV = 1.2 × [R)S − 3.00 D，L)S − 4.00 D]

涙液メニスカス

左右眼ともに（＋）

涙液層破壊時間

左右とも 8 秒．SCL を外した直後の値としては問題ない

弱主経線角膜曲率半径

R）7.90 mm，L）7.88 mm

POINT

●両眼同時雲霧法では快適な矯正が得られている．

●涙液層破壊時間の結果から，SCL の装用に問題はないと判断できる．

●遠近両用 SCL の見え方は受け入れている様子なので，もう少しだけ見え方を改善したい．

● ソフトコンタクトレンズの選択

1. ベースカーブは弱主経線角膜曲率半径＋1 mm±0.2 mm が理想．普通の眼で角膜曲率半径も標準的なので，たいていの SCL は装用できる．使用中の SCL も不調を訴えながらも装用は継続している

2. コンタクトレンズの度数は頂点間距離補正が必要ない範囲

● トライアルレンズの選択

R）B.C. 8.7 mm/ P −3.00 D/ Size 14.2 mm add＋1.50 D

L）B.C. 8.8 mm/ P −4.00 D/ Size 14.2 mm add＋1.50 D

右眼に低加入度数の遠用重視タイプ，左眼に中等度加入度数の近用重視タイプ

フィッティングの確認

矯正視力

遠方 BV = 1.2×SCL，近方 BV = 1.2×SCL

POINT

●両眼ともに SCL のセンタリングは良好で，瞬目ごとの動きは明確に確認できる．

●上方視でも動きは確認できる．

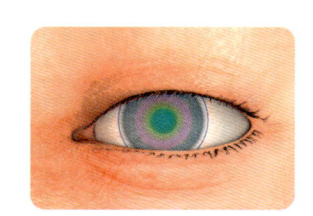

実践！ソフトコンタクトレンズ処方の最適解マニュアル

- SCL の結膜への圧迫や締め付けの所見はない.
- 装用感に問題はなく，見え方に不満はない.

Chapter
1
最適解を導くための前提知識

Chapter
2
快適さが得られる矯正度数の最適解

Chapter
3
コンタクトレンズ処方の最適解

Chapter
4
臨床症例で学ぶ最適解

処方時の患者説明

遠近両用 SCL の見え方には慣れてきていらっしゃるようですが，左右眼ともに中間距離重視タイプが処方されています．ちょっとだけ趣向を変えて，右眼に遠用重視タイプ，左眼に近用重視タイプを入れてみましょう．変則モノビジョン矯正という方法です．

遠くも近くも，確かにこれまでよりもよく見える気がする．

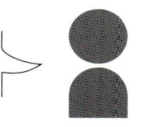

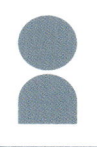

2～3 日間試してから処方しましょう．

経過

SCL を使用中だったので，装用指導の必要はなかった．レンズを変更したので，確実に自分で外せることを確認した．自分で装用してもらった後に前眼部を細隙灯顕微鏡で観察すると，SCL は適切に装用されていた．左右各 3 枚のテストレンズを渡して，診療を終了した．

3 日後の再診時

矯正視力

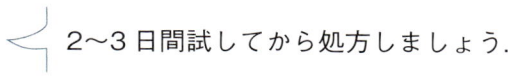

遠方 BV = 1.2×SCL，近方 BV = 1.2×SCL

「これまでの SCL よりもずいぶん見やすいので，これで処方してほしい」とのこと．特に異常を認めないことを確認して，1 日使い捨て SCL を処方した．

本処方のポイント

　本症例では，使用中の SCL の見え方が良くないと訴えながらも，常用できていたことが解決の糸口になった．使用していたのは中間距離重視タイプで，このレンズの見え方に妥協できた人はあまり苦情を訴えない．おそらく様々なレンズを試した末にたどり着いた選択だったと考えられる．それでもあえて不満を訴えていたのは，もう少し何かが足りないからである．詳しく話を聞くと，中間距離

の見え方に不満はなく，これが常用できていた理由と判断した．この中間距離の見え方を維持しつつ，遠くと近くを満足させる見え方を提供するには変則モノビジョン矯正を使うしかない．試してみたら患者の満足感が得られた．遠近両用SCLはデザインによって見えやすい距離が異なる特性を知っていると，このような症例では苦情処理に役立つ．

遠近両用ソフトコンタクトレンズ

症例 **33**

装用レンズの変更③ 変則モノビジョン矯正Ⅱ

（ 53歳 男性 職業 事務職 ）

主訴

遠近両用SCLで遠くも近くも見えにくい

希望のコンタクトレンズ

1日使い捨てSCL

現症

遠近両用SCLを処方してもらったが，今ひとつ遠くも近くもすっきり見えない

眼とまぶたの形状

普通の眼

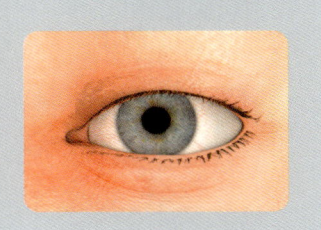

検査結果①

視力

RV＝0.5（1.2×S−4.00 D），LV＝0.5（1.2×S−4.25 D）

オートレフ値

R）S−4.50 D⌒C−0.50 D Ax90°，L）S−4.75 D⌒C−0.25 D Ax111°

ケラトメータ値

R）7.90 mm／7.81 mm　C−0.25 D Ax65°

L）7.89 mm／7.78 mm　C−0.50 D Ax117°

使用中のSCLデータ

R）B.C. 8.8 mm／P −3.75 D／Size 14.2 mm add＋1.50 D

L）B.C. 8.8 mm／P −4.00 D／Size 14.2 mm add＋1.50 D

POINT

● 自覚的屈折検査では，両眼の乱視矯正の必要性を感じない．

● 使用中のSCLデータはほぼ完全矯正状態にもかかわらず，見えないと訴えている．

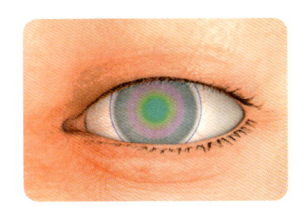

●SCL の加入度数を減らす必要があるが，遠くと近くの見え方を同時に満足させなければならない．

検査結果②

両眼同時雲霧法の視力
BV = 1.2×[R)S−4.00 D，L)S−4.25 D]

涙液メニスカス
左右眼ともに（＋）

涙液層破壊時間
左右とも 10 秒以上

弱主経線角膜曲率半径
R）7.90 mm，L）7.89 mm

POINT

●両眼同時雲霧法では快適な矯正が得られている．
●涙液層破壊時間の結果から，SCL の装用に問題はないと判断できる．
●使用中の SCL への苦情は，近用重視タイプで加入度数が足りないことによる．

● ソフトコンタクトレンズの選択

1. ベースカーブは弱主経線角膜曲率半径＋1 mm±0.2 mm が理想．普通の眼なので，フィッティングにはレンズの種類を選ばないが，遠近両用 SCL での見え方を選ぶ必要がある
2. コンタクトレンズ度数の頂点間距離補正はかろうじて必要で
   R）S−3.82 D，L）S−4.04 D
   結局，使用中の度数で問題はない

● トライアルレンズの選択

R）B.C. 8.7 mm/ P −3.75 D/ Size 14.2 mm add＋1.50 D
L）B.C. 8.8 mm/ P −3.00 D/ Size 14.2 mm add＋0.75 D
右眼は遠用重視タイプ，左眼は＋1.00 D 度数を下げた近用重視タイプの遠近両用 SCL を入れてみる

フィッティングの確認

矯正視力
遠方 BV = 1.2×SCL，近方 BV = 1.0×SCL

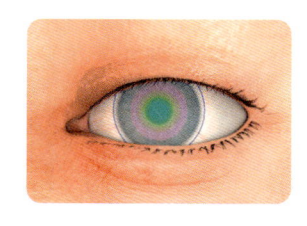

Chapter
1
ıııııı
最適解を導くための前提知識

Chapter
2
ıııııı
快適さが得られる矯正度数の最適解

Chapter
3
ıııııı
コンタクトレンズ処方の最適解

Chapter
4
ıııııı
臨床症例で学ぶ最適解

POINT

● 両眼ともに SCL のセンタリングは良好で，瞬目ごとの動きは明確に確認できる．

● 上方視では，動きが少し確認できる．

● SCL の結膜への圧迫や締め付けの所見はない．

● 装用感に問題はなく，見え方に不満はない．

処方時の患者説明

 遠近両用 SCL を処方されていますが，遠くも近くも見えにくいのは近用重視タイプで加入度数が不足しているためと思います．見たい近くの距離を鮮明に見えるようにするにはレンズ全体の度数を下げる必要があります．そうすれば，遠くは今までよりもさらに見えにくくなります．両眼視機能が優れていればモノビジョン矯正ができると思いますので，一度試してみましょう．絶対に片眼ずつの見え方を確認しないで，両眼で遠くも近くも見てください．

いわれるように両眼で見ていると，これまでより遠くも近くもよく見える．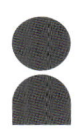

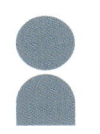 それでは 2〜3 日間試してみましょう．

経過

SCL を使用中なので，装用指導の必要はなかった．右眼の SCL の種類を変更したので，自分で確実に外せることを確認した．自分で装用してもらった後に前眼部を細隙灯顕微鏡で観察すると，SCL は適切に装用されていた．左右各 3 枚のテストレンズを渡して，診療を終了した．

3 日後の再診時

矯正視力

遠方 BV = 1.0×SCL，近方 BV = 1.0×SCL

「以前よりもはるかによく見えて，快適だった」とのこと．特に異常を認めないことを確認して，1 日使い捨て SCL を処方した．

本処方のポイント

　本症例は普通の眼なので SCL の種類は選ばないが，患者が見え方に不満を訴えているため，希望に即したレンズデザインを選択する必要がある．特に初めて使用する遠近両用 SCL では，遠くも近くもよく見えるように要求される傾向がある．しかし，老視がある程度進行した眼では，単焦点 SCL のように見たい距離が鮮明に見えるレンズは存在しないことをしっかり説明して，ある程度は見え方に妥協してもらう必要がある．しかし妥協しすぎた結果，購入して装用したら"やはり遠くも近くもよく見えない"という苦情が出ることは少なくない．

①利き目：遠方視で単焦点に近い見え方を目指して，低加入度数の遠用重視タイプを装用

②非利き目：近方視を大事にして低〜中等度加入度数の中間距離あるいは近用重視タイプを装用

③患者説明：「両眼視機能が良好であれば，遠くも近くも快適に見えるはずです」と自然に納得を引き出す言葉で説得

　①〜③によって，快適な変則モノビジョン矯正が実現する場合がある．自分の意見を主張せず，こちらの説明によく耳を傾けてくれる性格の患者であれば，これまでと異なる矯正手法の提案も効果的である．

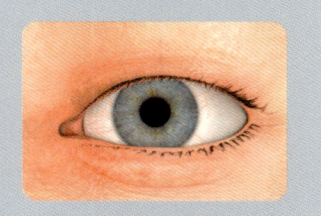

症例 **34**

遠近両用ソフトコンタクトレンズ
装用レンズの変更④ 角膜曲率半径が大きめで，眼がヒリヒリする

40歳 男性 職業 事務職

主訴
自分の眼に合った遠近両用 SCL がほしい

希望のコンタクトレンズ
遠近両用 2 週間頻回交換 SCL

現症
遠近両用 SCL を勧められて使っているがよく見えない．
SCL を入れると黒目の周りがヒリヒリして装用感が悪い

眼とまぶたの形状
普通の眼

検査結果①

視力
RV＝0.3（1.2×S−5.25 D），LV＝0.2（1.2×S−6.50 D）

オートレフ値
R）S−5.75 D⌒C−0.50 D Ax138°，L）S−7.00 D⌒C−0.75 D Ax174°

ケラトメータ値
R）8.23 mm／8.07 mm　C−0.75 D Ax152°

L）8.22 mm／8.01 mm　C−1.00 D Ax7°

使用中の SCL データ
R）B.C. 8.6 mm/ P −5.25 D/ Size 14.2 mm add LO

L）B.C. 8.6 mm/ P −6.00 D/ Size 14.2 mm add LO

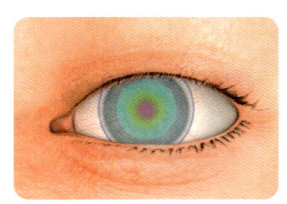

POINT

● 使用中の SCL でよく見えない．

● 黒目の周りがヒリヒリする．使用中の 2 週間頻回
交換 SCL が周辺結膜に食い込んでおり，タイトなフィッティングである．

検査結果②

両眼同時雲霧法の視力

$BV = 1.2 \times [R) S - 5.00\,D,\ L) S - 6.25\,D]$

涙液メニスカス

左右眼ともに（＋）

涙液層破壊時間

左右とも6秒．SCLを外した直後の値として，少し短い感じはある

弱主経線角膜曲率半径

R）8.23 mm，L）8.22 mm

> **POINT**
> - 両眼同時雲霧法では快適な矯正が得られている．
> - 涙液層破壊時間の結果から，SCLの装用はかろうじて大丈夫だと判断できる．
> - 角膜曲率半径が標準よりも大きい．

● ソフトコンタクトレンズの選択

1. ベースカーブは弱主経線角膜曲率半径＋1 mm±0.2 mm が理想．普通の眼で B.C. 8.6 mm はスティープでタイトなフィッティングである．希望のレンズでベースカーブがフラットのものは1種類しかないことを伝える
2. コンタクトレンズの度数は頂点間距離補正が必要で
   R）S−4.72 D，L）S−5.81 D

● トライアルレンズの選択

R）B.C. 9.0 mm/ P −4.50 D/ Size 14.5 mm add Low
L）B.C. 9.0 mm/ P −5.50 D/ Size 14.5 mm add Low

フィッティングの確認

矯正視力

遠方 $BV = 1.0 \times SCL$，近方 $BV = 1.0 \times SCL$

> **POINT**
> - 両眼ともにSCLのセンタリングは良好で，瞬目ごとの動きは明確に確認できる．
> - 上方視では，動きは少ないがしっかり確認できる．
> - SCLの結膜への圧迫や締め付けの所見はない．
> - 装用感に問題はなく，見え方は今までよりも良い．

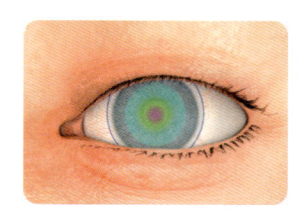

Chapter
1
最適解を導くための前提知識

Chapter
2
快適さが得られる矯正度数の最適解

Chapter
3
コンタクトレンズ処方の最適解

Chapter
4
臨床症例で学ぶ最適解

処方時の患者説明

普通の眼で涙の状態もそれほど悪くありません．ヒリヒリする感じがあるのは，SCL の周辺部分が結膜に食い込んでいるからです．度数が必要以上に強いのは，SCL がスティープなフィッティングで涙液レンズができている状態で度数を決めているためと思います．遠近両用2週間頻回交換SCLのなかで今よりもフラットなベースカーブのレンズは1種類しかありません．一度試してみましょう．

経過

SCL の使用経験者なので，装用指導は必要なかった．自分で装用してもらった後に前眼部を細隙灯顕微鏡で観察すると，SCL は適切に装用されていた．遠くも近くもこれまでの SCL より見え方が良いとのことだったので，1週間試してもらうことにした．1週間後の来院を促して，診療を終了した．

1週間後の再診時

矯正視力

遠方 BV = 1.2×SCL，近方 BV = 1.0×SCL

「ヒリヒリする感じはなく，PC 画面を見ても嫌な感じはなかった」とのこと．特に異常を認めないことを確認して，2週間頻回交換 SCL を処方した．

本処方のポイント

　本症例は事務職であることから，中間距離重視の低加入度数で処方されたものと思われる．見え方や装用感の悪さはフィッティングに原因があった．SCL の中央部では涙液レンズが形成され，周辺部では結膜に食い込んでいた．SCL は，アピカルタッチで装用されたときに安定した矯正効果が得られる．しかし SCL のフィッティング確認ではフルオレセイン染色ができないので，アピカルタッチの状態を判断するのは難しい．そこで，ケラトメータ値と角膜曲率半径をもとにある程度の予測をして，①SCL 周辺部分が結膜を圧迫していないか，②瞬目ごとの SCL の動きがスムーズか，③眼鏡レンズによる矯正度数を頂点間距離補正した値よりも，強い（近視寄りの）矯正を患者が求めてこないか，などを評価することが有用である．ケラトメータで測定した弱主経線角膜曲率半径が 8.00 mm を超える場合，慎重に判断する必要がある．現在，ベースカーブが 9.00 mm の遠近両用使い捨て SCL は 1種類しかない．適切な処方を心がければ，より大きな需要が見込まれるレンズであると考える．

遠近両用ソフトコンタクトレンズ

症例 **35**

装用レンズの変更⑤
中間距離重視タイプの老視矯正Ⅰ

46歳 女性 職業 主婦

主訴

外出用に使い捨て SCL がほしい

希望のコンタクトレンズ

1日使い捨て SCL

現症

子どもの頃から眼鏡を掛けたり外したりしている．外出時に SCL を使用しているが，SCL を入れるとスマートフォンの文字が見えないので困る

眼とまぶたの形状

下三白眼

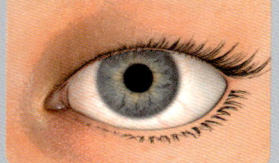

検査結果①

視力

RV＝0.5（1.2×S−2.50 D），LV＝0.5（1.2×S−2.75 D）

オートレフ値

R）S−3.00 D⌒C−0.25 D Ax58°，L）S−3.25 D⌒C−0.50 D Ax66°

ケラトメータ値

R）7.50 mm／7.41 mm　C−0.50 D Ax25°

L）7.52 mm／7.47 mm　C−0.25 D Ax31°

所持眼鏡

R）S−3.00 D，L）S−3.25 D

30歳頃に作製．SCL は眼鏡と同じ度数を使用している

POINT

●自覚的屈折検査では，裸眼で手元がよく見える．

●所持眼鏡では遠くがよく見える．

●SCL は外出時のみに使用している．

検査結果②

両眼同時雲霧法の視力

$BV = 1.2 \times [\text{R})S - 2.25\,D, \ L)S - 2.50\,D]$

涙液メニスカス

左右眼ともに（＋）

涙液層破壊時間

左右とも 10 秒以上

弱主経線角膜曲率半径

R）7.50 mm，L）7.52 mm

- 両眼同時雲霧法では快適な矯正が得られている．
- 涙液層破壊時間の結果から，SCL の装用に問題はないと判断できる．

● ソフトコンタクトレンズの選択

1. ベースカーブは弱主経線角膜曲率半径＋1 mm±0.2 mm が理想．下三白眼のためサイズが少し大きめで，レンズが下眼瞼にずれ込まないように支えられるものを選択
2. コンタクトレンズの度数は頂点間距離補正が必要ない範囲

● トライアルレンズの選択

R）B.C. 8.5 mm/ P −2.25 D/ Size 14.1 mm add Med
L）B.C. 8.5 mm/ P −2.50 D/ Size 14.1 mm add Med

フィッティングの確認

矯正視力

遠方 $BV = 1.2 \times SCL$，近方 $BV = 1.0 \times SCL$

- 両眼ともに SCL のセンタリングは良好で，瞬目ごとの動きは明確に確認できる．
- 上方視では，動きは少ないがしっかり確認できる．
- SCL の結膜への圧迫や締め付けの所見はない．
- 装用感に問題はなく，スマートフォンの文字を大きくしなくても見えると感激．
- 遠くの見え方はこれまでの SCL に比べると劣るが，不満はないとのこと．

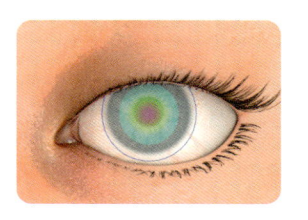

処方時の患者説明

下三白眼で角膜曲率半径がやや小さめです．これまで眼鏡を掛けたり外したりしていたのは，度数が少し強めだったので長時間使用したくなかったのだと思います．確かに裸眼で手元が快適に見える眼なのですが，あらゆる距離が快適に見える眼鏡やコンタクトレンズであれば掛けたり外したりしないのが一般的です．それほど難しい眼ではないので，装用感の良い中間距離重視タイプの遠近両用SCLを試してみましょう．今までのSCLのように遠くは鮮明に見えないと思いますが，日常生活での使い勝手はよいと思います．まずは，2〜3日間使用してみましょう．

経過

SCLを使用中だったので，装用指導は必要なかった．自分で装用してもらった後に前眼部を細隙灯顕微鏡で観察すると，SCLは適切に装用されていた．左右各3枚のテストレンズを渡して，診療を終了した．

3日後の再診時

矯正視力

遠方 BV = 1.0×SCL，近方 BV = 1.0×SCL

見え方に不満はなく長時間使用してもつらくないので，外出にかかわらず常用するようになるだろうとのこと．特に異常を認めないことを確認して，1日使い捨てSCLを処方した．

本処方のポイント

中等度の近視で強めの度数を処方されている人は，眼鏡を装用すれば遠くはよく見えるが手元を見るのは裸眼のほうが快適なので，眼鏡を常用できなくなっていることが多い．本症例は外出用のSCLを希望しているが，遠くが見える矯正を提供すればこれまで使用して不快だったSCLと同じものになる．「遠くだけ見えても，買い物で手に取った商品がよく見えなかったり，値札を見間違えたりなど快適ではないですよ」などと説明して，中間距離が安定して見えるSCL矯正の良さを強調して受け入れてもらい，日常使いで快適な見え方を提案するのが処方成功のコツである．本症例では，中間距離重視タイプで中等度加入度数の遠近両用SCLを提案した．おそらくこの患者がこれまで全く経験したことのない，快適な日常視を提供できたと思う．

Chapter
1
の前提知識
最適解を導くための

Chapter
2
快適さが得られる
矯正度数の最適解

Chapter
3
コンタクトレンズ
処方の最適解

Chapter
4
最適解
臨床症例で学ぶ

症例
36

遠近両用ソフトコンタクトレンズ

装用レンズの変更⑥
中間距離重視タイプの老視矯正 Ⅱ

43歳 女性 職業 事務職

主訴
眼の疲労感，肩こり

希望のコンタクトレンズ
2週間頻回交換SCL

現症
眼が疲れやすくなってきた．以前から肩こりもひどい．
PC作業が多いので，SCLは弱めに処方してもらって
いる．遠くも近くも見えにくくなってきた

眼とまぶたの形状
四白眼

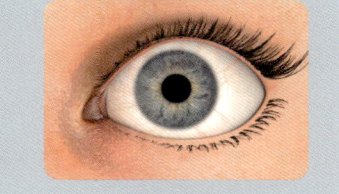

検査結果①

視力
$RV = 0.5(1.2 \times S - 6.00\,D)$，$LV = 0.5(1.2 \times S - 5.75\,D)$

オートレフ値
R）$S - 6.50\,D \frown C - 0.25\,D\ Ax67°$，L）$S - 6.25\,D \frown C - 0.25\,D\ Ax153°$

ケラトメータ値
R）7.73 mm／7.67 mm　$C - 0.25\,D\ Ax163°$
L）7.73 mm／7.63 mm　$C - 0.50\,D\ Ax179°$

使用中のSCLデータ
R）B.C. 8.8 mm／P $-5.00\,D$／Size 14.0 mm
L）B.C. 8.8 mm／P $-4.75\,D$／Size 14.0 mm
矯正視力：$RV = 0.6 \times SCL$，$LV = 0.5 \times SCL$，
$BV = 0.8 \times SCL$

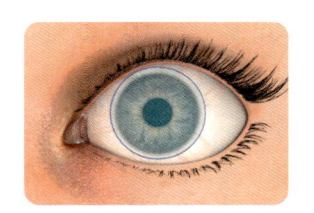

POINT
●自覚的屈折検査では乱視矯正の必要性を感じない．

- ●使用中の SCL は PC 画面を見る距離に合わせて処方されている．
- ●四白眼なので，SCL はサイズを大きめでベースカーブはややきつめがよい．

検査結果②

両眼同時雲霧法の視力

BV＝1.2×[R）S−5.75 D，L）S−5.50 D]

涙液メニスカス

左右眼ともに（＋）

涙液層破壊時間

左右とも 7 秒．SCL を外した直後の値としては問題ない

弱主経線角膜曲率半径

R）7.73 mm，L）7.73 mm

POINT

- ●両眼同時雲霧法では快適な矯正が得られている．
- ●涙液層破壊時間の結果から，SCL の装用に問題はないと判断できる．

● ソフトコンタクトレンズの選択

1. ベースカーブは弱主経線角膜曲率半径＋1 mm±0.2 mm が理想．四白眼のためベースカーブは少しきつめに 8.8 mm，サイズは大きめで処方したいが，使用中の SCL でフィッティングに問題はない
2. コンタクトレンズの度数は頂点間距離補正が必要で
   R）S−5.38 D，L）S−5.16 D

● トライアルレンズの選択

R）B.C. 8.6 mm/ P −5.25 D/ Size 14.2 mm add LO
L）B.C. 8.6 mm/ P −5.00 D/ Size 14.2 mm add LO

フィッティングの確認

矯正視力

遠方 BV＝1.0×SCL，近方 BV＝1.0×SCL

POINT

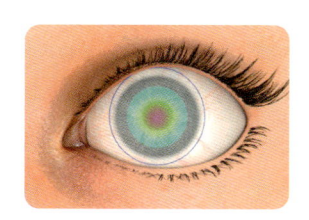

- ●両眼ともに SCL のセンタリングは良好で，瞬目ごとの動きは明確に確認できる．
- ●上方視では，動きが少し確認できる．
- ●SCL の結膜への圧迫や締め付けの所見はない．

●装用感に問題はなく，見え方に不満はない．

Chapter
1
最適解を導くための前提知識

Chapter
2
快適さが得られる矯正度数の最適解

Chapter
3
コンタクトレンズ処方の最適解

Chapter
4
臨床症例で学ぶ最適解

処方時の患者説明

 PC 作業が多いため度数を弱めに処方してもらっているとのことですので，遠近両用 SCL で中間距離重視タイプのレンズを入れてみましょう．

PC 画面は今までと同じように見える．遠くも近くも見えやすい．遠くのビルの窓枠も見えるし，スマートフォンの画面が明るく見える．

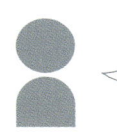 1 週間使ってみて，大丈夫そうであれば処方しましょう．

経過

SCL 使用中だったので，装脱およびクリーンケアの指導は必要なかった．自分で装用してもらった後に前眼部を細隙灯顕微鏡で観察すると，SCL は適切に装用されていた．1 週間後の受診を促して，診療を終了した．

1 週間後の再診時

矯正視力

遠方 BV = 1.0×SCL，近方 BV = 1.0×SCL

快適だったとのこと．特に異常を認めないことを確認して，2 週間頻回交換 SCL を処方した．

本処方のポイント

　通常は，上眼瞼と角膜が SCL の上部を挟み込むことで装用を安定させるが，四白眼では開瞼時に上眼瞼が角膜の上に位置しない．本症例は幸いなことに角膜曲率半径が標準的なので，レンズの選択肢はある．使用中の SCL でフィッティングに問題がなかったことから，どの銘柄を選んでもフィッティングは良好に保てると判断できる．使用中の単焦点レンズの度数が弱めに設定されている場合は，中間距離の見え方は度数の弱い単焦点レンズの見え方と変えないで，遠くと近くの見え方を単焦点レンズよりも明瞭にするために，中間距離重視の遠近両用 SCL を選択するのが処方のコツである．

症例 37 装用レンズの変更⑦ 中間距離重視タイプの老視矯正Ⅲ

（47歳 女性 職業 主婦（育児中））

主訴
コンタクトレンズがほしい

希望のコンタクトレンズ
1日使い捨て SCL

現症
使用中の SCL で特に問題はないが，夕方になると手元の細かいものが少し見えにくいことがある

眼とまぶたの形状
四白眼

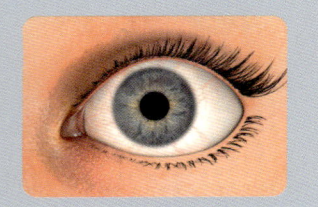

検査結果①

視力
$RV = 0.1(1.2 \times S - 8.50\,D)$，$LV = 0.03(1.2 \times S - 8.25\,D)$

オートレフ値
R）$S - 9.00\,D \frown C - 0.50\,D\ Ax12°$，L）$S - 8.75\,D \frown C - 0.75\,D\ Ax10°$

ケラトメータ値
R）7.97 mm／7.83 mm　$C - 0.75\,D\ Ax171°$
L）8.03 mm／7.82 mm　$C - 1.00\,D\ Ax11°$

使用中の SCL データ
R）B.C. 8.5 mm／P $-7.00\,D$／Size 14.1 mm
L）B.C. 8.5 mm／P $-7.00\,D$／Size 14.1 mm

POINT

- 自覚的屈折検査では乱視矯正の必要性を感じない．
- 使用中の SCL で特に問題はない．時に手元が少し見えにくいかもという程度である．
- 使用中の SCL の度数が少し弱め．育児中で子ども

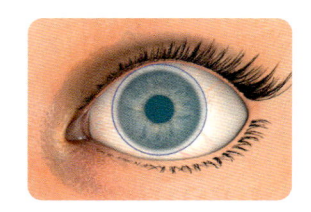

と近距離で向き合うため好都合である.

- 使用中の SCL のフィッティングはタイト気味だが，四白眼なのでフィッティングを安定させるためにはやむを得ない.

検査結果②

両眼同時雲霧法の視力
$BV = 1.2 \times [R)S - 8.00\,D, \ L)S - 7.75\,D]$

使用中の SCL を装用したときの両眼同時雲霧法の視力
$BV = 1.2 \times SCL \frown [R)S - 0.75\,D, \ L)S - 0.75\,D]$

涙液メニスカス
左右眼ともに（±）

涙液層破壊時間
左右とも 7 秒．SCL 外した直後の値としては問題ない

弱主経線角膜曲率半径
R）7.97 mm，L）8.03 mm

POINT

- 両眼同時雲霧法では快適な矯正が得られている.
- 使用中の SCL は少し弱めの度数なので，中間距離重視タイプの遠近両用 SCL がよいかもしれない.
- 涙液層破壊時間の結果から，SCL の装用に問題はないと判断できる.

● ソフトコンタクトレンズの選択

1. ベースカーブは弱主経線角膜曲率半径＋1 mm±0.2 mm が理想．四白眼のため少しきつめのベースカーブがよいが，使用中の SCL でも問題はない
2. 使用中の SCL の度数がわかっているので，基本度数を 0.50 D 上げて中間距離重視タイプの遠近両用 SCL を提案してみよう

● トライアルレンズの選択

R）B.C. 8.5 mm/ P −7.50 D/ Size 14.1 mm add LO
L）B.C. 8.5 mm/ P −7.50 D/ Size 14.1 mm add LO

フィッティングの確認

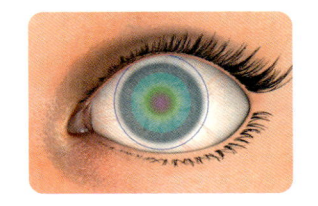

矯正視力
遠方 $BV = 1.2 \times SCL$，近方 $BV = 1.0 \times SCL$

● 両眼ともに SCL のセンタリングは良好. 瞬目ごとの動きはわずかだが, 明確に確認できる.

● 上方視では, 動きは少ないがしっかり確認できる.

● SCL の結膜への圧迫を少し認めるが, 圧痕がつくほど強くはない.

● 装用感はこれまでの SCL と変わらない.

● 使用中の SCL より遠くも手元もよく見える. 見え方に不満はない.

処方時の患者説明

四白眼なので少しきつめのベースカーブが望ましいですが, SCL の固着や圧迫がある場合には使えません. これまで使用していた同じベースカーブの SCL でも特に問題はなかったので, これで大丈夫そうです. 子育てはお子さんと向き合う距離がスマートフォンの比ではないくらい近いので, 35 歳頃からはやむを得ず弱い度数にすることになります. しかし最近では遠近両用 SCL のデザインがかなり改良されて, 単焦点 SCL を弱めの度数で使うよりは, はるかに快適に使用できると思います. 2〜3 日間試してみましょう.

経過

同じ素材の SCL を使用中だったので, 装用指導の必要はなかった. 表面が滑りやすいレンズなので, 自分で装脱がスムーズにできるかを確認したが問題はなかった. 自分で装用してもらった後に前眼部を細隙灯顕微鏡で観察すると, SCL は適切に装用されていた. 左右各 3 枚のテストレンズを渡して, 診療を終了した.

3 日後の再診時

矯正視力

遠方 BV = 1.2×SCL, 近方 BV = 1.2×SCL

子どもが胸に飛び込んできても, すぐに眼が合うようになったとのこと. 特に異常を認めないことを確認して, 1 日使い捨て SCL を処方した.

実践! ソフトコンタクトレンズ処方の最適解マニュアル

本処方のポイント

　最近では老視を自覚するような年齢で，幼少児の育児を行っている人が増えている．例えば子どもが胸に飛び込んできて眼を合わせる際に，ピントを合わせられなくて思わず子どもを押し戻すような所作が出れば，子どもの心の成長に影響する可能性もある．一方で，弱めの度数で生活していたら，遠くで子どもが危険にさらされている場面を見逃すリスクが生じる．子育て中の老視眼には遠近両用SCLが必要である．筆者は，育児中の老視患者に遠近両用の眼鏡やSCLを処方して，「以前よりも子どもを愛おしく感じるようになった」という声を何度も聞いたことがある．この経験から，子育て中の保護者に対する眼鏡やコンタクトレンズの処方は，親子の心の健康を支える大切な医療だと感じている．単に矯正用具を処方するのではなく，患者の生活環境やニーズに踏み込んだアプローチが求められていると考える．

Chapter
1
最適解を導くための前提知識

Chapter
2
快適さが得られる矯正度数の最適解

Chapter
3
コンタクトレンズ処方の最適解

Chapter
4
臨床症例で学ぶ最適解

症例 38

装用レンズの変更①
変則モノビジョン矯正

49歳 男性 職業 会社役員

主訴
コンタクトレンズが合わない

希望のコンタクトレンズ
2週間頻回交換SCL

現症
ずいぶん前からSCLを使用しているが，快適に使えたことがない．最近，新しい乱視用SCLを処方されたが異物感も強く，PC画面が見えにくくて困っている

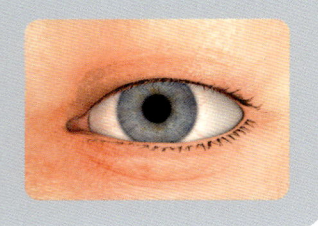

眼とまぶたの形状
普通の眼

検査結果①

視力
$RV = 0.5 (1.2 \times S - 3.25\,D \subset C - 1.50\,D\ Ax180°)$
$LV = 0.5 (1.2 \times S - 4.00\,D \subset C - 1.25\,D\ Ax170°)$

オートレフ値
R）$S - 3.75\,D \subset C - 2.00\,D\ Ax178°$，L）$S - 4.50\,D \subset C - 1.75\,D\ Ax174°$

ケラトメータ値
R）$8.30\,mm ／ 7.91\,mm\quad C - 2.00\,D\ Ax173°$

L）$8.22\,mm ／ 7.89\,mm\quad C - 1.50\,D\ Ax1°$

使用中のSCLデータ
R）B.C. 8.6 mm／P $-3.00\,D \subset C - 1.25\,D\ Ax180°$／Size 14.5 mm

L）B.C. 8.6 mm／P $-3.75\,D \subset C - 0.75\,D\ Ax180°$／Size 14.5 mm

POINT
●使用中のSCLでは，乱視を含め適切に矯正されている．

- 使用中の SCL で特に PC 距離の見え方に不満が高い.
- 使用中の SCL で両眼ともに左右方向の締め付けがあり,特に右眼では強い圧痕を認める.
- 使用中の SCL で水平方向がスティープなフィッティングを示している.

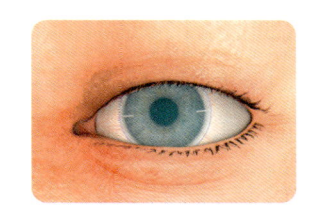

検査結果②

両眼同時雲霧法の視力

$$BV = 1.2 \times [R)S - 3.00\ D \bigcirc C - 1.50\ D\ Ax180°,$$
$$L)S - 3.75\ D \bigcirc C - 1.25\ D\ Ax170°]$$

涙液メニスカス

左右眼ともに（＋）

涙液層破壊時間

左右とも 8 秒.SCL を外した直後の値としては問題ない

弱主経線角膜曲率半径

R）8.30 mm,L）8.22 mm

POINT

- 両眼同時雲霧法では快適な矯正が得られている.
- 涙液層破壊時間の結果から,SCL の装用に問題はないと判断できる.

● ソフトコンタクトレンズの選択

1. ベースカーブは弱主経線角膜曲率半径＋1 mm±0.2 mm が理想だが,これを満たす乱視用 SCL は製造されていない.水平方向が薄い乱視用 SCL を用いてみる.手元の見え方の改善には,遠近両用デザインが必要である
2. コンタクトレンズの度数は頂点間距離補正が必要ない範囲

● トライアルレンズの選択

R）B.C. 8.7 mm/ P －2.75 D ◯ C－1.25 D Ax180°/ Size 14.5 mm
L）B.C. 8.6 mm/ P －3.25 D ◯ C－0.75 D Ax180°/ Size 14.2 mm add＋1.00 D
両眼の見え方をそれぞれ同時に満足させるレンズは製造されていない.右眼は乱視用で水平方向が薄い SCL を,左眼は右眼に比べれば角膜曲率半径が小さいので遠近両用乱視用 SCL を使用して,左右眼で銘柄が異なる変則モノビジョン矯正を作ってみる

フィッティングの確認

矯正視力

遠方 BV = 1.2×SCL，近方 BV = 1.0×SCL

POINT

●両眼ともに SCL のセンタリングは良好．動きはわずかであるが瞬目ごとに明確に確認できる．

●上方視では，動きは少ないがしっかり確認できる．

●SCL の結膜への圧迫所見は水平方向でわずかに認めるが，圧痕が生じるほどではない．

●装用感に問題はなく，見え方に不満はない．

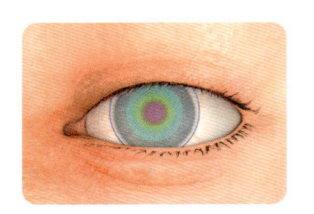

処方時の患者説明

普通の眼ですが角膜曲率半径が大きめなので，眼に合う SCL が少ないのです．装用中の SCL は水平方向で締め付けていますので，異物感が強いのはそのためと思います．PC 画面が見えにくいのは，率直に申し上げると老眼のせいです．左右同じレンズでは見え方に満足できないと思いますので，それぞれの眼に最も良く合う SCL で老視対策も行ってみましょう．

今までよりはよさそう．
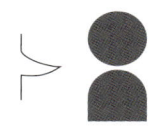

それでは 1 週間使用してみて，良さそうならこれを処方しましょう．

経過

SCL の使用経験者なので，装脱とクリーンケアの指導は必要なかった．自分で装用してもらった後に前眼部を細隙灯顕微鏡で観察すると，SCL は適切に装用されていた．1 週間後の来院を促して，診療を終了した．

1 週間後の再診時

矯正視力

遠方 BV = 1.2×SCL，近方 BV = 1.0×SCL

「普段の生活や PC 画面が今までよりも見やすかった」とのこと．特に異常を認めないことを確認して，右眼に乱視用 SCL，左眼に遠近両用乱視用の 2 週間交換 SCL を処方した．

本処方のポイント

　本症例は，普通の眼であるが角膜曲率半径が大きめであることが，これまで快適に使える SCL がなかった原因と考えられる．しかも乱視の矯正が必要であり，老視も考慮しなければならない．ダブルスラブオフタイプの SCL を使用しており，左右方向で結膜に食い込んでいた．全乱視と同じ程度の角膜乱視があるので，左右方向が薄いプリズムバラストタイプならば水平方向の結膜への食い込みは軽減できそうだが，老視矯正の対応はできない．幸い，左眼の角膜曲率半径が若干小さいこともあって，ハイブリッドタイプで結膜への食い込みは解消された．右眼は左右方向の厚みが薄いプリズムバラストタイプで遠方を矯正し，左眼はハイブリッドタイプで乱視と遠近の矯正が可能であった．

　乱視用 SCL は，乱視軸の安定を確保するため一般的にベースカーブがスティープでサイズが大きめに設計されている．角膜曲率半径が大きい眼では適合しない症例が多い．角膜曲率半径が比較的小さい眼では水平方向の厚みを増したダブルスラブオフタイプが奏効することが多く，逆に角膜曲率半径が比較的大きい眼では水平方向の厚みが薄いプリズムバラストタイプが有効であることが多い．ただし，実際の適合は装用してみなければ判断できない．さらに中高齢者では，近方視のために遠近両用デザインが必要になる．高齢社会の進行に伴い，遠近両用乱視用 SCL の需要は確実に高まっている．

Chapter
1
最適解を導くための前提知識

Chapter
2
快適さが得られる矯正度数の最適解

Chapter
3
コンタクトレンズ処方の最適解

Chapter
4
臨床症例で学ぶ最適解

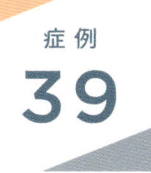

遠近両用ソフトコンタクトレンズ（乱視用）

装用レンズの変更②
乱視眼の老視矯正

(44歳 男性 職業 事務職)

主訴
視力低下，眼の疲労感

希望のコンタクトレンズ
2週間頻回交換 SCL

現症
コンタクトレンズを使用しているが，遠くも近くも
よく見えず，疲れるようになってきた

眼とまぶたの形状
普通の眼

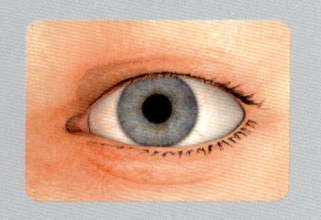

検査結果①

視力
RV = 0.3 (1.2 × S − 3.25 D ⌒C − 2.00 D Ax10°)
LV = 0.2 (1.2 × S − 4.00 D ⌒C − 1.50 D Ax170°)

オートレフ値
R) S − 3.75 D ⌒C − 2.50 D Ax9°，L) S − 4.50 D ⌒C − 2.00 D Ax173°

ケラトメータ値
R) 8.13 mm／7.74 mm　C − 2.00 D Ax7°

L) 8.11 mm／7.65 mm　C − 2.50 D Ax176°

使用中の SCL データ
R) B.C. 8.6 mm/ P − 3.00 D ⌒C − 1.75 D Ax180° / Size 14.5 mm

L) B.C. 8.6 mm/ P − 3.75 D ⌒C − 1.25 D Ax180°/
　　Size 14.5 mm

POINT

●自覚的屈折検査では，両眼の乱視矯正が必要で
ある．

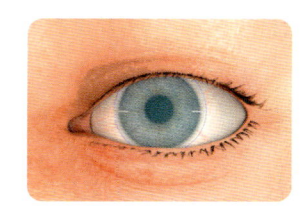

- 使用中の SCL はほぼ完全矯正だが，周辺部が結膜を圧迫してタイトなフィッティングになっている．
- 乱視用 SCL を使用中であるが，年齢と「遠くも近くも見えにくくなってきた」という訴えから，遠近両用 SCL が必要になっている．

検査結果②

両眼同時雲霧法の視力
$BV = 1.2 \times [R)S-3.00\,D \cup C-2.00\,D\,Ax10°,\ L)S-3.75\,D \cup C-1.50\,D\,Ax170°]$

涙液メニスカス
左右眼ともに（＋）

涙液層破壊時間
左右とも 8 秒．SCL を外した直後の値としては問題ない

弱主経線角膜曲率半径
R）8.13 mm，L）8.11 mm

POINT

- 両眼同時雲霧法では快適な矯正が得られている．
- 涙液層破壊時間の結果から，SCL の装用に問題はないと判断できる．

● ソフトコンタクトレンズの選択

1. ベースカーブは弱主経線角膜曲率半径＋1 mm±0.2 mm が理想．普通の眼だが，角膜曲率半径が少し大きめで角膜はややフラット．大きなベースカーブの乱視用 SCL はなく，遠近両用乱視用 SCL は 1 種類のみ．幸い，サイズが 14.2 mm で使用中の SCL よりも小さいため，圧迫は軽減されるかもしれない

2. コンタクトレンズの度数は強主経線方向で頂点間距離補正が必要で
   R）$S-2.90\,D \cup C-1.82\,D$，L）$S-3.50\,D \cup C-1.35\,D$

● トライアルレンズの選択

R）B.C. 8.6 mm/ P $-2.75\,D \cup C-1.25\,D\,Ax180°$ / Size 14.2 mm add＋1.00 D

L）B.C. 8.6 mm/ P $-3.50\,D \cup C-0.75\,D\,Ax180°$ / Size 14.2 mm add＋1.00 D

フィッティングの確認

矯正視力
遠方 $BV = 1.2 \times SCL$，近方 $BV = 1.0 \times SCL$

POINT

- 両眼ともに SCL のセンタリングは良好で，瞬目ごとの動きは明確に確認できる．

- ●上方視では，動きは少ないがしっかり確認できる．
- ●SCLの結膜への圧迫や締め付けの所見は少ない．
- ●装用感に問題はない．遠くの見え方はこれまでより少し劣るが，手元の見え方に不満はない．

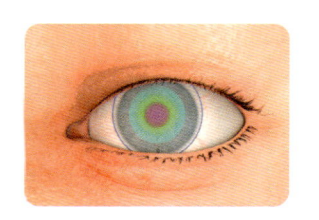

処方時の患者説明

乱視用SCLを使用中ですが，乱視が完全に矯正されているのでピント合わせに負担がかかり始めているのだと思います．遠近両用のSCLがあるので，一度試してみましょう．

経過

SCL使用経験者なので，装用指導は必要なかった．自分で装用してもらった後に前眼部を細隙灯顕微鏡で観察すると，SCLは適切に装用されていた．1週間後の受診を促して，診療を終了した．

1週間後の再診時

矯正視力

遠方 BV＝1.2×SCL，近方 BV＝1.0×SCL

遠くの見え方には慣れて見えにくい感じはなくなり，手元は非常によく見えて仕事が楽になったとのこと．特に異常を認めないことを確認して，遠近両用乱視用の2週間頻回交換SCLを処方した．

本処方のポイント

　乱視用SCLで乱視を完全に矯正すると，乱視がもつ偽調節効果を利用できなくなるため近業時に毛様体筋への負担が増加する．一方で，乱視を低矯正にすると見えにくさや数字の読み取り間違いなどを生じるので，矯正の加減は難しい．このような場合，ある程度乱視を矯正した遠近両用SCLを装用すると，意外に快適な矯正が得られることがある．本症例では，ベースカーブがもう少し大きいSCLが必要だと感じたが，現状は遠近両用乱視用レンズで製造されていないのでやむを得なかった．

　今後，乱視と遠近の矯正が同時に必要な症例は必ず増加する．メーカーには早急な製品開発をお願いしたい．そのためにも，眼科医療者には乱視用SCLと遠近両用SCLの処方技術を向上させる努力が求められる．

Chapter
1
......
最適解を導くための前提知識

Chapter
2
......
快適さが得られる矯正度数の最適解

Chapter
3
......
コンタクトレンズ処方の最適解

Chapter
4
......
臨床症例で学ぶ最適解

その他

症例 40 その他
角膜曲率半径が大きく，合うレンズがない大目

(26歳 女性 職業 接客業)

主訴

眼に合うコンタクトレンズがほしい

希望のコンタクトレンズ

使えるコンタクトレンズであれば何でもよい

現症

コンタクトレンズを使いたくてさまざまな眼科を受診したが，処方されたレンズはいずれもうまく使えない

眼とまぶたの形状

大目

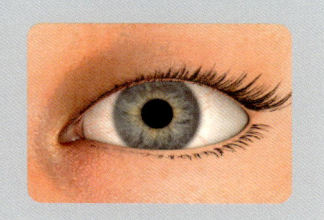

検査結果①

視力

$RV = 0.4(1.2 \times S - 3.25\,D)$，$LV = 0.4(1.2 \times S - 3.00\,D)$

オートレフ値

R）$S - 3.75\,D \subset C - 0.25\,D\ Ax179°$，L）$S - 3.50\,D \subset C - 0.50\,D\ Ax21°$

ケラトメータ値

R）8.55 mm／8.23 mm　$C - 1.50\,D\ Ax173°$

L）8.51 mm／8.24 mm　$C - 1.25\,D\ Ax14°$

所持眼鏡

R）$S - 3.00\,D$，L）$S - 2.75\,D$

3年前に作製

POINT

● 見た目で角膜径が大きいことがわかる．

● 所持眼鏡での見え方には特に不満はない．

● これまで受診した眼科で処方してもらったSCLはいずれも異物感が強かったり，

　見え方が不安定で使い続けることができなかった．

検査結果②

両眼同時雲霧法の視力

$BV = 1.2 \times [R)S - 3.00\,D,\ L)S - 2.75\,D]$

涙液メニスカス

左右眼ともに（±）

涙液層破壊時間

左右とも 10 秒

弱主経線角膜曲率半径

R）8.55 mm，L）8.50 mm

POINT

- ●両眼同時雲霧法では快適な矯正が得られている．
- ●涙液層破壊時間の結果から SCL の装用に問題はないと判断できる．
- ●角膜径が大きいが，角膜曲率半径も大きい．

●ソフトコンタクトレンズの選択

1. ベースカーブは弱主経線角膜曲率半径＋1 mm±0.2 mm が理想．理想的なベースカーブは右眼 9.35〜9.75 mm，左眼 9.31〜9.71 mm である．市販されている使い捨てレンズで一番大きいベースカーブの 9.0 mm を選択

2. コンタクトレンズの度数は頂点間距離補正が必要ない範囲

●トライアルレンズの選択

1 日使い捨て SCL

R）B.C. 9.0 mm/ P −3.00 D/ Size 14.0 mm

L）B.C. 9.0 mm/ P −2.75 D/ Size 14.0 mm

フィッティングの確認

SCL が角膜輪部で食い込んでしまう．

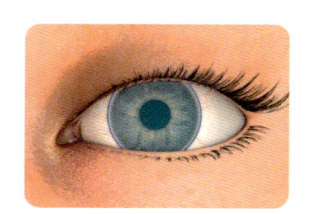

●2 回目　トライアルレンズの選択

遠近両用 2 週間頻回交換 SCL

R）B.C. 9.0 mm/ P −3.00 D/ Size 14.5 mm add＋1.00 D

L）B.C. 9.0 mm/ P −2.75 D/ Size 14.5 mm add＋1.00 D

ベースカーブが大きく，サイズが大きいため，遠近両用の目的ではなく安定したフィッティングを期待する

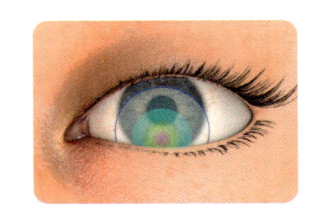

フィッティングの再確認

SCL が下方にずれてしまう．

角膜径が大きく，角膜曲率半径も大きいので，市販の使い捨てレンズでは合うものがありません．角膜径からするとベースカーブが大きい従来型の SCL はありますが，適切に合わせようとすればレンズサイズが足りません．サイズを大きめに作製した HCL だったら使えるかもしれません．一度試してみますか？

HCL はずっと前に処方してもらったが，いつまでもゴロゴロして結局使えなかったので，もういい．コンタクトレンズは諦める．
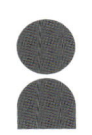

経過

角膜径が大きいのに加えて，角膜曲率半径も大きかったので，眼に合う既存の SCL を見つけることができなかった．

本処方のポイント

　製造物責任法（PL 法）が 1995 年に施行される前は，規格から逸脱した眼に対するコンタクトレンズは，医師の裁量権でメーカーに依頼して製作してもらうことができた．しかし施行後は，規格外のコンタクトレンズは全く作製してもらえなくなった．使用したい人にコンタクトレンズの使用を諦めてもらうのは医師として非常にもどかしいが，しかたない．規格外のレンズが処方できない現在では，数％の症例でコンタクトレンズの使用を断念せざるを得ない．適切なフィッティングが得られないコンタクトレンズを無理に処方しない判断も，コンタクトレンズ処方の重要な技術として身につけておきたい．

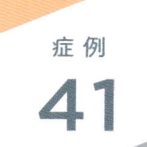

その他

症例 41

角膜曲率半径が大きい四白眼の角膜潰瘍

18歳 女性 **職業** 学生

主訴

コンタクトレンズがほしい

希望のコンタクトレンズ

2週間頻回交換 SCL

現症

2週間頻回交換 SCL が使いたくて2〜3ヵ所の診療所に行ったが，合うレンズがないといわれて処方してもらえなかった

眼とまぶたの形状

四白眼

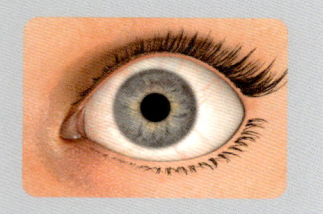

検査結果①

視力

RV = 0.5(1.2×S−2.00 D)，LV = 0.5(1.2×S−3.00 D)

オートレフ値

R) S−2.50 D ⌒ C−0.25 D Ax153°，L) S−3.50 D ⌒ C−0.25 D Ax5°

ケラトメータ値

R) 8.56 mm／8.33 mm　C−1.00 D Ax171°

L) 8.53 mm／8.36 mm　C−0.75 D Ax5°

所持眼鏡

R) S−2.00 D，L) S−3.00 D

6ヵ月前に新調

POINT

● 自覚的屈折検査では，乱視矯正の必要性を感じない．

● 所持眼鏡での見え方には特に不満はない．

実践！ ソフトコンタクトレンズ処方の最適解マニュアル

248

Chapter
1
....
の前提知識
最適解を導くため

Chapter
2
....
矯正度数の最適解
快適さが得られる

Chapter
3
....
コンタクトレンズ
処方の最適解

Chapter
4
....
最適解
臨床症例で学ぶ

検査結果②

両眼同時雲霧法の視力

$BV = 1.2 \times [R)S - 1.75\,D,\ L)S - 2.75\,D]$

涙液メニスカス

左右眼ともに（±）

涙液層破壊時間

左右とも 8 秒

弱主経線角膜曲率半径

R）8.56 mm，L）8.53 mm

POINT

- 両眼同時雲霧法では快適な矯正が得られている．
- 涙液層破壊時間の結果から，SCL の装用に問題はないと判断できる．
- 問題は角膜曲率半径が大きいことと，四白眼である．この眼に安定して装用できる使い捨てレンズは製造されていない．

● ソフトコンタクトレンズの選択

1. ベースカーブは弱主経線角膜曲率半径＋1 mm±0.2 mm が理想．四白眼のため少しきつめのベースカーブとしても 9.3 mm は必要
2. コンタクトレンズの度数は頂点間距離補正が必要ない範囲

● トライアルレンズの選択

R）B.C. 9.0 mm/ P −1.75 D/ Size 14.0 mm

L）B.C. 9.0 mm/ P −2.75 D/ Size 14.0 mm

ひとまず，希望の 2 週間頻回交換 SCL を装用してみる

フィッティングの確認

両眼ともに SCL が下方にずれ落ちてしまう．

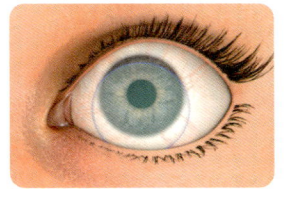

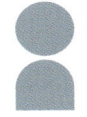
2 週間頻回交換タイプで一番ベースカーブのゆるいレンズでも小さすぎます．1 日使い捨てタイプでも同じベースカーブがあるので，試してみましょう．

● 2 回目　トライアルレンズの選択

R）B.C. 9.0 mm/ P −1.75 D/ Size 14.2 mm
L）B.C. 9.0 mm/ P −2.75 D/ Size 14.2 mm

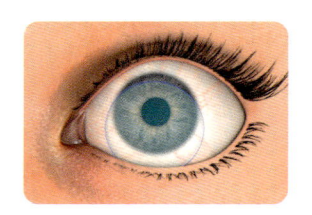

フィッティングの再確認

両眼ともに SCL が下方にずれ落ちてしまう.

やはり，このレンズも合いません. 従来型の SCL が合うかどうか，一度試してみませんか？

やはりどこに行ってもダメだったので，諦める.

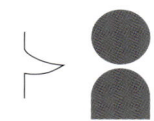

診療を終了した.

それから半年後に来院

主訴

眼が痛い

現病歴

あれから何件か眼科を受診していたら，「コンタクトレンズは処方できる」といわれて処方してもらった. ゴロゴロしたり眼が時々痛くなったりしたが，使うことはできていた. 4 日前から激しい痛みになったので眼科へ行き結膜炎といわれて点眼液をもらったが，どんどん痛みはひどくなり，視力も落ちてきた

視力

RV＝指数弁（n.c.），LV＝0.2(0.6×S−2.50 D)

前眼部所見

R）角膜潰瘍，前部ぶどう膜炎，L）角膜潰瘍

両眼ともに SCL を装用している.

「SCL を外すと痛みがひどいので，一昨日から外していない」とのこと. オキシブプロカイン塩酸塩（点眼麻酔薬）を点眼して SCL を外し，1％アトロピン

実践！ ソフトコンタクトレンズ処方の最適解マニュアル

を点眼したら，SCL がなくても痛みは治まった.

市販されている頻回交換タイプで眼に合うレンズは製造されていないと伝えていたことは覚えていたようだった. 失明は必至，良くても視力障害は残るだろうと伝えて，すぐに近所の大学病院へ連絡をして治療を開始してもらった.

3 ヵ月後

矯正視力

RV＝1.2×JB，LV＝1.2×JB

「おかげさまで視力は取り戻せた」と報告に来てくれた. コンタクトレンズはどうするかときくと，「もう二度と使いたくない」とのことだった. この眼に市販の SCL がどのようにして処方されていたのかとても疑問だった. おそらく SCL を角膜に吸着させた処方だろう.「四白眼で角膜曲率半径が標準より大きいので，SCL の使用は難しいかもしれません」と初診で伝えていたことは覚えていてくれた.「大学病院の先生にも，一歩遅れていたら失明していただろうといわれた」といっていた. コンタクトレンズの怖さを知ったようであるが，コンタクトレンズの使用に恐怖感を与えてしまったのは残念でならない. 万人に合う SCL の開発ではなく，個人に最適な SCL が製造販売できるオーダーメイドシステムの開発が進んでほしい.

本処方のポイント

　角膜曲率半径が大きい眼で SCL が下方にずれるのは，ベースカーブの曲率半径が角膜に比べて小さいためである. このずれを防ごうとベースカーブをきつめにすると，角膜にレンズが吸着してしまう. 吸着した状態で SCL が角膜の中央にあれば一見フィッティングが良好に思えるかもしれないが，吸着は固着であり，安全には装用できていない. SCL の理想的なフィッティングは，角膜上の涙液層に SCL が浮いている状態である.“ずれなくて落ちなければ良いフィッティング”というわけではない. また，装用時にゴロゴロするなどいつもと異なる強い違和感があれば，ただちに SCL を外して必ず眼科を受診するように説明することを忘れないでほしい.

　コンタクトレンズ自体が障害を引き起こすわけではない. 障害の発症は，不適切な処方や取り扱いが原因である. そして，コンタクトレンズによる眼障害を防ぐのは，処方に携わる眼科医療者しかいない.

Chapter
1
最適解を導くための前提知識

Chapter
2
快適さが得られる矯正度数の最適解

Chapter
3
コンタクトレンズ処方の最適解

Chapter
4
臨床症例で学ぶ最適解

索 引

著者プロフィール

梶田雅義 （かじたまさよし）

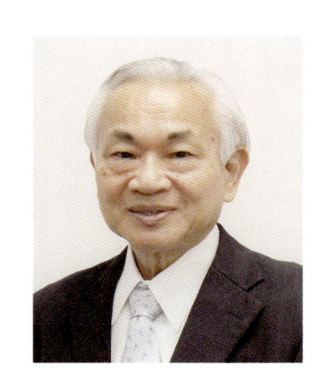

1976 年　山形大学工学部 電子工学科 卒業
1983 年　福島県立医科大学 医学部 卒業
　　　　　眼科学教室 入局
1988 年　福島県立医科大学 眼科学 助手
1991 年　福島県立医科大学 講師
1993〜1995 年　カリフォルニア大学バークレー校 留学（研究員）
2002 年　福島県立医科大学 退職
2003 年　梶田眼科 院長
2018〜2021 年　東京医科歯科大学 医学部 臨床教授
2024 年　梶田眼科 閉院
　　　　　眼科梶田塾 塾長

● 学会役職
日本コンタクトレンズ学会 名誉会員
日本眼光学学会 名誉会員
日本眼鏡学会 評議員

● 過去の役職
日本眼科学会 専門医試験委員
日本コンタクトレンズ学会 常任理事
日本コンタクトレンズ協議会 理事
日本眼光学学会 理事
日本屈折調節研究会 世話人
IT 眼症と環境因子研究班 班員（日本眼科学会）
CL 用語 JIS 化（ISO/FDIS 8320-1）委員会 委員（日本規格協会）
標準技術集「メガネ」作成委員会 委員（特許庁）

● 受賞歴
2007 年 7 月　日本コンタクトレンズ学会功労賞　　受賞
2012 年 11 月　Best Doctors in Japan 2012-2013　受賞
2014 年 7 月　Best Doctors in Japan 2014-2015　受賞
2016 年 7 月　Best Doctors in Japan 2016-2017　受賞
2018 年 6 月　Best Doctors in Japan 2018-2019　受賞
2020 年 6 月　Best Doctors in Japan 2020-2021　受賞
2022 年 6 月　Best Doctors in Japan 2022-2023　受賞
2024 年 6 月　Best Doctors in Japan 2024-2025　受賞

● 趣味・特技
・和道流空手道初段
工学部時代の部活で 4 年間，体力と気力を培いました．体力はめっきり低下しましたが，空手道で培った気力だけは残っています．
・都山流尺八師範
医学部入学と同時に始め，在学中に準師範．卒業した年に師範試験に合格しました．大きな公会堂で独奏したのは夢のようです．梶田眼科閉院後は毎日吹奏を楽しんでいますが，なかなか前のような音が戻ってきません．

・写真撮影から画像処理へ

中学生の頃にはマイカメラを持っていました．高校生のときに初めて手に入れた一眼レフカメラは随分長く使いました．もちろん，マイ現像セットも持っていました．しかし，デジタルカメラの出現によって自分で現像することはなくなりました．被写体は働く人物を撮るのが好きでしたが，個人情報保護法が厳しくなってからは，花にカメラを向けていました．2020年のコロナ禍に入って，出かける機会がなくなり，カメラを手にすることもほとんどなくなってしまいました．その頃から３Dグラフィックソフトの虜になり，自分のイメージを画像化することができるようになりました．本書の画像もほとんどが自作です．屈折・調節・矯正・視機能を難しい数式で示すのではなくグラフィックでイメージ化して，できるだけわかりやすく皆さんに供覧したいと考えたためです．

● 私の診療

眼科に入局当初，先輩の勧めでソフトコンタクトレンズ（SCL）の細菌汚染の調査を行いました．そして，SCLを安全に使用するコツを患者さんの対応から学びました．続いて行ったハードコンタクトレンズ（HCL）の使用状況の追跡調査では，処方されたHCLの8割くらいが使用されていない現状がわかりました．コンタクトレンズの切削加工を行っていた職人さん（赤松影正氏）にお願いして加工修正してもらうことで，ほぼ100%の患者さんが装用できるようになりました．加工修正後のフィッティング状態と患者さんの反応から，HCLの処方技術を習得しました．

眼鏡に関しては，眼科に入局後6ヵ月目頃，初めて処方した累進屈折力レンズ眼鏡を装用した患者さんから苦情が出てしまいました．原因がわからず，近くにあった眼鏡店に駆け込み，店員さん（初代小原眼鏡社長・小原睦夫氏）に相談しました．それから幾度も足を運んで，累進屈折力レンズ眼鏡の特徴と扱い方を学びました．

その後，パソコンの普及に伴い，眼精疲労を訴えて眼科外来を受診する患者さんが急増しました．こうした患者さんを診療していて，「遠くだけがよく見える眼（矯正）は，現代社会では適応障害をもたらす」という持論に到達しました．このとき，累進屈折力レンズ眼鏡の処方テクニックが効を奏しました．調節微動の論文に出会ったのもその頃で，米国留学中に毛様体筋の疲労によって調節微動の高周波数成分が増加することに気付き，調節機能解析装置が完成しました．解析装置により，眼精疲労を訴える原因の所見を視覚的に表示できるようになったのです．そこで筆者は，多くの患者さんの要望に応え増加の一途にあった眼精疲労の患者さんを救済するため，完成したばかりの調節機能解析装置を持って東京で梶田眼科を開業しました．

ちょうど時を同じくして，SCLに変化が起こってきました．使い捨てSCLの登場です．それまで，SCLは「危険な水増しレンズ」と言われていました（HCLはレンズが動くことで角膜とコンタクトレンズの間の涙液が入れ替わるため涙液の角膜保護作用が働いているが，SCLは角膜とコンタクトレンズの間の涙液が入れ替わらないので，涙液の角膜保護作用はない．角膜に酸素と水分を届けるために素材の含水率を高くしたがそれでは不十分であっため，SCLの眼障害発症率は高かった．これを揶揄した表現）．ですが素材の研究開発の進展もあり，こうした懸念を払拭し，SCLが表舞台へと躍り出てきました．製造方法は切削からモールド製法に変わり，様々なデザインのSCLを作ることができるようになりました．一方で乱視用SCLは日本の業者でもまだ取り扱いが限定的だったため，乱視患者の救済のため数社に出向いて乱視用SCLの説明を行うなど，乱視用SCLの処方を普及させるために全国を行脚したこともありました．その後は遠近両用SCLが登場し，急速にレンズデザインが改良され，臨床に供せるレベルに達したのはご承知のとおりです．このようなSCLの変遷を同時代に目の当たりにでき，ほぼすべての種類のSCLの処方に直接携われたことは幸運だったと思います．

● 本書への思い

本書で述べているように，コンタクトレンズと眼鏡ではそれぞれのもつ役割が異なっていることを，筆者は実体験を通して覚えていきました．たいていの眼精疲労は眼鏡とコンタクトレンズの処方で治療できることも経験しました．この知識や処方手技をこれからの屈折矯正を担う方々に伝えたいと思い，筆者の集大成として本書をまとめました．

本書が患者さんに笑顔を届ける診療の一助なってほしいと切に願っています．

実践！ソフトコンタクトレンズ処方の最適解マニュアル

発　行	2025 年 4 月 25 日　第 1 版第 1 刷ⓒ
編　集	梶田雅義
発行者	青山　智
発行所	株式会社 三輪書店
	〒113-0033　東京都文京区本郷 6-17-9　本郷綱ビル
	TEL 03-3816-7796　FAX 03-3816-7756
	https://www.miwapubl.com
本文デザイン	布施宏一（half machine）
装　丁	藤原恭子
印刷所	株式会社 新協

ISBN 978-4-89590-848-1 C3047